- 国家卫生和计划生育委员会“十二五”规划教材
- 全国高等医药教材建设研究会规划教材
- 全国高等医药学成人学历教育规划教材
- 供临床、预防、口腔、护理、检验、影像等专业用

医学伦理学

主　审　戴万津

主　编　王丽宇

副主编　刘俊荣　曹永福　兰礼吉

编　委（按姓氏笔画排序）

万　旭	东南大学	郭玉宇	南京医科大学
王丽宇	中国医科大学	郭慧莉	西安医学院
龙　艺	遵义医学院	曹永福	山东大学
兰礼吉	四川大学	雷瑞鹏	华中科技大学
刘俊荣	广州医学院	翟丽艳	河北医科大学
杨卫华	上海交通大学	燕　娟	山西医科大学
杨　阳	大连医科大学	戴万津	中国医科大学
杨　瑾	首都医科大学		

人民卫生出版社

图书在版编目（CIP）数据

医学伦理学/王丽宇主编．—北京：人民卫生出版社，2013

ISBN 978-7-117-18324-6

Ⅰ.①医… Ⅱ.①王… Ⅲ.①医学伦理学-医学院校-教材 Ⅳ.①R-052

中国版本图书馆 CIP 数据核字（2013）第 258060 号

人卫社官网	**www.pmph.com**	**出版物查询，在线购书**
人卫医学网	**www.ipmph.com**	**医学考试辅导，医学数据库服务，医学教育资源，大众健康资讯**

医学伦理学

主　　编：王丽宇
出版发行：人民卫生出版社（中继线 010-59780011）
地　　址：北京市朝阳区潘家园南里 19 号
邮　　编：100021
E - mail：pmph @ pmph.com
购书热线：010-59787592　010-59787584　010-65264830
印　　刷：中国农业出版社印刷厂
经　　销：新华书店
开　　本：787×1092　1/16　　印张：17
字　　数：424 千字
版　　次：2013 年 12 月第 1 版　2013 年 12 月第 1 版第 1 次印刷
标准书号：ISBN 978-7-117-18324-6/R·18325
定　　价：33.00 元
打击盗版举报电话：010-59787491　E-mail：WQ @ pmph.com
（凡属印装质量问题请与本社市场营销中心联系退换）

全国高等学校医药学成人学历教育规划教材第三轮

修订说明

随着我国医疗卫生体制改革和医学教育改革的深入推进，我国高等学校医药学成人学历教育迎来了前所未有的发展和机遇，为了顺应新形势、应对新挑战和满足人才培养新要求，医药学成人学历教育的教学管理、教学内容、教学方法和考核方式等方面都展开了全方位的改革，形成了具有中国特色的教学模式。为了适应高等学校医药学成人学历教育的发展，推进高等学校医药学成人学历教育的专业课程体系及教材体系的改革和创新，探索医药学成人学历教育教材建设新模式，全国高等医药教材建设研究会、人民卫生出版社决定启动全国高等学校医药学成人学历教育规划教材第三轮的修订工作，在长达2年多的全国调研、全面总结前两轮教材建设的经验和不足的基础上，于2012年5月25~26日在北京召开了全国高等学校医药学成人学历教育教学研讨会暨第三届全国高等学校医药学成人学历教育规划教材评审委员会成立大会，就我国医药学成人学历教育的现状、特点、发展趋势以及教材修订的原则要求等重要问题进行了探讨并达成共识。2012年8月22~23日全国高等医药教材建设研究会在北京召开了第三轮全国高等学校医药学成人学历教育规划教材主编人会议，正式启动教材的修订工作。

本次修订和编写的特点如下：

1. 坚持国家级规划教材顶层设计、全程规划、全程质控和“三基、五性、三特定”的编写原则。

2. 教材体现了成人学历教育的专业培养目标和专业特点。坚持了医药学成人学历教育的非零起点性、学历需求性、职业需求性、模式多样性的特点，教材的编写贴近了成人学历教育的教学实际，适应了成人学历教育的社会需要，满足了成人学历教育的岗位胜任力需求，达到了教师好教、学生好学、实践好用的“三好”教材目标。

3. 本轮教材的修订从内容和形式上创新了教材的编写，加入“学习目标”、“学习小结”、“复习题”三个模块，提倡各教材根据其内容特点加入“问题与思考”、“理论与实践”、“相关链接”三类文本框，精心编排，突出基础知识、新知识、实用性知识的有效组合，加入案例突出临床技能的培养等。

本次修订医药学成人学历教育规划教材临床医学专业专科起点升本科教材30种，将于2013年9月陆续出版。

全国高等学校医药学成人学历教育规划教材临床医学专业（专科起点升本科）教材目录

教材名称	主编	教材名称	主编
1. 人体解剖学	黄文华　徐　飞	16. 传染病学	李　刚
2. 生理学	管茶香　武宇明	17. 医学心理学与精神病学	马存根
3. 病理学	唐建武	18. 医用化学	陈莲惠
4. 生物化学	林德馨	19. 医学遗传学	傅松滨
5. 病原生物学	景　涛　吴移谋	20. 预防医学	肖　荣
6. 医学免疫学	沈关心　赵富玺	21. 医学文献检索	赵玉虹
7. 药理学	刘克辛	22. 全科医学概论	王家骥
8. 病理生理学	王学江　姜志胜	23. 卫生法学概论	樊立华
9. 诊断学	郑长青	24. 医学计算机应用	胡志敏
10. 医学影像学	郑可国　朱向明	25. 皮肤性病学	邓丹琪
11. 内科学	周宪梁　杨　涛	26. 急诊医学	黄子通
12. 外科学	白　波　吴德全	27. 循证医学	杨克虎
13. 妇产科学	王建六　漆洪波	28. 组织学与胚胎学	郝立宏
14. 儿科学	薛辛东　赵晓东	29. 临床医学概要	闻德亮
15. 神经病学	肖　波	30. 医学伦理学	戴万津

注：1～17为临床医学专业专科起点升本科主干课程教材，18～30为临床医学、护理学、药学、预防医学、口腔医学和检验医学专业专科、专科起点升本科共用教材或选用教材。

第三届全国高等学校医药学成人学历教育规划教材

评审委员会名单

前　言

本教材是针对我国高等学校医学成人学历教育的特点和现状，适应成人教育学生学习模式要求和基层医务人员的学习需要编写的。目的是提高医学各相关专业学生的医学人文素养，学习应用医学伦理学理论分析实践中的伦理问题，提高解决医学伦理问题的能力，促进医学职业道德品质的养成。

医学具有人文属性。著名的医史学家西格里斯特说过“医学的每一个行动始终涉及两类当事人：医生与病人，或更广泛地说，是医学团体和社会。医学无非是这两群人之间的多方面的关系”。医学的对象是人，维护人的生命尊严和健康是医学永恒不变的宗旨，每一个医学行动都涉及人的利益。这说明医学拥有与生俱来的伦理属性。随着社会的进步、医学模式的转变以及医患关系的变化，医学领域呈现出越来越多的道德难题和日益复杂的道德现象，医学的伦理性质愈加凸显。而医学伦理学作为揭示医学人文本质，弘扬医学道德传统，以调整医学领域中人际关系的规范和把握医学正确的价值取向为主要内容的学科，其作用更加不可或缺。

本教材着眼于医学的人文本质，立足于医学实践的现实需要，从医学的人文性、医学伦理的基本理论、医学人际关系、医学实践中的伦理问题、医学科学发展面临的伦理挑战以及医德品质养成等层面展开论述，提出了应对社会和医学技术发展的伦理观念和规范，对于医务人员坚持正确的医学价值取向，把握医学发展的正确方向，提高医疗服务质量，保护患者和公众的健康利益，创造和谐的医疗人际关系，提升医护人员的道德素养与境界，推动医学事业的进步具有重要的意义。

本教材有两个主要部分，一是教学内容，二是附录。教学内容共十四章，每章由四部分组成，包括：①学习目标：提示本、专科学生在本章需要掌握的主要内容；②具体教学内容；③讨论案例；④思考题，供学生学习参考。附录选择了国际国内重要的医学伦理学相关文献附在书后，供学生学习查阅。本教材的使用对象主要是我国高等学校医学成人学历教育的在读学生，也可以作为其他层次医护人员培训的教学用书和参考书。本、专科各层次的学生可分别按照教材中的学习目标和教学大纲要求选读教材。

在编写过程中，参考和借鉴了国内各种版本的医学伦理学、护理伦理学等教材和论文著述，努力反映出本学科的基本内容和前沿进展，体现科学性、完整性和实用性的统一。各章的作者分别是：第一章戴万津；第二章杨瑾；第三章兰礼吉；第四章刘俊荣；第五章燕娟；第六章万旭；第七章雷瑞鹏；第八章翟丽艳；第九章郭玉宇；第十章龙艺；第十一章曹永福；第十二章杨阳、王丽宇；第十三章郭慧莉；第十四章杨卫华。王保良进行了后期文稿的编排整理，最后由王丽宇统稿、修定；戴万津审定。我们向所有参考文献的作者及给予我们帮助的同仁致以衷心的感谢！

由于编者水平有限，疏漏之处在所难免，敬请广大读者及专家、同道批评指正。

编　者

2013年8月

目录

第一章　绪论 …… 1

第一节　道德、伦理、伦理学 …… 1

一、道德 …… 1

二、伦理与伦理学 …… 3

第二节　医学伦理学的研究对象与内容 …… 4

一、医学伦理学的研究对象 …… 4

二、医学伦理学研究的内容 …… 5

第三节　学习研究医学伦理学的意义和方法 …… 5

一、学习医学伦理学的意义 …… 5

二、学习研究医学伦理学的方法 …… 6

第二章　医学伦理学的基本理论 …… 9

第一节　医学伦理学的发展阶段 …… 9

一、医德与医德规范 …… 10

二、医学伦理学 …… 10

三、生命伦理学 …… 11

第二节　医学伦理学的历史发展 …… 13

一、中国传统医学伦理思想的发展 …… 13

二、西方传统医学伦理思想的发展 …… 14

三、医学模式的转变与现代医学伦理学的发展 …… 15

第三节　医学伦理学的基础理论 …… 16

一、伦理学的基本理论 …… 16

二、医学伦理学的基本观念 …… 20

第三章　医学伦理学的基本原则、规范及应用 …… 25

第一节　医学伦理学的基本原则 …… 25

一、我国医学伦理学的基本原则 …… 25

二、国际通用的医学伦理学基本原则 …… 26

三、医学伦理学的应用原则 …… 28

第二节　医学道德规范 …… 34

一、医学道德规范概述 …… 34
二、医学道德规范的特点 …… 35
三、医学道德规范的作用 …… 35
四、医学道德规范的基本内容 …… 36
第三节　医学伦理学基本原则、规则的应用 …… 37
一、医学伦理学的原则与规则 …… 37
二、医学伦理学原则的交叉冲突 …… 37
三、医学伦理学原则的主次序列 …… 38
四、医学的双重效应原则 …… 38
五、医学伦理学案例分析 …… 39

第四章　医疗人际关系伦理 …… 41
第一节　医患关系及其调适 …… 41
一、医患关系的概念 …… 41
二、医患关系的性质及模式 …… 43
三、医患双方的权利与义务 …… 45
四、医患关系的调适 …… 51
第二节　医务人员之间的关系及其调适 …… 54
一、医务人员之间关系的含义及特点 …… 54
二、协调医务人员之间关系的道德要求 …… 55
三、协调好医务人员之间关系的意义 …… 58
第三节　患者之间的关系及其调适 …… 59
一、患者之间关系的含义 …… 59
二、处理好患者之间关系的意义 …… 60
三、患者之间关系的调适 …… 60

第五章　临床诊疗伦理 …… 62
第一节　临床诊断的伦理要求 …… 62
一、问诊的道德要求 …… 63
二、体格检查的道德要求 …… 63
三、辅助检查的道德要求 …… 64
四、会诊中的道德要求 …… 64
第二节　临床治疗的伦理要求 …… 65
一、药物治疗的道德要求 …… 65
二、手术治疗的道德要求 …… 66
三、心理治疗的道德要求 …… 68
四、康复治疗的道德要求 …… 69
第三节　特殊科室诊疗的伦理要求 …… 69
一、急诊科诊疗的道德要求 …… 69

二、妇产科诊疗的道德要求 …… 71
三、儿科诊疗的道德要求 …… 72
四、传染病科诊疗的道德要求 …… 73
五、精神卫生科诊疗的道德要求 …… 74
六、性病科诊疗的道德要求 …… 77
第四节 临床伦理决策 …… 78
一、医学伦理难题 …… 78
二、临床伦理决策 …… 80
三、临床伦理审查 …… 82

第六章 生育控制与干预伦理 …… 84
第一节 计划生育伦理 …… 84
一、国际与国内的人口状况 …… 84
二、计划生育的历史发展、概念与意义 …… 85
三、计划生育的伦理 …… 85
四、我国计划生育政策的发展与立法 …… 86
第二节 遗传与优生伦理 …… 87
一、产前诊断 …… 87
二、遗传咨询 …… 88
三、遗传普查与遗传筛分 …… 90
四、基因技术与遗传的伦理 …… 91
五、严重缺陷的新生儿处置问题 …… 91
六、智能缺陷的伦理 …… 92
七、优生伦理学 …… 93
第三节 人类辅助生殖技术应用伦理 …… 93
一、生殖权利与生育控制 …… 93
二、人类辅助生殖技术相关的伦理问题 …… 94
三、胚胎研究 …… 95

第七章 器官移植伦理 …… 98
第一节 器官移植概述 …… 99
第二节 器官移植的伦理问题 …… 99
一、尸体器官捐献的伦理问题 …… 100
二、活体器官捐献的伦理问题 …… 103
三、流产胚胎和胎儿组织供移植的伦理问题 …… 104
四、器官买卖和商业化的伦理问题 …… 105
五、器官分配的伦理问题 …… 107
第三节 异种移植及其伦理问题 …… 108
一、异种移植概念 …… 109

二、异种移植技术的历史和现状 …… 109
三、异种移植的伦理问题 …… 110
第四节　人体器官移植伦理准则 …… 112
一、概述 …… 112
二、国际伦理准则 …… 113
三、我国伦理准则 …… 115

第八章　死亡干预伦理 …… 120
第一节　死亡标准及其伦理意义 …… 120
一、传统的死亡标准 …… 120
二、现代脑死亡标准 …… 121
三、死亡教育 …… 123
第二节　临终关怀伦理 …… 125
一、临终关怀概述 …… 125
二、临终关怀的必要性及其伦理意义 …… 126
三、临终关怀的道德原则及伦理要求 …… 128
第三节　安乐死伦理 …… 129
一、安乐死的定义及分类 …… 129
二、安乐死的实质及对象界定 …… 129
三、安乐死的伦理争论 …… 130
四、安乐死立法 …… 132

第九章　医学高新技术应用伦理 …… 135
第一节　临床高新技术应用的伦理挑战与要求 …… 135
一、临床高新技术释义 …… 135
二、临床高新技术应用的伦理挑战 …… 137
三、临床高新技术应用的伦理要求 …… 138
第二节　基因治疗伦理 …… 139
一、基因治疗伦理释义 …… 139
二、基因治疗的伦理风险 …… 141
三、伦理规约 …… 143
第三节　第三类医疗技术应用伦理 …… 146
一、第三类医疗技术的界定 …… 146
二、第三类医疗技术应用的伦理风险 …… 148
三、伦理规约 …… 148

第十章　护理伦理 …… 151
第一节　护理工作的伦理概述 …… 151
一、护理工作的特性 …… 151

二、护理伦理概述 …… 152
三、护理工作的伦理要求 …… 154
第二节　护患双方的权利义务 …… 155
一、护方的权利与义务 …… 156
二、临床护理中患方的权利与义务 …… 156
第三节　护理人际关系调整 …… 157
一、人际关系 …… 157
二、护理人际关系 …… 157
三、构建和谐护理人际关系的伦理要求 …… 159

第十一章　公共卫生伦理 …… 162
第一节　公共卫生事业的伦理意义 …… 162
一、公共卫生的概念 …… 162
二、公共卫生工作的特点 …… 165
三、公共卫生事业的伦理价值 …… 166
第二节　公共卫生工作的伦理原则 …… 168
一、公共卫生工作中的伦理难题 …… 168
二、公共卫生工作的伦理原则 …… 169
第三节　公共卫生领域的道德要求 …… 173
一、疾病防控 …… 173
二、健康教育 …… 175
三、其他公共卫生工作的道德要求 …… 177

第十二章　医学科研伦理 …… 181
第一节　医学科研的基本伦理要求 …… 181
一、医学科研的含义及特点 …… 182
二、医学科研的伦理意义 …… 183
三、医学科研的伦理原则 …… 183
第二节　医学人体试验的伦理准则 …… 184
一、人体试验的含义及类型 …… 185
二、人体试验的历史教训 …… 185
三、人体试验的伦理原则 …… 186
第三节　生命科学研究的伦理要求 …… 189
一、人类胚胎干细胞研究的伦理规范 …… 189
二、克隆技术的伦理争论与伦理规范 …… 191
三、动物实验的伦理争论与伦理规范 …… 192
第四节　医学科研的伦理审查 …… 196
一、医学科研伦理审查的意义 …… 196
二、医学科研伦理审查的重点内容 …… 197

三、医学科研伦理审查的组织程序 …… 198

第十三章 卫生事业管理伦理 …… 202

第一节 卫生事业管理伦理与医疗改革 …… 202

一、卫生事业管理的伦理原则 …… 202

二、卫生体制改革中的伦理问题 …… 204

三、卫生政策的伦理取向 …… 210

四、卫生资源分配伦理原则 …… 212

第二节 医院管理伦理 …… 214

一、医院管理的伦理问题 …… 214

二、医院伦理委员会 …… 218

第十四章 医学道德品质的养成 …… 222

第一节 医学道德修养 …… 222

一、医学道德修养的含义与意义 …… 222

二、医学道德修养的过程与方法 …… 224

第二节 医学道德评价 …… 226

一、医学道德评价的含义与构成 …… 226

二、医学道德评价的要素分析 …… 227

三、医学道德评价的方式与实施 …… 231

参考文献 …… 235

附录 …… 238

第一章

绪论

本科学习目标

1. 掌握　医学伦理学的研究对象和内容；道德的特点。
2. 熟悉　道德、伦理、伦理学的基本概念；学习研究医学伦理学的意义和方法。
3. 了解　道德的类型；伦理学的类型。

专科学习目标

1. 掌握　医学伦理学的研究对象和内容。
2. 熟悉　学习研究医学伦理学的意义和方法。
3. 了解　道德、伦理、伦理学的基本概念。

医学伦理学是研究医疗实践和医学研究活动中医学道德的科学，是作为自然科学的医学与人文科学的伦理学之间的交叉学科，属于应用伦理学的范畴。其运用一般伦理学的原则，研究医学实践中人们的道德关系和道德现象，规范和引导人们的行为。系统地学习和研究医学伦理学对于培养医务人员的高尚情操，规范医学科学技术的发展，促进人民的健康事业都具有重要的作用和意义。

第一节　道德、伦理、伦理学

一、道　德

（一）道德的含义

道德是人类社会的一种重要意识形态，是由人们在社会实践中形成的，以善恶为评价标准，依靠社会舆论、传统习惯和内心信念，用以调节人与人、人与社会、人与自然关系的心理意识、原则规范、行为活动的总和。对经济基础而言，它属于上层建筑。

据文献记载，“德”字在西周就已出现。在先秦诸子的思想里，道、德原是两个概念。孔子说“志于道，据于德，依于仁，游于艺”。这里“道”指最高原则，德是指德行、德政，是行道之所得。春秋时期的《荀子·劝学》中说：“故学至乎礼而止矣，夫是之谓道德之极”。最先将道德二字连用在一起，意思是说，如果人们的行为都合乎礼的规定，就可以说达到道德的最高境界。这就说明，道德已有了较为确切的含义。在西方现代英语中的道德 moral 一词源于拉丁文 mores（风格、习惯、品格），而 mores 则是拉丁文 mos（习俗、性格、品性）复数。后来有罗马哲学家西塞罗（cicero）根据古希腊生活的经验，从 mores 一词创造了一个形容词 moralis，以表示国家生活的道德风俗与人们的道德品性。道德一词在古代的东方与西方已包含有规范、风俗、行为品性和善恶评价之意。

道德属于上层建筑，它是由经济基础决定的，一定的社会经济生产方式会产生一定的道德要求。而人们具体的社会存在决定着人们的道德意识和道德实践。道德存在的客观条件是因为社会生活实践把人与人联系起来而形成复杂的关系；而主观条件则是在社会实践中人的自我意识的产生，道德是人们社会生活实践的产物。

道德具有非制度化的规范性和极强的实践性，这种内化的规范和实践精神，构成了道德的特殊本质特征。道德作为一种特殊的社会规范和调解方式主要依靠社会舆论、传统习俗、内心信念而发挥作用。道德作为一种理性实践，指导人们的行为，协调人与人、人与社会、人与自然的关系。

（二）道德类型

从人类社会历史的演化而言，根据社会的发展状况，特别是经济基础的变化，形成不同的道德形态和历史类型。包括：原始社会道德、奴隶社会道德、封建社会道德、资本主义社会道德和社会主义社会道德。

从人们社会生活的领域而言，根据个人修养、家庭领域、公共场所领域、职业领域、人与自然领域可分为：个人道德、家庭道德、社会道德、职业道德、自然道德等。

（三）道德的特点

道德作为社会上层建筑之一，有着自身的一些特点。

1. 稳定性　道德虽然是随着社会经济关系的变化而最终发生变化，但变化速度缓慢，原有的道德渗透在社会活动、风俗习惯、文化传统、科学技术的各个方面，所以会相对滞留一个时期，具有相对的稳定性。

2. 规范性　道德作为反映社会意识存在的形式，表现为对人们具有约束性的规范、公约和守则；以善恶、好坏等观念来评价、判断和指导人们，对人的行为具有规范、制约和导向作用。规范性是道德的一个重要特点。

3. 层次性　每一个历史阶段，总有一个基本的道德原则。在它的支配下，形成了不同层次的具体道德规范。例如在社会主义的道德体系中，除了集体主义和全心全意为人民服务的核心道德原则外，还有公民道德、家庭美德、职业道德、社会公德等多层次道德要求。

4. 社会性　道德贯穿于人类社会的各个社会形态，只要人类社会存在，就会有道德的存在。道德遍及社会的各个领域，如政治、经济、文化、宗教等领域。道德还渗透在各种社会关系中，只要有人与人之间的关系存在，调整人们关系的道德就会存在。

二、伦理与伦理学

（一）伦理

伦理一词，在我国古代典籍中最初是作为两个概念分开使用的。“伦”即人伦，引申为人与人之间的不同辈分关系。孟子把“父子有亲、君臣有义、夫妇有别、长幼有序、朋友有信”称为五伦。“理”本意为治玉，从玉石花纹纹理而引申出条理、道理、事理的含义。“伦理”作为一个词，始见于春秋战国《礼记·乐记篇》，其中有“乐者，通伦理者也”在这里，伦理已表示道德关系的意思，其含义是处理人与人之间的相互关系的道德和原则。

英文伦理一词 ethics 源于希腊文，意为品性，习惯与风俗，与 moral 意义相同。早在古希腊的荷马史诗《伊里亚特》中就出现了“ethos”这个词，表示人的住所、居留的意思，后来意义逐渐扩大表示风俗、习惯及人在风俗习惯中所形成的品质。亚里士多德把“习惯、品质”一词“ethos”的拼写方法略加改变，就成了伦理 ethics 这个名称。

“伦理”主要是指人们处理相互关系时所应遵循的具体行为准则。在日常生活中，人们往往将“道德”和“伦理”这两个概念视为同义而通用；在伦理学中，通常也将两者等同使用。但两者既有联系也有区别，使用中应该加以注意。它们确有含义相近的一面，都是研究和处理人与人之间、人与社会及人与自然之间的关系和规范。但是它们又有差别，一般认为道德侧重于精神和境界，伦理侧重于规范。道德是最好应该，伦理是按要求应该，伦理规范是道德精神的具体化。这也是把研究道德的学问叫作伦理学的道理。

（二）伦理学

伦理学（ethics）是以道德为研究对象，对人类道德生活进行系统思考和研究的学科，即研究有关道德和伦理问题的理论与实践的学科。伦理学是人类社会产生最早的意识形态和文化现象。伦理学一方面关注道德起源、本质、发展变化规律及其社会作用；另一方面关注人们的品质、行为、修养以及相互关系的道理与规则。

伦理学作为一门学科，最早是由古希腊亚里士多德创立的。中国出现“伦理学”这个学科名词是在清代末年。伦理学专以道德为研究对象，所以也叫道德科学，在西方叫道德哲学。它用概念、规范、范畴等对道德的发生、发展及其作用进行系统化、理论化的表述，并使之成为专门论述道德问题的理论与学说。

（三）伦理学的类型

从研究方式和内容不同将伦理学分为：

1. 元伦理学　是以伦理学自身作为研究对象，研究伦理学的基本理论的伦理学分支学科。

2. 规范伦理学　研究人的行为准则，研究道德原则和规范的本质、内容和评价标准，来约束和指导人们的道德实践。是伦理学学科形态之一。

3. 描述伦理学　根据历史材料，侧重于研究具体历史条件下的社会伦理关系，人与人之间及与社会集团层面实际存在的道德关系、道德观念和道德规范等。

4. 应用伦理学　是以伦理学原理为依据，研究现实生活中的伦理道德问题，在实践中验证和发展规范伦理学的理论与原则。它体现在许多分支学科领域，例如：医学伦理学、管理伦理学、科技伦理学等。

第二节 医学伦理学的研究对象与内容

一、医学伦理学的研究对象

医学伦理学是研究医学道德的科学，它属于应用伦理学的范畴。它运用一般伦理学原理主要研究医德关系及其相关的医德现象，揭示医德关系和医德现象所表现出来的各种矛盾及其变化发展的规律，形成医疗卫生领域的道德规范并指导实践。

医德关系主要包括医患关系、医际关系和医社关系。医德现象主要包括医德意识现象、医德规范现象和医德活动现象。

医德关系：医患关系、医际关系、医社关系

医德现象：医德意识现象、医德规范现象、医德活动现象

医患关系：通常指医务人员与其服务对象的关系。这是医学实践中最基本、最活跃、最重要的人际关系，也是医学伦理学研究的最重要的永恒的课题。医学伦理学是研究医患关系的本质特征和历史的演变，探讨医患双方各自的权利义务，阐明医患关系的模式，是协调医患关系的伦理原则和行为规范。

医际关系：是指医务界同行之间的关系。在医学高度分化的今天包含了医生、护士、医技人员、预防人员、药剂人员、行政后勤管理人员、医学教育人员和研究人员等相互之间的关系。调整各级各类医务人员之间的关系，也是医学伦理学需要研究和解决的问题。

医社关系：就是医务人员以及卫生部门与社会的关系，也涉及医学科学发展与社会的关系。医务人员是医疗卫生工作的主体，医疗卫生事业是社会发展事业的重要组成部分。随着医学社会化进程的不断加快，医学技术力量不断增长，医学行为对于社会和整个人类的影响不断扩大，许多高新医学技术给人类带来福利的同时，也带来社会、伦理、法律等问题。如：基因技术、器官移植、辅助生殖、安乐死、干细胞技术、各种医学科学研究、人体试验问题等，由此要求医学伦理学提供正确的价值导向，合理的行为规范，善恶的评判标准，以保证医学不偏离造福于人类健康的正确轨道。

医德意识现象：是对客观存在的医德关系的主观反映，主要是指医德的思想、观念和理论体系。

医德规范现象：是人们根据医德关系本质和规律制定的一系列行为规范准则和要求，用以指导、约束、评价医务人员的思想与行为。

医德活动现象：是围绕医德主体行为品质养成而进行的实践活动，包括医德评价、医德修养和医德教育。

医德现象的三个基本方面是相互制约、相互影响的。医德意识一经形成，对医德活动具有指导和制约作用。医德活动是形成一定医德意识的基础，并能使已经形成的医德意识得以巩固、深化和提高。医德规范是人们对客观存在的医德关系进行概括总结的基础上而形成的，同时影响人们的道德意识，指导和制约人们的道德活动，集中体现了医德意识和医德活

动的统一。

医学伦理学旨在对医德关系和医德现象进行全面的、历史的、具体的考察和研究，从而揭示医德形成发展的规律，使医学更好地为人类健康服务。医学伦理学从传统医德学到医学伦理学，再从医学伦理学扩展到生命伦理学，其研究范围更加广阔。随着医学科学发展和人类社会的进步，医学伦理学的研究必将更加广泛和深入。

二、医学伦理学研究的内容

当代医学伦理学的研究内容非常丰富和广泛，包括以下内容：

1. 医学伦理学的理论问题　医学伦理学主要阐明医德起源、本质、发展规律和医德的社会作用；研究医学活动中医患之间、医务人员之间、医务人员与社会及医学与社会之间的关系；描述中外医德历史演变，继承弘扬优良的医德传统；探讨医学伦理学的知识框架、学科范围、基本理论等。

2. 医德的规范体系　阐明医德的根本原则、基本规范和重要范畴，特别是要说明在具体的医疗卫生工作中，如临床、护理、康复、医学研究、预防保健、卫生管理、社区卫生服务等实践中医务人员所应遵循的行为准则。

3. 生命伦理学难题　伴随着现代医学快速发展，前沿医学所带来的新的医学道德现象与问题被补充进来。生命伦理学作为医学伦理学的当代发展，成为研究的一个重点和未来方向，其内容涵盖对生命技术、医疗生态、卫生政策、死亡伦理问题等领域的研究。

4. 医德的培养与实践　主要阐述在医学实践中按照医德理论和规范对人们的医学实践活动进行道德评价，确定医德评价的标准，阐明医德教育的正确途径和经验，探讨医德修养和医德医风建设的途径和方法。

第三节　学习研究医学伦理学的意义和方法

一、学习医学伦理学的意义

（一）有利于培养德才兼备的医学人才

医学伦理学是医学相关专业必修的基础课程，也是医学教育的重要环节，是推进人文医学理念的必经之路。医学伦理学是自然科学与人文科学的交叉与对话，医学伦理学对医学生和医务人员具有教化作用，它能教育、感化、塑造人的医德品质，提高人的医德境界。医学伦理学的道德思想具有先进性，其理论体系具有科学性，其原则规范具有可行性。

对于医学生来说，今天所学的专业，同明天所从事的职业是直接联系的。通过学习医学伦理学，医学生可以了解并掌握本学科的基本思维方法和研究视角，增强自身的人文素养，为将来成为一名知识全面、视野广阔的医学工作者打下坚实的基础。这对将来走上工作岗位，胜任本职工作，是一种重要的准备，也是培养德才兼备医务人员的需要。

（二）有利于提高医疗质量和服务水平

医学是崇高的职业。医务人员的职业，生命攸关，死生所系，非仁爱之士不可托，非廉洁淳良不可信。医务人员承担着对人民群众的救死扶伤、防病治病、保障健康的崇高使命，这就决定了对医务人员的医德品质要有特殊的要求。他们不仅应该掌握现代医学理论和医学技术，而且还应该具备崇高理想、信念和情操，才能成为具有丰富的专业知识、精湛的医学技术和良好的职业道德的医务工作者。通过有组织、有计划、有督促、有检查地教育训练，以及广大医务人员的自觉地、持续的医德修养，促进对医学道德的基本理论和原则规范的信守和落实。

医务人员的医德好坏是影响医疗质量的重要因素。从行为科学和医学心理学的观点来看，良好的医德不仅可以密切医患关系，保证医疗保健工作顺利进行，而且可以发挥心理护理的作用，使患者切身感受到医务人员亲切关心和爱护的温暖，促进患者的康复；可以提高医务人员的责任心和服务水平，防范、杜绝医疗差错事故的发生，从而提高医疗保健质量和服务水平。

（三）有利于促进医疗卫生事业的发展

当代医学与其他学科相比，有鲜明的特色与人文属性，这也是医学令我们为之献身，令众人前赴后继的原因，同时也是医学伦理学的学科价值和魅力所在。医学伦理学对医疗卫生事业的发展具有促进作用，它通过对医疗卫生行业的规范作用，向医疗卫生单位和医务人员提供统一的、科学的、可操作的职业规范，对医疗卫生的工作宗旨、人际关系、工作态度、服务标准等方面做出统一和权威的解释，指导和约束整个医疗卫生行业遵循高尚的职业道德。形成科学和可行的职业道德规范，便于医务人员有章可循，共同体现优良职业道德风貌，维护医疗卫生单位的高效有序运转，树立良好的行业形象。同时，它能进一步激发医务人员的敬业精神、科学精神、协作精神和奉献精神，对医疗卫生事业产生积极的促进作用，推动医疗卫生事业和医学科技的发展。

（四）有利于构建良好的社会道德风尚

医学伦理学作为一种职业道德，是整个社会主义道德体系中的一个重要组成部分。搞好医学伦理学教育，提高医疗卫生单位和医务人员的职业道德水平，就是为建设社会主义精神文明做出贡献。它用先进的道德理论武装医疗卫生行业的同时，也为全社会树立了一个职业道德建设的榜样，吸引着其他行业的人们学习和效仿，对整个社会的职业道德和精神文明建设产生一种辐射作用。医疗卫生行业具有广泛的社会性，关系到几乎社会所有成员利益“窗口”的行业。因此，高尚的医疗卫生职业道德对于改善社会道德风气，保护社会生产力具有积极的作用。以高尚的医德认真对待和处理每个患者，处理好每一个公共卫生事件，这样不仅使患者及其家属在精神上得到安慰，切身感受到温暖，而且能从中受到社会主义文明的熏陶，具有较强的辐射和示范作用，产生良好的社会效果。

二、学习研究医学伦理学的方法

（一）坚持历史和辩证的方法

医学伦理学是一门交叉学科，其研究方法应该既有逻辑分析与认识的方法，又要有社会科学甚至自然科学的方法。医学伦理学研究医学领域中的道德现象，这种医德现象受一定的社会经济关系所制约，又受社会的政治、哲学、法律的影响，是医学实践的直接产物，必然与当时的医学科学水平相适应。所以，考察医德现象，必须把医德现象放在相应的历史条件下加以客观的具体的分析，研究它所产生的社会经济基础；同时还应考察社会政治，医学科技等因素对它的影响，才能科学地说明医学伦理学所阐述的医德本质、作用和发展的规律。

（二）坚持理论联系实际的方法

理论和实践相统一，是学习研究医学伦理学的基本原则和方法。医学伦理学的源泉在于医学实践。因此，要注意从现实的医德关系出发，发现医德的特有规律，并根据发展变化的实际情况，不断研究新问题，使医学伦理学反映时代精神，与时俱进。同时在医学的实践中正确运用医学伦理学的理论、观点和立场，分析和解决伦理问题和难题，增加道德判断力和自觉性。

要始终坚持理论与实践，知与行的统一。学习和掌握医学伦理学理论，以医德原则规范来指导自己的行动，在医学实践和工作中自觉地加强医德修养，不断地锻炼培养自己的医德情感、意识和信念，全心全意为人民的身心健康服务，做一个医德高尚，医术精湛的德才兼备的医学工作者。

（三）坚持批判继承和发展的方法

医学道德在内容上有较强的稳定性和连续性，基于这一点，一些高尚的医德为古今中外许多医家所继承并发扬光大，给我们留下了极其丰富的精神财富。医学伦理学的学习和研究，要注意批判地继承我国医德的丰富遗产和国外有益的医学伦理思想。祖国医学道德遗产十分丰富，不少医家把治病救人、维护患者生命当作崇高的医德信条，提倡对患者一视同仁、不分贵贱、不为声色所诱惑、不为金钱所动摇、也不为威武所屈服，表现出高尚的道德情操，这是值得继承和发扬的。国外医学伦理学不但历史悠久而且也有许多新成果。如有些医学家为科学而献身的精神，在生命伦理学领域的探索成果等都确实值得借鉴。但我们既要避免否定一切的倾向，也要避免全部抄袭照搬的倾向。也就是说，要从患者和社会以及我国医学实践的需要出发，对医德遗产以及表现个人的医德思想和医德品质进行检验，取其精华，剔其糟粕，真正掌握和发展适应我们国家社会经济和人民健康事业发展的医学伦理学。

在医学伦理学的学习研究中还经常采用案例分析法，其他如观察法、实验法、调查法、文献法、文化比较研究法、归纳与演绎法、直觉体验法等，也都是在医学伦理学的学习和研究中经常使用的具体方法。

本章小结

本章介绍了道德、伦理和伦理学的含义，说明了道德的特点，论述了医学伦理学研究对象和主要内容，分析了学习医学伦理学的意义，介绍了医学伦理学的学习研究方法。

案例

三国时候，吴国侯官（今福建长乐市）有一位叫董奉的人，是一位很高明的医生，传说有“仙术”。他常年为人治病，却不接受别人的报酬。得重病的人，他给治好了，就让病人种植五棵杏树；病情不重的人，他给治好了，就要病人种植一颗杏树。这样十几年以后，杏树就有十多万棵了。春天来临，董奉眺望杏林，仿佛绿色的海洋。他感到十分欣慰，就在林中修了一间草房，住在里面。待到杏子熟了的时候，他对人们说，谁要买杏子，不必告诉我，只要装一盆米倒入我的米仓，便可以装一盆杏子。董奉又把用杏子换来的米，救济贫苦的农民。董奉去世后，“杏林”的故事一直流传了下来，已成为医界的别称。有关“杏林”的佳话，不仅成为民间和医界的美谈，而且也成为历代医家激励、鞭策自己要努力提高医技，解除病人痛苦的典范。

复习思考题

1. 道德的含义、类型和特点是什么？
2. 伦理与伦理学的含义是什么、伦理学的类型有哪些？
3. 医学伦理学的研究对象和研究内容是什么？
4. 学习和研究医学伦理学有什么意义？
5. 学习和研究医学伦理学的主要方法有哪些？

（戴万津）

第二章

医学伦理学的基本理论

本科学习目标

1. 掌握　医学伦理学的基本概念、发展阶段、历史发展，伦理学的基础理论和基本观念等。
2. 熟悉　伦理学的三种主要观点（德性论、效用论、义务论）以及医学伦理学的三种主要的生命伦理观（生命神圣论、生命质量论、生命价值论）。
3. 了解　医学伦理学与生命伦理学的关系，中国及西方传统医学伦理思想的基本内容与特点。

专科学习目标

1. 掌握　医学伦理学的基本概念、历史发展，伦理学的基础理论和基本观念等。
2. 熟悉　医学伦理学的三种主要的生命伦理观（生命神圣论、生命质量论、生命价值论）。
3. 了解　医学伦理学与生命伦理学的关系，中国及西方传统医学伦理思想的基本内容与特点，伦理学的三种主要观点（德性论、效用论、义务论）。

医学伦理学是伦理学的一个分支，伦理学又是哲学的一个分支，因此医学伦理学从学科属性上说属于哲学。这就意味着医学伦理学的视角与方法主要来源于哲学和人文科学。在本章中，我们将从医学伦理学的基本概念入手，追溯医学伦理与医德的关系，探索医学伦理从传统到当代的漫长发展与流变。通过学习、了解伦理学的三种主流观点，德性论、效用论和义务论来掌握医学伦理学概念分析的基本方法。最后，通过学习生命神圣论、生命质量论和生命价值论，理解在医学和人类生活发生重大变化的背景下，医学伦理学是如何从传统走向现代的。

第一节　医学伦理学的发展阶段

作为一门发展与完善之中的学科，医学伦理学具有鲜明的时代性，其研究内容随着医学与社会的发展而不断扩展与深化。广义的医学伦理学经历了三个发展阶段：医德学、医学伦理学和生命伦理学。

一、医德与医德规范

（一）医德的概念

医德是“医学道德”的简称，是一种职业道德，包括了医学活动中的道德现象与道德关系。它是社会一般道德在医学领域中的具体表现，是医务人员自身的道德品质以及调节医务人员与患者、社会之间关系的行为规范的总和。

医德随着医学的产生而产生，随着医学的发展而发展。医学实践活动是医德形成的基础。医德就存在于从事医学实践活动的全体医学工作者之中。医学道德对医务人员、患者和社会都具有重要意义，特别在保障人类健康和发展医学科学以及卫生事业等方面，具有不可忽视的特殊价值。

（二）医学道德规范

规范就是人们约定俗成的，或是以条文规定的行为准则，是人们自觉遵循或要求必须遵循的。医学道德规范是医务人员在医学实践活动中应当遵守的行为准则，是医学道德基本原则的具体体现，是医务人员道德行为和道德关系的一种规律性的反映。

医学道德规范分为普遍医学道德规范和特殊医学道德规范。前者指所有医务人员必须遵守的规则，后者指特殊专业或特殊部门应当遵循的规则。医学道德规范必须接受医学道德基本原则的指导，是判断和评价医学行为的道德标准。医学道德的基本原则是：防病治病，救死扶伤，实行人道主义，全心全意为人民健康服务。

与普通道德规范相比，医学道德规范具有鲜明的职业性、技术性与对象性。如《希波克拉底誓言》说：“我愿尽余之能力与判断力所及，遵守为病家谋利益之信条，并检束一切堕落及害人行为，我不得将危害药品给予他人，并不做该项之指导，虽有人请求亦必不与之”。《医学生誓言》明确提出医务人员的神圣责任是：“我决心竭尽全力除人类之病痛，助健康之完美，维护医术的圣洁和荣誉”。《美国医学会伦理学原则》提出：“医生应保证患者的治疗，不怠慢患者；只有当给予患者充分的关注后，才能终止治疗，除非被解职”。

医学道德规范的基本内容包括：公正与平等地对待患者；诚实、慎言、保守秘密；信任、尊重与爱护同行；热爱医学事业，不断进取，钻研与发展医学科学技术等。

二、医学伦理学

（一）医学伦理学的概念

医学伦理学是伦理学的一个分支学科。它是运用一般伦理学的视角、原则与方法来观察、分析医学发展及医疗实践中的道德现象，以此来解决这些现象背后的医学道德问题。医学伦理学是作为自然科学的医学与作为人文科学的伦理学之间的交叉与对话。

医学的伦理属性表现在：①医学不同于一般的自然科学，它是以人为基本的研究对象与服务对象，以人的生命健康为中心，所以医学这门科学本身就具有明确的价值取向和伦理因素。②在医学研究、临床诊疗、卫生保健等医学活动的整个过程中，都存在各种各样、复杂多变的医学道德现象与医学道德问题，都需要进行具体深入的伦理分析和道德审视。③随着现代医学的飞速发展，医学活动与每个普通人的联系更加紧密，医学伦理学的重要性也就愈加凸显，成为医学不可或缺的一个重要组成部分。

（二）医学伦理学的发展

医学伦理学是关于医学活动中人与人、人与社会之间基本道德关系的研究。具体而言，包括医务人员与患者、医务人员之间、医务人员与社会以及医学与社会之间的关系。

传统的医学伦理学主要表现为医德学，强调医务人员应当遵守的道德规范与准则，着眼于提升医务人员自身的道德品质，侧重医患关系的研究。

在近代医学全面发展之后，医学伦理学开始关注医务人员之间、医务人员与社会之间的关系，补充了更多价值论的内容，确立了医学伦理学的基本范畴。

伴随着现代医学的飞速进步，医学伦理学的研究内容得到了全面更新。医学与社会之间的关系，前沿医学所带来的新的医学道德现象与问题都被补充进来。生命伦理学作为医学伦理学的当代发展，成为研究重点与未来方向，其内容已经涵盖对生命技术、医疗生态、卫生政策、死亡的伦理问题等领域的研究与争论。

（三）医学伦理学与医德的关系

在医学伦理学正式成为一门学科并得到充分发展之前，医德是描述医学工作者的道德行为规范的主要范畴。在中西方传统医学伦理思想中，都存在大量关于医德观念的描述与思考，成为医学伦理学产生和发展的理论基础。然而，随着医学与社会的飞速发展，人类的生活形式发生了重大的改变。医学活动、医学现象、医学关系都扩展到人类生活的方方面面，这样，传统的医德范畴就不足以涵盖医学活动中的全部道德现象，也不能充分阐释、分析、解决许多新出现的医学道德问题了。在这样的时代背景下，医学伦理学应运而生，取代了传统的医德范畴。

医学伦理学在医德的基础上进一步深化拓展，将观察、思考、分析的范畴扩大到医学实践的整个领域，来处理医学发展给人类社会带来的各种各样的新问题。医学伦理学的出现适应了时代的需求，产生大量新的问题、视角与方法。在此之后，医德依然是医学伦理学研究的一个重要问题，也是医学伦理学的基本范畴之一，但已远不能涵盖医学伦理学的整体。同时，医学伦理学对待医德的认识与研究也突破了传统的单一视角，不再只从医务人员的主体性角度来谈医德，而是把医德放在医学与社会的整体关系里面来研究。

三、生命伦理学

（一）生命伦理学的兴起

1. 生命伦理学的诞生　1970 年，美国癌症专家及生物学者范·潘塞勒·波特在他所著的《生命伦理学：通往未来的桥梁》一书中，创造性地使用了“生命伦理学”一词。从此，生命伦理学作为一门新兴的交叉学科，在医学伦理学的基础上，在短短数十年间迅速发展，成为备受关注、生气勃勃的学科。

2. 生命伦理学兴起的背景

（1）医学模式的转变：20 世纪中叶以来，随着医学科学的发展和人类对于自身生存状态的反思和审视，促使人类对于医学模式的认知发生了一次革新。人们在一定程度上重新吸收了传统医学的整体观念，把医学作为人的文化模式来研究。作为人们观察、处理疾病和健康思维的方法和行为方式，医学模式也就相应地发生了一次整体性地改变。

1977年，美国人戴依主张人类的健康应表现为生物-心理-社会的健康。其后，神经科医生恩格尔在《科学》杂志上提出了“一种文化至上命令之下的生物-心理-社会医学模式”。该医学模式从大卫生观出发，重新认识到人的健康应包括机体、心理、社会适应能力以及道德上的良好等方面，强调医学应是完整的人的医学，必须重新建立对病人的尊重与关切。人类追求健康的生存，而真正健康的生存只有在适宜的自然和社会环境中才可实现。因此，生物-心理-社会医学模式的产生要求改革传统的医学伦理学的视角与方法，促成了生命伦理学的兴起。

（2）新的医学技术，尤其是生命科学技术的进步：20世纪以来，医学技术正以一种惊人的速度向前跨越。医学科学进步所产生的重大成果，既馈赠给人类原本想象不到的利益与福祉，又使人类置身于难以应对的困境。器官移植、克隆及胚胎干细胞技术、人工授精、代孕、冷冻、复苏与生命支持装置、基因治疗等一系列医学技术的突破，一方面是医学科学的伟大进步，另一方面带来了远比传统医疗环境复杂得多的伦理难题。

（3）医学伦理学的理论基础的转变：从义务论伦理学到效用论伦理学的转变，以及从生命神圣论到生命质量论、生命价值论的转变。传统义务论有时忽略了现实情境，不考虑复杂的条件，追求绝对的、理想的善。义务论思想认为，人的生命不管质量高低，都必须加以保护和保存，因为生命是“神圣的”。效用论认为，道德行为给个人与社会带来的后果，是评价道德正当性的标准。人的生命是有价值标准的，在某些特殊情境下，应当根据生命质量的高低来选择我们的行动。

这些都是人类对于自我与社会的认识上的深化，也是医学伦理学向生命伦理学发展的一个思想基础。建立在新的思想基础上的生命伦理学可以克服传统医学伦理学的困境，从而有效地解决辅助生殖、器官移植、放弃治疗、脑死亡与安乐死等一系列医学实践中产生的新问题。

（4）卫生资源的重新配置：在当代社会，随着经济社会的巨大发展，医疗卫生资源相比过去是极大丰富了。医疗机构有条件大规模扩张，医院可以购买昂贵的大型仪器和设备；医学研究机构能够获得巨额资金支持前沿医学技术的研究。但在卫生资源极大丰富的同时，贫富之间的巨大差距和严重的分配不公也在同步扩大。医疗卫生资源分配中的不公正问题已成为医学伦理争论的焦点。这些问题都需要医疗卫生体制的持续改革来解决。目前，世界上还没有一种卫生制度和医疗体制是尽善尽美的，都需要不断地调整与改革。医疗卫生制度的改革实质上是医学实践活动中伦理关系的重新调整。要使“人人享有医疗保健”或“人人享有基本医疗保健”的理想成为现实，需要新的理论来提供指导与支持。

（二）生命伦理学的概念

生命伦理学（bioethics）一词最早由美国威斯康星大学的波特在1970年提出时，他的用意在于应该建立一门新的“把生物学知识和人类价值体系知识结合起来的学科”，这门学科应该作为科学与人文学科之间的桥梁，帮助人类生存，维持并促进世界文明，生命伦理学可以承担这一使命。波特指出：“生命伦理学是利用生物科学以改善人们生命质量的事业，同时有助于我们确定目标，更好地理解人和世界的本质，因此它是生存的科学，有助于人类对幸福与创造性的生命开具处方”。波特的这个定义强调了生命伦理学的科学属性，但对它的人文意义则重视不够。

生命伦理学另一种权威定义出自于《生命伦理学百科全书》：“对生命科学和卫生保健领域中人类行为的系统研究，用道德价值和原则检验此范围内人的行为”。这个定义强调了生命伦理学的人文属性，特别是伦理学的意义。生命伦理学是人文科学与自然科学的交融，学者们可以使用和借鉴其他学科的研究方法与伦理研究方法共同研究生命伦理学问题，以解决生命科学与人的需求、人与社会、人与自然、人与人的冲突。

由于生命伦理学本身还处于发展过程中，其定义目前还无法统一。我们可以认为：生命伦理学是对生命诸问题的道德哲学阐释，是对人类生活中生命科学技术、卫生保健政策、医疗活动中道德问题的伦理学研究。它大致包括理论生命伦理学（元生命伦理学和文化生命伦理学）和应用生命伦理学（医务伦理、生命与死亡伦理、卫生经济与医疗保健政策伦理、生态伦理）两大部分。

（三）医学伦理学与生命伦理学的关系

有关生命伦理学与医学伦理学的关系目前还存有许多争论。大多数学者认为，生命伦理学是对传统医学伦理学的现代超越，是现代意义上的医学伦理学。或者说，生命伦理学是医学伦理学发展的必然阶段，它应包括医学伦理学的全部内容，特别是患者权利、医生义务和医患关系等临床伦理部分。

生命伦理学的主题一直在变化，范围也在不断扩大。根据美国学者的意见，生命伦理学应分为四个阶段：

第一阶段以某些医学行为准则的形成为标志，如不诋毁同行等，此阶段以古老的义务论作为思想基础，可称为“医学伦理学阶段”。

第二阶段即“医学伦理学向生命伦理学过渡阶段”，医生的处境发生根本性的变化，传统医患关系中医生的权威主义、生命神圣论等受到挑战，此阶段的生命伦理学家应成为患者权利的代言人，生命伦理学也必须发展新的哲学理论与研究方法，医务人员的行为不仅要用传统的义务论去规范，而且还要用效用论和公益论等更多、更新的理论去支撑与辩护。

第三阶段是“生命伦理学形成阶段”，除生命价值论日益影响医学行为选择外，生命伦理学家还开始关注医疗卫生政策、卫生经济和医疗改革问题，生命伦理学已逐步成为国家政府制定卫生政策或立法的重要理性资源。

第四阶段为“生命伦理学的发展阶段”，国外有学者把这一阶段称为“人口保健的生命伦理学”，它包含了所有传统医学伦理学内容，并且超越了医患关系的范围，应用生物学、人类学、管理学等诸多人文社会科学理论与方法对卫生保健的多种因素进行研究。除前沿医学技术中的各种难题外，它还关注如何解决人类平等享有医疗保健的权利。

总之，生命伦理学的研究内容广泛，关注领域非常宽阔，并且始终处于开放的态势。如果把生命伦理学作为医学伦理学的一个崭新的阶段，那么，生命伦理学的研究对象和范畴就是医学伦理学的对象和学科范畴，这更有利于医学伦理学的学科繁荣和发展。

第二节　医学伦理学的历史发展

一、中国传统医学伦理思想的发展

（一）中国传统医学伦理思想的形成与发展

1. 中国传统医学伦理思想的萌芽　中国传统医学伦理思想最早可以上溯到原始社会时期。古籍中记载的神话人物神农氏为解除民众的疾病而尝百草，已经体现了某种在医疗活动中的献身精神。但这还只是个体行为，没有成为普遍的医学伦理观念。

《周礼·天官·疡医》记载西周时期，“凡有疡者受其药焉”，即凡患有疡疮的人都可以从疡医那里获得治疗的药物，可见当时对待疡疮病人是无论身份贵贱的，这已经体现了医疗服务平等公正的医学伦理思想。

战国时期，中国社会在经济、技术、文化等方面的发展，为医学伦理思想的形成奠定了基础。由于劳动分工的形成，社会上已经有了专门从事医疗活动的人。相应地，医学伦理思想也随之形成。在《黄帝内经》等医学著作中，已经对医德有了专门论述。著名医家扁鹊成为后世效法的典范。

2. 中国传统医学伦理思想的正式形成与发展　秦汉时期，随着中国统一的形成，经济社会的繁荣，医学得到了很大的发展，初步形成了专门的医事组织。医学伦理思想也正式形成。汉代名医张仲景所著《伤寒杂病论》明确指出医学的目的是治病救人，要求医生必须具备“爱人、知人”的精神，精研医理“上以疗君亲之疾，下以救贫贱之厄，中以保身长全，以养其生”。

唐代名医孙思邈积50余年的诊疗经验，著《千金要方》、《千金翼方》等著作，在《千金要方》的《大医精诚》等篇中，孙思邈在继承发展传统医学伦理思想的基础上，全面提出以“仁爱救人”为核心的医德要求以及“人命至重，有贵千金”的生命伦理观，成为中国传统医学伦理思想的代表作之一。

宋明清各代，名医辈出，在不断丰富医学实践活动，提升医学技术的同时，也将中国传统医学伦理思想逐渐发展成熟。相关著作及论述层出不穷，如明代陈实功的《医家五戒十要》从正反两方面详细论述了医德规范，曾被美国《生命伦理学百科全书》列为世界古典医德文献之一。

（二）中国传统医学伦理思想的基本特点

1. 中国传统医学伦理思想是中国传统文化的综合产物　中国传统医学伦理思想，受到古代中国儒家、道家、佛教三种占主导地位的传统文化形态的影响，具体表现为重视生命与医疗行善两者的紧密结合。这是中国传统医学伦理思想的宝贵财产。

2. 由于古代社会在科学条件和认知水平上的双重限制，很难从真正意义上的科学层面来认识人的疾病与健康，所以疾病与健康被赋予了强烈的道德、宗教的意义。这在很大程度上影响了中国传统医学伦理思想的发展方向。

3. 中国传统医学伦理思想更侧重于对行医者的内在道德要求　通过自省和自律来达到行医者自身的道德约束，通过提升行医者的道德水平，促使行医者更好地为病人服务。对医患之间的关系、行医者与社会的关系重视不够，对行医者的外在道德约束，即来自外界的监督与制约也较为缺乏。这是中国传统医学伦理思想的不足之处。

二、西方传统医学伦理思想的发展

（一）西方传统医学伦理思想的产生与发展

西方传统医学经历两个主要发展阶段：经验医学阶段与实验医学阶段。相应地，西方传统医学伦理思想的产生与发展也经历了这两个阶段。

1. 经验医学阶段的西方传统医学伦理思想　古希腊时代的希波克拉底是西方医学的创始人，也是西方传统医学伦理思想的奠基人。《希波克拉底全集》是西方医学的重要经典。其中，《希波克拉底誓言》又是最早的西方传统医学伦理思想的核心文献。《希波克拉底誓言》把一切为病人利益着想作为医生的最高行为准则，全面确立了医学行为的伦理规范，对西方医学伦理思想产生了最根本、最长远的影响。

古罗马时代的名医盖伦不仅在解剖学方面做出了不朽的贡献，而且极大推动了西方医学伦理思想的发展。盖伦提出医学研究不应追求身外之物，医学是伟大的艺术，需要医生全身心的投入。这为西方医学职业伦理的规范化奠定了基础。

阿拉伯的犹太医生迈蒙尼提斯的《迈蒙尼提斯祷文》表达了医生为了人类的生命与健康，应该时时怀有医德之心。这篇祷文的意义与影响可与《希波克拉底誓言》相媲美。此外，阿拉伯医学全盛期的名医阿维森纳对儿童的身体健康给予了高度重视，是西方医学史上最早研究儿童身心发展的医者。

2. 实验医学阶段的西方传统医学伦理思想　文艺复兴运动冲破了西方中世纪科学及文化发展的桎梏，人道主义的产生为西方医学伦理思想的发展提供了巨大的推动力。随着西方医学从经验医学向实验医学的转换，西方医学伦理思想也开始了近代转化。

近代医学阶段，医疗服务的方式逐渐由个体行医转变为集体行医，因此原本主要对个体医疗行为起到约束作用的医德也转变为对群体的规范化制约。西方社会开始产生一些国家范围的，乃至国际范围的医学伦理准则。如18世纪德国柏林大学教授胡佛兰德的《医德十二箴》，明确提出医生的职责是“救死扶伤、治病救人、减少痛苦”，规定了医生的义务与病人的权利，医院查房、会诊及处理医患关系的伦理准则。《医德十二箴》被视为《希波克拉底誓言》的现代发展。

1791年，英国医生帕茨瓦尔为曼彻斯特医院专门起草了《医院及医务人员行动守则》，为医院及医务人员的行为确立了细致、可行的伦理规范。1803年，帕茨瓦尔又出版了《医学伦理学》。这标志着医学伦理学作为一门独立学科，正式在西方诞生。1847年，美国医学会成立，制定并颁布了《医德守则》，规定了医生与患者、医生之间、医学与社会之间的多重责任和义务。西方医学伦理规范终于突破了传统时代单一的医患关系维度，为现代意义上的医学伦理思想的到来做好了准备。

（二）西方传统医学伦理思想的基本特点

西方传统医学伦理思想受到西方传统文化的影响很深，具有强烈的宗教、神学色彩。尤其在文艺复兴之前，西方医学伦理的道德规范与约束力主要来自宗教教义。与中国相比，西方传统医学伦理思想的道德背景要弱一些，宗教背景则要强很多。

与中国传统医学伦理思想更侧重对个人内在道德的约束与提升不同，西方传统医学伦理思想更偏向于对群体行为的道德规范设定，这也和它的宗教背景密切相关。

文艺复兴之后，人道主义的兴起深刻地塑造了西方医学伦理思想的基本形态。以人的价值为中心，以人与人、人与社会的关系为主要考察对象，这就使得哲学上的伦理观点取代了传统神学，成为西方医学伦理思想的真正理论基础，现代西方医学伦理思想也就在酝酿之中了。

三、医学模式的转变与现代医学伦理学的发展

（一）现代医学的发展与医学模式的转变

由生物医学模式向生物-心理-社会医学模式的转变是20世纪医学最重大的进步之一。医

学模式是人类观察、处理疾病、保障健康的思维方式和行为方式的总和。医学模式的转变是医学科学发展以及人类对于自身生命健康及生存质量进行反思的双重结果。

近代生物医学模式是对传统整体医学模式的取代，本身是医学进步的重要标志。但这种进步是以放弃某些传统医学的基本价值为代价的。生物医学模式在取得辉煌成果的同时，也逐渐产生了诸如见病不见人，过分强调疾病的生物因素，忽略了心理、社会因素对人的健康的重要影响，对病人的心理及精神状态关心不够这样一些问题。可以说，生物医学模式在取代古代整体医学模式的过程中，也在一定程度上放弃了整体医学模式以病人为中心，尊重病人、关切病人的道德传统。

生物-心理-社会医学模式的产生是对单一的、有限的生物医学模式的替代，它意味着医学职业活动方式的调整与转向，也是医学认知观念与医学教育观念的转变。生物-心理-社会医学模式从大卫生观出发，重新认识到人的健康应包括身体、心理、社会适应能力以及道德上的良好等方面，强调医学应是完整的人的医学，必须重新建立对病人的尊重与关切。

（二）医学模式的转变与现代医学伦理学的发展

随着现代医学的发展和医学模式的转变，医学的功能与意义得到扩展与深化。医学的社会价值也更为丰富，不再是传统意义上掌握在少数专业人士手中的技能，而是与大多数普通人的生活息息相关的社会存在。这就要求医学伦理学也要适应这个转变，为医学技术发展所带来的一系列新的医学道德现象与问题提供合理的解释，做出有效的判断。

例如：生命复苏技术的发展使得传统医学的死亡标准发生动摇，需要从医学和伦理的角度重新确定死亡标准；人工授精、代孕乃至无性生殖技术的出现在给人类带来利益的同时，也对传统的亲子关系和家庭结构造成了冲击与挑战；器官移植技术不断成熟，但器官供体的稀缺性同时带来了资源分配的公正性问题。所有这些问题，亟待医学伦理学的探讨与解决。

从医务人员的角度来说，医学模式的转变意味着传统的医学伦理原则与规范需要不断调整与更新。把病人放在医疗服务的中心，本着对生命充分尊重与负责的态度，从病人的角度出发，全面考察生命的质量与价值，尊重病人的权利。同时，从生物-心理-社会模式的要求而言，医务人员不仅要对病人本身负责，还要对病人家属负责，对整个社会负责。医务人员的医学研究和医疗服务行为，应该符合社会的整体利益。

总体而言，医学模式的转变促使传统医学伦理学走向现代医学伦理学，它的研究对象与内容、研究方法与意义都发生了重大的转变，从传统的医德范畴、医务人员的职业道德规范，扩展为涉及医学发展方方面面的综合认识与评价体系，其重要性不断加强，也越来越受到广泛的重视与关注。

第三节 医学伦理学的基础理论

一、伦理学的基本理论

医学伦理学作为伦理学的一个分支，其理论基础和研究方法都建立在伦理学丰富的思想和理论之上。历史上的各个伦理学学派的理论观点以及当代伦理学的理论论争都为医学伦理学的发展提供了丰富的思想资源。医学伦理学正是在充分吸收伦理学的理论积淀之后，综合运用主要的伦理学观点、视角与分析方法，来处理医学活动中出现的道德现象与问题。因此，脱离了伦理学的理论资源，缺乏伦理学的基本训练，那么医学伦理学就成了无源之水、无本之木，无法进行有效的、坚实的研究。

医学伦理学研究的基本对象是医学活动中的道德现象与道德问题，因此对于道德现象与道德问题的分析、判断、评价与选择，就是医学伦理学的重点之一。伦理学理论就是在这个层面上为医学伦理学提供理论支持的。因为，伦理学理论试图清楚地解释并论证人类行为的道德原理，使这些原理能够为人们做道德抉择和评价行为与政策时提供指导和标准。这些理论定义了什么是道德的行为，同时划定了我们所要承担的道德责任与义务。医学伦理学中，医务人员的道德责任与义务，医务人员选择道德行为的标准，在很大程度上都是通过伦理学理论进行辨析和选择的。

在历史上伦理学的发展过程中，德性论、效用论和义务论是三种影响较大的伦理学说，它们分别从不同的视角和观点，对人类生活中的道德现象与道德问题做出了深刻的分析与评价。这三种伦理观点对医学伦理学都产生了深远的影响，成为医学伦理学的基础理论。

（一）德性论

1. 德性论的涵义　德性（Virtue）来源于古希腊语，其本意含有“优秀”的意思。德性常常也被译为美德，指的是个人的一种道德品格或品性，是内在的思想、品德、情操与外在的语言、行为、选择的和谐统一。德性论的基本观点是，一个养成了高尚品格的人，当他遇到生活中的道德事件，需要进行道德判断与选择，从而采取一种相应的行为时，他会做出正确的选择，从而产生好的、“道德”的结果。

2. 德性论伦理学的目标　德性论的伦理学并不需要建立特殊的伦理原理或道德规范来引导我们的行为，它只是致力于培养有德性的人，或者说品德高尚的人。品德高尚的人既是德性论伦理学的基本概念，又是德性论伦理学的目标。品德高尚的人就是能够面对复杂的道德事件，做出正确行为的人。在医学伦理学中，医学的德性论主要就是以具备医学品德的医务人员为中心，研究和探讨医务人员应该是一个什么样的人，医务人员应该具有怎样的品德，才能使他们在面对医学活动中的道德事件时，做出正确的选择，从而使他们的行为符合伦理规范。

3. 德性论伦理学在医学伦理学中的体现　医学伦理学中的德性论主要存在于中西方传统医学伦理思想中。传统医学伦理思想要求医务人员具备仁慈、真诚、严谨、公正的品德，通过树立高尚的道德理想，提升自己的道德品质，使自己获得优秀的医学品德，从而更好地为病人服务。古代医者所说的“大医精诚”、“医乃仁术”，都表达了这样的观点。直到现在，医学德性论依然为广大医务人员提供了医德修养的目标与方向。

4. 德性论的潜在缺陷　尽管医学德性论是传统医学伦理思想的主流，但医学德性论依然存在潜在的缺陷。它无法给医务人员提供一个有关医疗行为的合理性的清晰依据。在医疗实践行为中缺乏规范性与可操作性。这是德性论伦理学自身难以解决的一个问题。当我们面临一个特殊的、复杂的道德事件时，我们可能缺乏一个有力的规则来为我们的行为提供指导。在医学活动中我们常常会遇到这样的难题。比如在器官移植中，我们究竟该以何种标准分配那些极其稀缺的器官资源？对此，医学德性论伦理学并不能为我们提供一个清晰的答案。因此，我们还需要其他的伦理学理论来参与解决这些难题。

（二）效用论

1. 效用论的涵义　针对类似器官分配这样的问题，效用论伦理学可能会声称自己能够提供比较清晰的答案。效用论伦理学也被称为功利主义伦理理论。创始人是19世纪英国哲学家杰里米·边沁和约翰·斯图亚特·穆勒。效用论试图为我们的行为提供一种明晰的、稳定的标准，使得无论在怎样复杂的道德事件中，我们都能够排除干扰，做出有效的判断，选择正确的行为，并使我们行为的效用达到最大化。“效用”，即我们的行为产生的结果，是效用论伦理学的理论基础，也是道德判断的终极标准。

2. 效用原则　效用论伦理学的基础是一个看似极为简单的原则，即“效用原则”。穆勒这样描述效用原则：“行为的正确性是与它们给人们带来的幸福成正比的，而其错误性是与减少人们的幸福成正比的”。幸福就是效用，也就是一个行为的结果。效用论希望排除人们在道德判断、选择和行为之中的一切其他因素，包括行为的动机、行为者的品德等。唯有结果是重要的。行为本身没有对与错。

3. 效用计算　效用原则也被效用论伦理学家称为“最大幸福原则”。其具体表述是“那些为最大多数的人带来最大幸福的行为就是正确的”。因此，当我们依据效用原则进行判断与选择时，效用计算为我们提供了一种简单、客观、准确的方法。简言之，当我们面对一个道德事件，在决定采取什么样的行为时，要考虑的不仅仅是我个人的幸福或某个小群体的幸福，而应该把事件所涉及所有人的幸福都考虑进去，因为每个人都和其他人一样重要。正确的行为就是能够为最大多数人带来最大幸福。

4. 效用论伦理学对医学伦理学的影响　通过以上对效用论伦理学的分析，我们可以看到，效用论伦理学建立了一个看似非常简洁、明晰的伦理判断标准，能够帮助我们在复杂的、难以选择的道德情境中做出正确的选择。因此，效用论伦理学发展成熟后，就对医学领域的伦理行为产生了很大的影响。效用论能得到最有效应用的两个领域是公共卫生领域和医疗的资源分配，特别是决定谁接受、谁不接受治疗的伤病员鉴别分类。伤病员鉴别分类包括了在某些紧急时刻，由于条件有限，决定了不是所有的病人都可以获得救助，从而生还。在这种情况下，稀有资源需要得到有效的分配。从效用的标准出发，效用论认为医师不应当对每一个病人同等对待，而应当集中帮助可以实际获益的病人。因此，医师必须放弃那些即使他帮助了也会死去的病人，并且同样果断地放弃那些没有他的帮助也能生存下来的病人。他应当只帮助那些在生死之间摇摆的病人，对于他们来说，他的救助才是真正有效的。总之，目标是救助最大数量的生命。可见，在医学活动的类似情境中，效用论伦理学确实能够起到重要的指导作用。

5. 效用论伦理学在医学伦理学的综合运用　当代医学科学的飞速发展，在为人类带来了极大福祉的同时，也带来了一系列原本没有出现过、甚至没有意料到的伦理难题，需要医学伦理学对这些难题进行分析与解决。尤其是现代生命科学的发展，对传统医学伦理的生命观念造成了冲击与挑战，旧的生命伦理观有时已经显得不合时宜，片面地固守旧观念有可能伤害病人的真正利益以及自主权利。当科学进步与传统的道德规范发生矛盾时，效用论伦理学在一定程度上能为我们提供有效的理论支持。在现代生命伦理学的发展过程中，效用论伦理学发挥了很大的作用。在诸如生命质量的衡量、生命价值的判断、稀缺卫生资源的合理分配、医疗卫生政策的宏观调整等方面，效用论伦理学都为我们提供了一种新的视角，一种新的选择。

（三）义务论

1. 义务论的涵义　义务论伦理学的代表人物是德国哲学家伊曼努尔·康德。康德提倡一种从既定的绝对原则，或是某种绝对的正当性出发，去进行道德选择与行动，而不考虑这一行为对人对己所可能带来的“效用”如何。这与效用论伦理学在观点上形成了鲜明对比。对效用论伦理学来说，一个道德行为的正确性取决于它的效用。而对义务论伦理学来说，一个行为的结果在道德上毫无意义，绝对不能作为衡量行为正确与否的标准。因此，义务论也被称为非结果论。

康德这种绝对的，排除任何功利目的的伦理学，其实质在于强调道德义务的绝对性、命令性与无条件性。义务论伦理学认为，当一个行为符合某种绝对的原则时，这个行为就是正确的。简言之，义务论伦理学把行为的伦理判断标准建立在某种道德义务和责任的基础上。它以道德义务和责任为中心，思考人应该做什么，不应该做什么，即人应该遵守怎样的道德规范，才能确保自己的行为是符合道义的，也就是正确的行为。

2. 义务论在伦理学的发展史上始终处于最重要的位置　因为伦理学研究的一个基本使命就是规范人们的行为。义务论是规范医学伦理学的理论基础，传统医学伦理学的多数伦理规范都表现出义务论伦理学的特点。具体来说，医学伦理学中的义务论是以医德义务与责任为中心，由此建立一个伦理规范体系，来决定医务人员应该做什么，不应该做什么，应该遵守怎样的医学道德规范，以确保医务人员在医学活动中行为的正确性。医德义务就是医务人员的职业伦理要求。

《希波克拉底誓言》就是一篇义务论医学伦理学的经典文献。它为医务人员规定了基本的医德义务与责任，提供了医学职业道德的规范体系。中国传统的医学伦理思想也充满着义务论的基本精神。在现代医学伦理思想中，义务论伦理学依然占据着一个至关重要的地位。第二次世界大战以来，世界范围的医学组织和一些国家医学组织颁布的医学伦理法规，依然是在义务论基础上的继承与开拓。可以说，义务论已经积淀到医学伦理规范的深层，成为医学伦理思想的基本要素。

3. 义务论在医学实践活动中的运用　义务论作为医学伦理思想的重要资源，影响着每一位医务工作者的日常行为。在医学实践活动的很多情境下，义务论都可以为医务工作者提供行为指导。比如，在一些医学研究的实验项目中，如果医学研究者不必告知病人，他们是研究项目的一个部分，那么研究者的任务就会简单得多。病人可能在不知情的情况下就成了研究的对象。这样研究者似乎通过隐瞒真相就可以取得很好的效果，研究任务得以快速进行。这样做可以吗？显然，从义务论的角度来说，这种行为是绝对错误的，是不能做的。研究者并不能以“医学研究很重要，所以向病人隐瞒或者撒谎都是正当的”这样的理由来为自己的行为辩护。根据义务论，研究者作为医学从业者，就必须绝对遵守医德义务所规定的内容，在任何情况下都必须对病人履行告知的义务，尊重病人的知情同意的权利。如果医学从业者违背了这个基本义务，那么就剥夺了病人的基本权利，破坏了医德伦理的底线。

4. 义务论的局限　最后我们要充分认识到，由于医学科学技术的快速发展，医学模式的转变，在现代医学实践活动中，出现了一系列新的道德难题，构成了传统医学伦理规范的困境。只靠一种义务论作为医学伦理学的理论基础和分析方法是有局限性的。因为义务论本身存在过于绝对化的问题，当我们面对纷繁复杂的医学实践活动，尤其是我们所遵循的道德规范、医德义务之间发生矛盾与冲突时，义务论所持有的绝对化立场就很难独立解决医学伦理困境，需要其他伦理学理论的补充。实际上，现代医学伦理学很少依赖于某种单一的伦理学理论，而是针对复杂多变的医学道德现象，采用多种伦理学观点综合比较分析，选择最佳的解决方法。

二、医学伦理学的基本观念

（一）人道观：医学人道主义

1. 人道观与人道主义　人道观是哲学伦理学的基本观念之一，指的是从哲学与伦理的视角，对人类整体的意义与价值的评价。与人道主义相比，人道观是一个更为广义的哲学伦理学概念。

人道主义是一种认为人类具有最高的价值，每个个体都是可贵的，因此应该善待每一个人，充分尊重人的价值与尊严的思想体系和道德观念。由于人道主义的历史非常悠久，在不同的文化传统与地域中各有不同的思想传承、文化历史渊源，因此在具体内涵的表达上又各有差异。比较典型的有古代中国的人道主义传统以及西方的人道主义传统。

古代中国的人道主义传统是中国古典文化中儒家、道家、佛家三种主流文化进行深层融合的产物。其中，儒家思想为古代中国的人道主义传统奠定了基础。“仁者爱人”的思想深入人心，极大地影响了中国传统医学伦理思想。“医为仁术”的思想成为中国传统医学伦理思想的核心内容。

西方的人道主义传统主要有两种历史渊源，一种是来自古希腊罗马文化传统，一种是来自基督教文化传统。对于现代世界影响巨大的西方近代人道主义思想，是在 14～15 世纪前后发源于意大利，随后在荷兰、法国、英国等欧洲国家逐渐形成的。此时的人道主义是资产阶级革命的先声，促进了人的觉醒以及对自身价值的反思，对于西方现代文明的兴起产生了至关重要的作用，也塑造了当代世界文化的基本形态，其影响渗透到文化与生活的方方面面，尤其是对现代医学的发展，现代医学伦理学的转变，都起到重大影响。

2. 医学人道主义　医学人道主义指的是在医学实践活动中，特别是在医患之间的关系上，医务人员能够爱护并关怀患者的健康，珍视患者的生命，维护患者的自主权利与自身利益，尊重患者的人格，这样的伦理思想就是医学人道主义。医学人道主义是广义的人道主义在医学领域的表现与延伸。它源于人类对生命的珍爱与守护，对受到病痛折磨的个体的同情与关心，对人类在社会生活中拥有平等权利的认同。

医学人道主义从古代发展到现代，其基础发生了根本改变。古代医学人道主义建立在朴素的医德上，同时受到传统社会宗教神学思想的影响，医师对病人的关怀与照顾也被看作是行善积德的一种形式。现代医学人道主义摆脱了传统的宗教神学影响，建立在义务论的基础上，医师关怀病人是自身的职业伦理规范的要求。这是医学人道主义发展的一种进步。

20 世纪以来，伴随医学自身的发展以及医学模式的转变，医学人道主义不仅成为医学伦理的一个基本原则，而且成为一种带有法律效应的医学规则，在许多国际性和地域性的医学法规中得到了充分的体现。在患者权利、弱势人群的健康和医疗保障、人体实验、精神病患者、战俘的医疗权利等方面都得到彰显。

医学人道主义在当代医学伦理学和生命伦理学中的地位和意义正在不断发生改变。基于传统义务论的医学人道主义在前沿生命科学技术带来的冲击面前遇到了挑战。因为前沿生命科学已经在很大程度上改变了传统的道德图景。传统的医学人道主义在对很多新问题的分析与解决上面临困境。因为现代医学伦理学对医学道德问题的分析和解决需要结合效用论及公益论来进行，传统医学人道主义的内涵需要相应地转化。在新的社会条件下、科学技术和道德评价发生剧烈变化，对什么是人道主义，怎样才能体现人道主义的问题要做出符合时代进步和科学发展的反思和调整。

（二）生命观　生命神圣论、生命质量论和生命价值论

医学活动与人的生命息息相关，因此生命观就成为医学伦理学的重要组成部分。生命观是围绕着如何认识和看待人的生命而形成的理论。随着医学和整个社会的发展，人们对生命的认识不断丰富与深化，医学伦理学思想中的生命观也相应地经过几个阶段的发展，形成了生命神圣论、生命质量论及生命价值论。三者的有机统一，形成了生命伦理的理论基础。

1. 生命神圣论

（1）生命神圣论的涵义：生命神圣论是指人的生命至高无上、神圣不可侵犯的生命伦理观。生命神圣论认为生的权利是人的基本权利，强调在任何情况下都要尊重人的生命，是一种经历了漫长历史发展，至今仍在影响人们的一种传统伦理观念。

（2）生命神圣论的产生：生命神圣论是历史上出现最早的生命价值观，是在生物本能的基础上，在社会习俗中逐渐形成并不断发展成熟的。在中西方传统文化中，生命神圣论与宗教、哲学、道德相联系，形成了各具特色的表达。中国的《黄帝内经》说："天覆地载，万物悉备，莫贵于人"。唐代名医孙思邈说："人命至重，有贵千金"。中世纪欧洲的基督教神学家托马斯·阿奎那说："谁杀死自己就是对上帝的犯罪"。在西方文艺复兴运动后，随着自然科学的飞速发展和人文主义的兴起，生命神圣论的观点得到了新的思想资源的补充，与人道主义观念相结合，更加系统化、普遍化。

（3）生命神圣论的意义：生命神圣论重视生命、珍惜生命，促进了人类种族的生存与繁衍。在群体生活中，从保存生命的目的出发，形成了互助观念。生命神圣论成为医学伦理的基本观念之一，大大推动了医学的发展。医务人员珍惜生命，以救死扶伤为天职，尽最大努力来解救病人的危难，守护病人的生命。医学研究者不断探索人类生命的奥秘，促进了医学科学的进步。生命神圣论确立了医学从业者的道德义务与责任，保证了医学发展的人道主义方向。

（4）生命神圣论的局限性：生命神圣论把人的生命完全等同于人的生物学意义上的生命，认为无论在何种情况下，保存生命、延长生命都是医务人员的天职。无论何种原因的放弃治疗、中止治疗都要绝对反对和禁止。这种观念对医学伦理产生了根本的影响，至今还发挥着重要的作用。在医学实践中，生命神圣论也存在一定的局限性。①片面强调生命的数量：生命神圣论只注重生命的数量和生命的生物属性，忽视了生命的质量与价值，以及生命的社会属性。因此容易导致绝对化，在任何情况下都不惜一切代价抢救一切生命，造成许多生命质量和价值已经很低的病人被机械地延续着生命，在某种程度上增加了病人的痛苦，也与医学人道主义产生了矛盾。②影响了某些医学技术的开展：医学上的避孕、流产，以及器官移植等技术与生命神圣论的观念发生了直接的冲突。例如：从生命神圣论的角度来说，人工流产是必须反对的，因为只要是人，不管是否成熟，都应该无条件地活下去。因此，生命神圣论的绝对化倾向妨碍了某些医学新技术的开展。③不利于医疗卫生资源的合理分配：现代医疗技术已经可以使大脑处于不可逆的、昏迷的人长期维持心跳和呼吸，也可以维持有严重先天缺陷的新生儿的生命。按照生命神圣论的观点，就必须投入大量的医疗资源去延续、保护类似已经失去质量与价值的生命，这给社会和家庭造成了双重负担。在医疗资源依然作为稀缺资源，许多真正需要等待救治病人的需要还没有得到充分满足的情况下，生命神圣论会造成医疗资源的浪费和不合理的分配。

2. 生命质量论

（1）生命质量论的涵义：生命质量论的出现是对生命神圣论的有效补充与纠偏。如果说生命神圣论是一种传统医学伦理思想的话，那么生命质量论则代表了现代医学伦理思想的发展，也成为生命伦理学的理论基础之一。

生命质量论是以人的自然素质，即体能和智能的高低优劣为判断标准，衡量生命对自身、他人和社会的存在价值的一种生命伦理观。生命质量论的基本观点是尊重有价值、有质量的人的生命，接受某些条件下人的生命的死亡。

（2）生命质量论的产生：生命质量论是伴随着实验医学的出现而产生的，也是人类对自身生命及社会发展的认识进一步深化后产生的。尤其在世界人口出现爆炸性增长后，人们开始审视原有的单纯注重生命数量的观点，对生命的质量给予了更多的重视与思考。人们日益认识到，如果不控制人口的数量，提高人口的质量，那么人类的存在与发展同样将受到威胁。表现在医学上，人们不再只是片面追求延长生命，而是思考如何更合理地确定、衡量生命的质量。

（3）生命质量的衡量：当代医学对生命质量的衡量标准大致可分为三类：①主要质量：指人的身体和智力状态，也被称为人性素质。有些主要质量可以在出生时就衡量出来，它提供了人的生命质量的最基本标准。②根本质量：指生命存在的意义和目的。如严重脊柱裂或有类似严重缺陷的婴儿、不可逆昏迷的病人，有可能生存一段时间，但由于他们自身已处于无意识状态，这种生存已经失去了意义，成为无质量的生命。③操作质量：指利用智商、诊断学标准等来测定智能、生理等方面的人性质量。生命质量在很大程度上取决于人的身体和智力状态。当这两方面的状态低于正常数值到了一定程度时，人可能就丧失了基本的行为能力，也就意味着生命质量降到很低的程度。

现代医学通过综合使用衡量生命质量的多种标准，来判断病人生命质量的等级，尽可能使病人的生命质量恢复到更高的等级。

（4）生命质量论的意义：生命质量论是人类对自身生命与社会发展的认识的一个飞跃。人类认识到生命质量、人口素质不仅关系到国家民族的兴衰，也关系到人类整体的发展。生命质量论为我们制定人口、环境、生态等政策提供了重要的理论依据，也为医学实践中延长、维护还是放弃个体生命提供了严肃的参照标准。

3. 生命价值论

（1）生命价值论的涵义：生命价值论伴随生命质量论而产生，与生命质量论互为补充，成为现代医学伦理学中生命伦理观的基础。生命质量论侧重强调人的生命的自然质量，包括体能和智能两个方面。生命价值论侧重强调人的生命的社会价值，包括这个生命对他人及社会的意义。前者决定生命的生物学价值，后者决定生命的社会学价值。生命质量是生命价值的基础与前提。

生命价值论是以人的内在价值与外在价值的统一来衡量生命意义的伦理观。它以生命的物质价值、精神价值作为尺度，衡量生命的个体效益和社会效益。

（2）生命价值的衡量：生命价值包括内在和外在的两个方面：一是生命的内在价值，即生命所具有的潜在创造能力或劳动能力；二是生命的外在价值，即把内在价值发挥出来，为社会创造物质财富和精神财富。对人的生命价值的衡量需要把内在价值与外在价值结合起来。生命价值论把个体的生命质量与个体对于社会的价值联系起来，比生命质量论更为全面、合理。当然，对生命机制的评价并非一个单一的标准就可以完全衡量，因为每个个体的情况都不相同，所以有时这种评价是困难而复杂的。在评价一个人的生命价值时，尤其是涉及对生命的取舍时，必须采取冷静、客观、全面和慎重的态度，不能因过度强调生命价值而走向绝对化、单一化。

4. 坚持生命神圣论、生命质量论、生命价值论的统一　医学伦理学中三种主流的生命伦理观伴随着医学与社会的发展而产生，是人类对自身认识的深化，从个体的生命至上发展到在社会关系中认识生命更丰富的意义。这三种生命伦理观并不是彼此对立的，而是统一的。生命之所以神圣就在于生命是有质量、有价值的，无质量、无价值的生命并不神圣。三种生命伦理观的综合运用，能够为我们解决当代医学伦理的难题提供坚实的理论基础。如现代医学中的辅助生殖、基因治疗、器官移植等技术在具体运用中，带来了一定的伦理困境，仅靠传统的生命神圣论难以解决这样的问题，而运用生命质量论和生命价值论，我们就能够为这些新技术的运用提供合理的伦理辩护，使医学更好地服务人类。

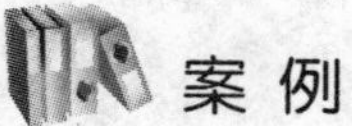

本章小结

在本章的学习中，我们首先回顾了医学伦理学的概念、内容与意义，对比了它与传统意义上的“医德”的关系，而后了解医学伦理学的当代发展——生命伦理学，理解两者之间的过渡与传承。然后，我们又回到历史之中，比较分析中西方传统医学伦理思想的异同，理解医学伦理学从传统到现代的漫长发展历程。其次，通过系统学习伦理学的三种基本观点（德性论、效用论、义务论），理解伦理学是如何为医学伦理学提供理论基础和分析方法的。最后，我们学习了医学伦理学中的三种基本生命伦理观（生命神圣论、生命质量论、生命价值论），了解医学伦理学是如何在理论与现实之间的碰撞中逐渐发展成熟的。

案例

案例1

假设一个大医院里的一名病妇快死了：她处于昏迷状态中，脑电图显示仅有极小的大脑活动，并且要有一个呼吸器维持她呼吸。另一个病人刚从车祸现场被送往医院，他的肾已严重损坏，需要立即进行移植。那个妇女的肾是一个很好的器官配置，然而摘走她的肾，就会加速她的死亡，这样做对吗？

案例2

假设一个研究者希望能够更好地了解大脑功能。通过系统地破坏一个人的大脑并仔细记录结果，他可以获得很多的知识。这样的研究会比那些使用在事故中损坏大脑的被试者的研究，更能增加我们对大脑认识的机会。我们可以假设，实验者选择一个没有受过教育或技术培训，没有家庭或朋友，被认为对社会没有多大贡献的人作为他的被试者。被试者将死于试验，但可以合理地假设，由实验得来的人类大脑的知识会提高无数人的生活水平。效用论好像把这样的实验变得正当，因为实验的结果带来的好处要大于伤害。一个或几个人受到巨大的痛苦，但很多人受益的程度远远超出少数人遭受的痛苦。这是可被允许的吗？

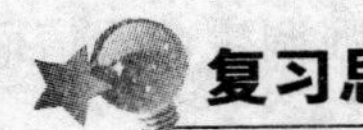

复习思考题

1. 医学伦理学与生命伦理学的关系是怎样的？
2. 请按照你自己的理解，简要介绍德性论、义务论、效用论这三种基本的伦理学观点。
3. 生命神圣论有何历史意义，又有哪些局限性？

（杨 瑾）

第三章

医学伦理学的基本原则、规范及应用

本科学习目标

1. 掌握　医学伦理学的基本原则与应用原则。
2. 熟悉　医学道德规范的内容和特点。
3. 了解　具体案例进行分析的方法。

专科学习目标

1. 掌握　医学伦理学的基本原则与应用原则。
2. 熟悉　医学道德规范的内容。
3. 了解　具体案例进行分析的方法。

医学行为准则是医学伦理学的核心内容之一和医学伦理学研究的重点对象。在现代社会中，医学伦理学的基本原则、规范与范畴，共同组成了医学伦理规范体系。正确理解和实践医学伦理基本原则、规范，是全面培养医学人才伦理素质的根本要求之一。

第一节　医学伦理学的基本原则

一、我国医学伦理学的基本原则

医学伦理学基本原则是指医学道德的最一般的道德原则，是构建医学道德规范的最根本、最一般的道德根据，贯穿在医学道德体系的始终。

医学伦理学基本原则，指反映某一医学发展阶段及特定社会背景之中的医学道德的基本精神，调节各种医学道德关系都须遵循的根本准则和最高要求。1981 年，在上海举行的“全国第一届医德学术讨论会”，首次明确提出了我国的“社会主义医德基本原则”，并表述为：“防病治病，救死扶伤，实行革命的人道主义，全心全意为人民服务”。后经修改，把上述提法确定为：“防病治病，救死扶伤，实行社会主义人道主义，全心全意为人民身心健康服务”。

医学伦理学最终表达人类爱的意志与人道精神，由此生发出医学伦理学的基本原则。尊重自主、不伤害、医疗行善、公平正义四原则正是这种意志和精神的体现。医学伦理学运用许多伦理学理论来推导和说明这些原则，既包括传统的义务论、美德论，也吸纳了近现代的价值哲学、功利主义、实用主义和后现代主义伦理学中的许多主张。在深厚的伦理文化和道德哲学的支持下，医学伦理学从精神到思想，从思想到理论，由理论导出原则，由原则来制定规则或具体准则，构成了基本的理论构架和体系。

二、国际通用的医学伦理学基本原则

（一）尊重原则（the respect for autonomy）

1. 尊重　医患双方交往时应该真诚地尊重对方的人格，并强调医务人员尊重病人及其家属的独立而平等的人格与尊严——这就是狭义的尊重原则。而广义的尊重原则，除尊重病人人格外，还包括尊重病人利益、自主、隐私等。对人格权的尊重本身是民事法的基本原则，而医疗中强调的是对患者自主权的尊重。包括：对患者自主权的界定与尊重及知情同意权的实现和患者隐私权保护三个方面。关于患者知情同意权的实现和对患者隐私权的保护，将在本章第二节——医学伦理学的应用原则中阐述。

病人享有人格权是尊重原则的道德合理性的前提和基础。人格权就是一个人与生俱有并应该得到肯定和保护的权利。医疗人格权利包括：病人的生命权、健康权、身体权、姓名权、肖像权、名誉权、荣誉权、人格尊严权、人身自由权、隐私权及其他人格利益；人去世后仍享有的姓名权、肖像权、名誉权、荣誉权、隐私权、遗体权、具有人格象征意义的特定纪念物品的财产权等。

2. 对患者自主权的界定　尊重原则的核心是尊重病人的自主权，体现在医生尊重病人的自主性，保证病人自己做主、理性地选择诊治决策的伦理原则，包括病人的自主知情、自主同意、自主选择等。尊重病人自主权的具体要求是：在通常情况下，医务人员有义务主动提供适宜的环境和必要的条件，以保证病人充分行使自主权，尊重病人及其家属的自主性或自主决定，保证病人自主选择医生（医疗小组），治疗要经病人知情同意（狭义自主），以及保守病人的医密、保护病人的隐私、尊重病人的人格等（广义自主）。

医方尊重病人自主权，绝不意味着放弃或者减轻自己的道德责任，完全听命于病人的任何意愿和要求，必须处理好病人自主与医方做主之间关系。医方做主是指医务人员代替病人做主，主要指医疗干涉权。病人自主与医方做主既相容，又矛盾；医疗干涉既必要，又不可滥用。医生做主的情况主要有：病人病情十分危急，需要立即进行处置和抢救，来不及知情同意；病人患“不治之症”，本人或其家属将治疗权全权授予医生；身边没有任何人代行其自主权的病人需要急诊急救，而本人不能行使自主权；病人患有对他人、社会有危害的疾病而又有不合理要求和做法。另外，当病人或其家属错误地行使自主权，所做决定明显危害病人的生命健康，或者代理人的决定明显违背病人本来的意愿时，医方都有权加以抵制、纠正，适当行使劝导、限制，行使干涉权。

（二）有利原则

有利原则是把有利于病人健康放在第一位并切实为病人谋利益的伦理原则。这一原则在西方被称为行善原则。

有利原则是最古老的医德传统。在中国，利他性的助人思想是医学道德观念的精髓，后来逐步形成医乃仁术的行医准则。在西方，古希腊名医希波克拉底在《誓言》中明确提出"为病家谋利益"的行医信条。到了现代，有利于病人成为医学伦理第一位的、最高的原则。1948 年《日内瓦宣言》明确规定："在我被吸收为医学事业中的一员时，我严肃地保证将我的一生奉献于为人类服务"，"我的病人的健康将是我首先考虑的"。1988 年原卫生部颁布的《医务人员医德规范》第一条规定："救死扶伤，实行社会主义的人道主义。时刻为病人着想，千方百计为病人解除病痛"。这一精神实质要求医学从业人员善待生命、善待病人、善待社会。

有利原则具体体现在：树立全面的利益观，真诚关心病人以生命和健康为核心的客观利益（止痛、康复、治愈、救死扶伤、节省医疗费用等）和主观利益（正当心理学需求和社会学需求的满足等）；提供最优化服务，努力使病人受益，即解除由疾病引起的疼痛和不适；照料和治愈病人，避免早死，预防疾病和损伤，促进和维持健康；努力预防或减少难以避免的伤害；对利害得失全面权衡，选择受益最大、伤害最小的医学决策；坚持公益原则，将有利于病人同有利于社会健康公益有机统一起来。

（三）不伤害原则

不伤害原则是指临床诊治过程中不使病人受到不应有的伤害的伦理原则，是一系列具体原则中的底线原则。医疗伤害作为职业性伤害，是医学实践的伴生物，历来受到中外医家的高度关注。

医疗伤害带有一定的必然性。不伤害原则的真正意义不在于消除任何医疗伤害（这样的要求既不现实，又不公平），而在于强调培养为病人高度负责、保护病人健康和生命的医学伦理理念和作风，正确对待医疗伤害现象，在实践中努力使病人免受不应有的医疗伤害。现实中的诊治伤害现象，依据其与医方主观意志的关系，可以划分为：①有意伤害与无意伤害。有意伤害指医方出于打击报复心理或极其不负责任，拒绝给病人以必要的临床诊治或急诊抢救，或者出于增加收入等狭隘目的，为病人滥施不必要的诊治手段等所直接造成的故意伤害。反之，实施正常诊治所带来的间接伤害则是无意伤害；②可知伤害与意外伤害。前者指医方可以预先知晓也应该知晓的对病人的伤害，反之则为意外伤害（例如麻醉意外）；③可控伤害与不可控伤害。医方经过努力可以降低、甚至可以杜绝的伤害是可控伤害，反之则是不可控伤害；④责任伤害和非责任伤害。有意伤害以及虽然无意但属可知、可控而未加认真预测与控制、任其出现的伤害系责任伤害；意外伤害、虽可知但不可控的伤害，则属于非责任伤害。

不伤害原则对医方的具体要求是：强化以病人为中心的动机和意识，杜绝有意和责任伤害；恪尽职守，防范无意但却可知的伤害以及意外伤害的出现；正确处理审慎与胆识的关系，经过风险与治疗、伤害与受益的比较评价，选择最佳诊治方案，实施中尽最大努力把不可避免但可控伤害控制在最低限度之内，做到：①不滥施辅助检查；②不滥用药物；③不滥施手术；④尽量使病人利益最大化，伤害或不利最小化。

有利原则与不伤害原则有着密切关系。有利包含不伤害，不伤害是有利的起码要求和体现，是有利的一个方面。有利原则由两个层次构成，即低层次原则不伤害病人，高层次原则为病人谋利益。不伤害原则为有利原则规定一条底线、奠定一个基础，有利原则基于此而设定了更为广泛而且具有进取性要求的伦理准则。

（四）公正原则

公正原则是在医学服务中公平、正直地对待每一位病人的伦理原则。公正的一般含义是公平正直，没有偏私。当代倡导的医学服务公正观，是指在基本医疗保健需求上要求做到绝对公正，即应人人同样享有；在特殊医疗保健需求上要求做到相对公正，即对有同样条件的病人给予同样满足。

在现代社会中，医疗公正的伦理学依据主要有：病人与医生（患方与医方）在社会地位、人格尊严上是相互平等的；病人虽有千差万别，但人人享有平等的生命健康权和医疗保健权；病人处于医患交往中的弱势地位，理应得到医学所给予的公平、正义的关怀。这些因素决定了医疗公正的必然性与合理性。

公正原则应该体现在两个方面，即人际交往公正和资源分配公正。人际交往公正对医方的要求是：与患方平等交往和一视同仁，即平等待患。资源分配公正要求以公平优先、兼顾效率为基本原则，优化配置和利用医疗卫生资源。医疗卫生资源是指满足人们健康需要的、可用的人力、物力、财力的总和。其分配包括宏观分配和微观分配。宏观分配的目标是实现卫生资源的优化配置，由各级立法和行政机构进行分配，确定卫生保健投入占国民总支出的合理比例，以及此项总投入在预防医学与临床医学、基础研究与应用研究、高新技术与适宜技术、基本医疗与特需医疗等各层次、各领域的合理分配比例的问题，以保证人人享有基本医疗保健，并合理满足人们多层次的医疗保健需求。微观分配是由医院和医师针对特定病人在临床诊治中进行的分配。临床上，公正原则针对微观医药卫生资源分配，要求医方依次按医学标准-社会价值标准-家庭角色标准-科研价值标准-余年寿命标准综合权衡，进行比较和优化筛选，以确定稀缺医药卫生资源优先享用者资格。其中，医学标准是必须优先保证的首要标准，主要考虑病人病情需要及治疗价值；社会价值标准主要考虑病人既往和预期贡献；家庭角色标准主要考虑病人在家庭中的地位和作用；科研价值标准主要考虑该病人的诊治对医学发展的意义；余年寿命标准主要考虑病人治疗后生存的可能期限。

克服医疗的不公正，推进公平正义的医疗秩序的建立，以下三个方面的不懈努力很重要：首先，政府从管医上全面负起保障医疗公正的职责，在改革中建立一套以广大群众基本医疗保健机制和贫困阶层医疗救助机制为核心与基础的完善的医疗制度和规则，依法管医，当好医疗公正的“守门人”；其次，医疗卫生机构从办医上直接负起提供医疗公正的职责，构建和完善全面覆盖、结构合理、功能互补、分工合作的医疗保健格局，使大众享受得起数量充足、质价相称的医疗保健服务，使各层次的医疗服务需求者各得其所，当好医疗公正的“设计人”；最后，医务人员从服务上直接兑现医疗公正的责任，集医师美德论、义务论、公益论于一身，保证公正在医疗服务中得到充分体现，当好医疗公正的“实施人”。

三、医学伦理学的应用原则

医学伦理学的应用原则包括知情同意、医疗最优化、医疗保密和生命价值原则等。

（一）知情同意原则

1. 知情同意概念　知情同意（informed consent）是自主权的具体表现形式，是临床诊疗工作中处理医患关系的基本伦理准则之一。临床上，当一个诊断或一种治疗方案被作出或推荐时，要求医务人员必须向病人提供包括诊断结论、治疗方案、病情预后以及治疗费用等方面的真实、充分的信息，尤其是诊断方案的性质、作用、依据、损害、风险以及不可预见的意外等情况，使病人或其家属在理解基础上经过深思熟虑自主作出选择，表达其接受或拒绝此种治疗方案的意愿和承诺。简单地说，知情同意是指患者有权知晓自己的病情，并对医务人员采取的防治措施决定取舍的自主权。

2. 知情同意权的主体　知情同意权的主体是患者或患者的法定代理人、监护人以及患者的亲属。从法律上讲，精神正常的18周岁以上的成年患者，具有完全的民事行为能力，知情同意只能由其本人作出。对于丧失行为能力的患者、精神病患者或未成年人患者，其知情同意权应由其法定代理人、监护人或近亲属行使。对于已满10周岁未满18周岁的未成年人（限制民事行为能力的人），可以进行与他的年龄、智力相适应的民事活动，可以成为危险性小的一般医疗行为知情同意主体。未成年人的监护人依次为父母、祖父母、外祖父母、成年的兄、姐等；居民或村民委员会等。精神病人的监护人依次为患者的配偶、父母、成年子女、其他近亲属等。

3. 知情同意的伦理条件

（1）"知情"的伦理条件：知情同意的运用都应该建立在"知情"的基础上，其伦理条件有：①提供信息的动机和目的完全是为了病人利益。否则，道德是难以支持的；②提供足够信息。具体来说，医生提供信息时应遵循以下原则：一是因人而异原则；二是保护性原则；三是少而精原则；③向病人作充分必要的说明和解释。医务人员对于诊疗方案的性质、作用、依据、损伤、风险、医疗费用以及不可预测的意外等情况，有义务向病人及其亲属作充分的、简单明了的说明和解释。

（2）"同意"的伦理条件：根据《纽纶堡法典》的有关精神，病人的"同意"应具备如下条件：①病人有自由选择的权利。即病人在诊疗过程中的选择、决定不受他人或其他因素的干扰，如不受他人强迫、暗示、欺骗和操作控制等；②病人有同意的合法权利。这是指病人自身的伦理条件。病人作自主决定的年龄必须达到法定的年龄，并具有完全的民事行为能力。如不具有完全的民事行为能力，必须由其监护人代理同意；③病人有充分的理解能力。这是指病人自身的心智条件，即病人必须有理解和辨识想要做的行为的意义和后果的能力。如一些智力发育缺陷的病人，他自身对作出决定不具有充分的理解力，这就需要监护人或代理人同意。

4. 知情同意的主要内容与实施

（1）医方告知内容：《医疗事故处理条例》中规定，在医疗活动中，医疗机构及其医务人员应当将患者的病情、医疗措施、医疗风险等如实告知患者，及时解答其咨询；但是，应当避免对患者产生不利后果。主要应包括：①入院告知。告知医院概况，包括医疗服务收费，疾病的各种治疗方案进行告知等；②诊断过程告知。告知患者现有症状、原因及有一定的危险性、可能产生不良后果的诊断性检查或对患者疾病所做的诊断；③治疗过程告知。告知有明显副作用或易出现意外的药物；拟定实施手术的内容；手术可能发生的危险；实施预定手术效果及改善程度；不实施手术将发生何种后果；施术者对不确定危险因素的把握程度；在发生不确定因素时的对策及准备等；④创伤性操作告知。诊疗过程中需要实施有创伤性技术操作时，告知该操作的目的、意义、风险、必要性以及拒绝检查或治疗的后果；⑤改变治疗方案告知。在治疗方案改变前让患者预先了解新治疗方法或药物对自己所患疾病的重要治疗作用，这种新治疗方法自身的缺陷、接受治疗的风险性以及拒绝这些治疗可能带来的严重后果等；⑥临床试验性检查和治疗的告知。告知可能的收益、可能承担的风险与不适，同时说明病人接受临床试验性检查和治疗是自愿的，病人有权在任何时候中止类似的检查和治疗；⑦经济费用告知。告知病人或代理人诊治过程所需的费用，尤其是昂贵的药物、检查和治疗措施的费用要事前告知；⑧暴露病人隐私部位的告知。

（2）医方告知实施原则：①紧急救治的告知原则：为了不延误抢救时机，对急诊救护又无法实行或代理实行知情同意的病人，可不受知情同意限制。美国医生学会伦理手册规定：急诊急救时可以不经知情同意。我国《医疗机构管理条例》规定："无法取得患者意见而又无家属或关系人在场，或者遇到其他特殊情况时，经治医生应当提出医疗处置方案，在取得医疗机构负责人或者被授权的负责人批准后实施"；②不良效果预示原则：临床工作中凡是有可能产生不良后果或者无法满足患者主观愿望的诊疗措施，医务人员都应该对可能的不良预后进行预先的医疗告知；③告知适度原则：要求所有的诊疗活动都实施医疗告知是不现实的，也是不科学的。实践中我们必须遵循适度原则，即有重点、有针对性地确定一些医疗告知内容或范围，并逐步加以修改完善，付诸于实践。

5. 知情同意运用的具体问题

（1）知情同意与医疗干涉权：临床工作中会遇到病情告知后，病人及家属知情不同意违背患者的最佳医疗利益的情况，比如：产妇产道狭窄，而胎儿为巨大胎儿，产前各项检查均提示应做剖宫产，但无论如何告知和解释，患者家属迟迟不同意剖宫。面对这种情况，医务工作者可以行使医疗干涉权。医疗干涉权是在医学伦理原则指导下，医师为病人利益或他人和社会利益，对病人自主权进行干预和限制，并由医生作出决定的一种医疗伦理行为。它有两个特点，一是行为的目的和动机是善的，符合行善原则；二是由医生代替病人作出决定。

（2）知情同意中的代理人同意：代理人同意是知情同意的一种特殊形式，是指某些病人由于缺乏作决定的自主能力，在涉及医疗判断、医疗方案的选择或决定时，由医务人员向病人及其代理人告知，由代理人为病人作出同意或不同意这种治疗的决定。代理人首先应该具有完全行为能力，并且与患者有特殊的身份关系或获得患者的有效授权。代理人制度假设了代理人可以真正代表病人的最佳利益。中国的传统与现实认为代理人一般应该是病人的至亲、近亲以及合法的监护人（包括由病人真诚任命或委托合法的代理决策者），其顺序为家属-亲戚-朋友-单位领导。代理人同意的适用范围如下：①代理无民事行为能力人的同意。未满10周岁的儿童和完全不能认知自己行为的精神病人，其医疗决定必须由法定代理人（监护人）同意；②代理限制民事行为能力人的同意。18周岁以下的未成年人和部分认知自己行为的精神病患者，仍需要法定代理人同意；③代理意识丧失的患者的同意。由于疾病或伤害而导致的意识丧志的病人，其医疗决定也必须由代理人同意。值得注意的是，此种情况下并不是必然发生法定代理，取决于患者是否在清醒时授权委托代理人；④代理正常成年病人的同意。这类病人虽然有足够的智力与判断力，但由于种种原因不能行使自主权，如病人习惯依赖于亲属决定。不过此时的代理一定是获得该正常成年患者合法授权的委托代理人，且代理人应该与病人对有关的医疗问题进行充分的商量后，由代理人与病人集体做出决定，或由病人作出决定。

（3）违反知情同意权的责任：在医疗实践中，医务人员违反知情同意原则，并给患者造成损害，就应承当相应的法律责任，主要包括民事赔偿责任和行政责任。

（二）医疗最优化原则

1. 医疗最优化的含义　医疗最优化原则是有利原则、不伤害原则的具体应用，是指在临床实践中，诊疗方案的选择和实施追求以最小的代价获取最大效果的决策，也叫最佳方案原则。如药物配伍中首选药物的最优化、外科手术方案的最优化、辅助检查手段的最优化、告知病人病情方式的最优化、晚期肿瘤病人治疗的最优化等。最优化原则是临床医疗中最普通，也是最基本的诊疗原则。

2. 医疗最优化原则的道德实质　任何医学判断是由医学技术判断和医学伦理判断构成。医疗技术判断的目的在于保证医疗行为选择的科学性和正确性，其判断水平高低与否主要取决于所掌握的医学知识与技能等；而医学伦理判断的目的在于保证医疗行为的价值取向的目的性和善良性，其判断水平高低与否主要取决于判断者的道德理念、道德品质等。医疗最优化原则的道德实质就是要促使医务工作者在临床诊疗中，追求医疗技术判断与医学伦理判断的高度统一、协调一致。比如直肠癌的诊断，从医疗技术判断来看，可以采用 X 线造影检查、超声波检查、CT 断层扫描检查、肠镜及活检、剖腹探查等多种检查手段。但是，究竟何种检查方法才最有利于特定的个体病人，超出了单纯的医疗技术判断的范围，涉及“应该与不应该”的问题。对该问题的判断不是技术判断，而是伦理判断，涉及更为广泛的经济基础、价值观、人生观、生命观、健康观等问题。

医学离不开伦理判断。任何一个医学判断，任何一个医疗行为的选择都是医疗技术判断与医学伦理判断共同作用的结果。医疗最优化的伦理意义在于追求技术判断与伦理判断的高度统一，最终达到善待生命、善待病人、善待社会的目的。

3. 医疗最优化原则的主要内容

（1）疗效最佳：疗效最佳指诊疗效果在当时医学发展水平上或在当地的技术条件下是最好的、最显著的。疗效最佳的判断必须注意两个问题：一是疗效应该是目前医学界普遍认可、同时又是适应具体病人的最有效的诊治措施；二是疗效应该是医院现有条件能够提供的，病人也能接受的诊疗措施。比如：目前医学界普遍公认 CT 在占位性病变诊断中效果优于 B 超检查，所属医院能提供此项检查，病人又能接受，选用 CT 就是最优化选择。反之，如果所属医院没有 CT 设备，或医院虽然能提供 CT 检查服务，但是病人由于种种原因都承受不了，选择 B 超检查就是最佳的。

（2）损伤最小：临床诊疗工作中，诊断准确，治疗科学，能治病救人；相反，误诊漏诊，误治漏治能夺命害人。任何诊疗技术都存在着利弊两重性，为了减少伤害，在疗效相当的情况下，最优化原则要求临床工作者以安全度最高、副作用最小、风险最低、伤害性最少作为选择诊疗方法的标准。由于客观条件的限制，非要选择利弊对等诊疗措施时，医务工作者应持十分审慎的态度作出决策；对必须使用，但又有一定伤害或危险的治疗方法，医务人员应寻找降低伤害的措施，尽量使可能的伤害减少到最低程度，确保病人的生命安全。

（3）痛苦最轻：对病人而言，痛苦客观存在，包括疾病本身的痛苦，也包括病人因诊疗中的副作用所致的痛苦。痛苦包括肉体上的和精神上的。减轻疾病给病人带来的痛苦始终是医师诊疗的伦理责任。这就需要医务工作者恪守医疗最优化原则，在确保疗效的前提下精心选择给病人带来痛苦最小的治疗手段。在特定情况下，对晚期癌症病人、临终病人，消除或减轻其痛苦已上升为主要矛盾时，选择治疗方案常常是把减轻痛苦作为决策中的第一要素加以考虑。

（4）耗费最少：随着市场经济的日益完善，医院经营模式的转变，医疗保险制度改革的深入，医疗费用越来越成为影响病人医疗的重要因素。低投入与高产出的意识在也医疗活动中倍受重视。面对这一现实，耗费最少便成为医疗最优化原则的重要内容。它要求医务人员在选择诊疗方案时，应当在保证疗效的前提下，选择卫生资源耗费最少，社会、集体、病人及家属经济负担最轻的诊疗措施。防止因个人或集团的利益而导致的“过度医疗消费”现象发生，致使病人蒙受经济利益的损失。

（三）医疗保密原则

1. 医疗保密的概念　医疗保密（medical confidentiality）通常是指医务人员不向他人泄露能造成不良后果的病人疾病的隐私。这一概念有三层含义：一是“病人疾病的隐私”，既包含病人根据医生诊断的需要而提供的有关个人生活、行为、生理和心理等方面的隐私，还包括诊断中医师了解到的有关病人疾病性质、诊断、预后、治疗等方面的信息。二是“不向他人泄露”，是指不向知密医生或治疗小组的医务人员之外的其他人员泄露；三是“不良后果”，是指泄露病人的隐私会直接或间接损害病人身心健康及人格、尊严和声誉等。

2. 医疗保密的伦理意义与条件　医疗保密原则是尊重原则在临床医学实践中的运用原则之一。

（1）医疗保密的伦理意义：①医疗保密体现了对病人隐私权、人格权和尊严的尊重。隐私权是指病人享有不公开自己病情、家族史、接触史、身体隐蔽部位、异常生理特征等个人生活秘密的权利，医院及其工作人员不得非法泄密；②医疗保密是良好医患关系维系的重要保证，是取得病人信任和主动合作的重要条件。在临床医疗中，无论是有意还是无意泄露病人隐私都会对病人造成伤害，都会破坏医患间的信任关系，降低病人对医务人员的信任程度，导致医患关系的恶化，引发医疗纠纷；③医疗保密是有利原则在临床中的具体应用。而医疗保密则是保护医疗的一种重要措施与手段。当医务工作者面对诸如心理承受能力差或性格不健全或癌症等特定的病人，应该采取一定的保护性治疗措施，增强其战胜病魔的信心，防止不良后果和意外事件的发生。

（2）医疗保密的伦理条件：病人隐私权的保护并不是无限制的、绝对的。具体来说，恪守医疗保密必须满足以下几个伦理条件：①医疗保密的实施必须以不伤害病人自身的健康与生命利益为前提。如一个有自杀意向、并且有能力付诸行动的病人，要求医务人员对其自杀意向进行保密，在这种情况下，医务人员从病人的生命和健康考虑不能作无条件保密的承诺，在道德上是能被接受的；②医疗保密原则的实施不伤害无辜者的利益。当满足病人医疗保密的要求会给无辜的第三者带来伤害时，应该放弃这种保密，否则，伦理学不会给予支持。例如：婚前检查的一方被发现患有严重遗传性疾病或性病后，要求医务人员进行保密不予报告时，医务人员不应该恪守这样的保密义务；③医疗保密原则必须满足不损害社会利益的伦理条件。当为病人保密的后果将必然危害社会利益时，应以社会利益为重，对这种保密要求予以拒绝；④遵循医疗保密原则不能与现行法律相冲突。

3. 关于“讲真话”　任何道德规范体系都要把诚实与讲真话纳入自己的体系之中，成为自己道德体系的重要组成部分。医学道德也不例外，诚实与讲真话自始至终是临床实践工作中评判医务人员道德水准的重要尺度之一。其主要含义为：病人与医生之间的交流应当是诚实的，这是一种美德，是医患之间真诚关系的基础。病人要对医生讲真话，如实而不隐瞒地将自己病情告诉医生；医生说话应以事实为依据，应真实地告诉病人有关诊疗情况（例外情况除外）。

但讲真话在临床实践的应用是有例外的、有条件的，这主要是讲真话与保护性医疗相冲突造成的。保护性医疗是在医疗过程中，医疗一方为避免医疗非技术因素可能对病人身体和心理造成的伤害，从而影响病人疾病的治疗和康复所采取的防御性手段。对一些预后不良的病人、临终病人或心理素质较差的病人，在获知自己疾病的真实情况后很可能影响治疗、促进疾病的恶化或加速死亡。面对这种情况，医学长期以来采取隐瞒真实病情的做法来施行保护性医疗，其动机是从病人的健康利益或生命利益出发，防止病人对医疗失望，而放弃治疗、拒绝治疗，从而增大治疗的难度。从后果看，临床的实践也的确有一些病人，在这种保护性医疗措施的保护下，即在医生的善意谎言和欺骗下得益。按照效果论的判断，只要没有出现有害的后果（本人或他人），医务人员暂时不向病人讲真话，而采用“善意的谎言和欺骗”，这在道德上是允许的。

讲真话的主要要求：

（1）依据不同疾患的病人而定：关于对什么病人讲真话的问题，一般说来分两类情况：一是对患一般性疾病的病人，无论是急性还是慢性病都要告诉本人，使病人充分了解他所患疾病的病因、症状、转归及预后等情况，树立战胜疾病的信心，更好地配合医生治疗。二是对于癌症早期病人一般应告诉病人，争取病人不失时机地配合治疗。三是对于晚期癌症病人，要根据病人的具体情况处理，其中要特别重视“提前担心”的告知。“提前担心”是帮助病人对付坏消息、帮助病人度过消极阶段而采取的有效的讲真话的重要手段。

（2）依据患者的不同文化水平和社会关系而定：对病人讲真话，还涉及病人的文化程度与社会地位。对于文化水平高的，特别是懂一点医学知识，对疾病反应特别敏感，善于联想的病人，往往善于进行种种不良预后的推断，情绪消沉，意志降低，甚至萌生死念。对家庭关系和睦或有一定社会地位的病人，由于对生活充满着希望，所以常常不能一下子接受坏消息的刺激；而家庭关系淡漠、亲情感情障碍、社会地位低下，生活经历坎坷的病人对坏消息的耐受性可能大些。针对这些情况，讲真话还需根据病人的文化水平和社会关系，决定该讲或不该讲，直截了当讲或含蓄婉转地讲。

（3）依据不同心理特征的病人而定：心理学上将人的心理特征称为个性或人格。包括个人的兴趣、爱好、能力、性格等。对于心理感知能力强的病人来说，疾病的有关情况可从医务人员态度、举止、言谈中推测，从病友、治疗措施、亲属的表情变化等方面推测，或是从医院管理不善的渠道，如病房布局的不合理，病历保管不严等，在查房、会诊、化验、治疗等各个环节的疏漏知晓。一般而言，对病人早讲比晚讲好。对于意志坚定的人可以讲真话，反之，对意志怯懦者则一般应少讲或不讲。还要区别对待不同个性的病人。情绪稳定型的混合性格、外向性格、内向性格病人可以讲真话。情绪不稳定型的内向性格病人讲真话要有“提前担心”作为基础。绝不能在无准备之下突然地告知病人。

（四）生命价值原则

1. 生命价值原则的含义　当今，生命价值原则已成为医学伦理学最基本的原则之一，成为当代医学道德的主导思想和人类对生命控制、死亡控制的主要伦理依据。其内容包括三个方面：第一，尊重人的生命。即关心、维护、捍卫人的生命，因为人的生命及其价值是至高无上的；第二，尊重生命的价值。人的生命之所以是至高无上的，一方面生命有着第一价值性，即生命对于任何人都只有一次；另一方面生命对于他人和社会也有着极其重要的价值，即人的生命对于主客体都存在着价值。这个价值是人的生命内在价值与外在价值的统一，是人的价值的核心，是医学行为选择的主要伦理依据；第三，人的生命是有价值的，如果生命质量低劣，就没有义务加以保护与保存。

2. 生命价值原则的基本观点　生命价值原则作为医学伦理学最基本的原则之一，其基本观点有三：①人的生命是生物学生命与社会学生命的统一；②尊重人的生命包含了尊重人的生物学生命与尊重人的社会生命的统一；③尊重人的生命价值包含尊重生命的内在价值与生命的外在价值的统一。

3. 生命价值原则的适用范围　生命价值原则是当代医学伦理学解决人的生命的两端——生与死问题的最基本伦理原则之一，这些伦理问题多集中在以下几个方面：①生命价值原则是医学发展的终极判断的依据。活体器官移植术、辅助生殖技术等高新医学技术应用于临床的今天，引发了人们对医学是以人为目的，还是以人为手段的史无前例的哲学思考。从医学的发展史看，医学的终极目的是人，医学发展最终是以是否促进了人的发展来衡量。所以，当医学的发展与人的发展出现不和谐或相冲突时，医学必须坚持生命价值原则，作出相应的调整，使其发展与人的发展保持一致；②生命价值原则为公正分配稀有卫生资源提供依据。在医疗卫生资源供不应求的情况，医疗机构或医务人员依据何种标准和原则来分配珍贵、稀有卫生资源，确定谁有权优先享用及其伦理学的根据，成了当今卫生资源微观分配的难题之一。生命价值原则给我们提供了理性的思考、决策的依据；③生命价值原则是医疗行为选择的依据。例如，当急诊病人由于种种原因不能支付医疗费用时，医疗机构和医务人员是否应给予及时的治疗？又如，医务人员面对呼吸心跳存在而意识完全消失的“植物人”状态的病人，是不惜一切代价进行积极治疗还是放弃治疗或终止治疗？面对无法医治的临终病人，是借助医学的特殊手段延长其痛苦不堪的生命呢，还是同意病人的死亡要求，采取安乐死缩短其痛苦不堪的死亡过程呢？生命价值的原则为这些伦理道德难题的处理，提供了医疗行为选择的依据。

第二节　医学道德规范

一、医学道德规范概述

1. 医学道德规范的涵义　医学道德规范是指依据一定的医学道德理论和原则而制定的，用以调整医疗工作中各种复杂的医疗人际关系、评价医学行为善恶的准则。

医学道德规范作为医德意识和行为标准，是医务人员医学道德行为和道德关系普遍规律的反映，是社会对医务人员的基本道德要求，是医学伦理学原则的具体体现和补充。医学道德规范不仅包括医疗、护理、药剂、检验等临床方面的规范、而且包括科研、预防等领域的规范。

2. 医学道德规范的形式　医学道德规范以“哪些应该做、哪些不应该做”的表述，将医学伦理学的理论、原则转换成医务人员在医学活动中遵循的具体标准。而作为比较成熟的职业道德准则，医学道德规范一般以强调医务人员的义务为主要内容，多采用简明扼要，易于记忆、理解和接受的“戒律”、“宣言”、“誓言”、“誓词”、“法典”、“守则”等形式，由国家和医疗行政管理部门颁布执行。

二、医学道德规范的特点

1. 现实性与理想性的统一　一个社会所倡导的医学道德规范是现实医学道德的反映，必须符合医务界道德实际情况，同时也反映人们的价值追求和理想人格与目标，具有超前性，因而，必然是现实性与理想性的统一。

2. 普遍性与先进性的统一　医学道德规范作为行为准则，应当依据医务人员不同的医德现状，分别提出统一的底线伦理要求与高标准的价值导向要求，体现出医学道德规范普遍性与先进性的统一。

3. 一般性与特殊性的统一　医学道德规范一般性与特殊性相统一的特点，体现在两个方面：一是它既要符合社会道德的一般要求，又要突出医学职业的特定要求；二是它既要回答医学服务的共性要求，又要注意具体医学服务部门的个性要求。

4. 稳定性与变动性的统一　医学道德规范的稳定性，取决于医学道德关系的相对稳定与医学道德基本思想的相对恒定；其变动性，取决于医学道德关系的发展变化以及人们对其认识的拓展深化。

5. 实践性与理论性的统一　就医学道德规范本身而言，它的内容集中体现其实践性，它的形式集中体现其理论性。

三、医学道德规范的作用

1. 在医学伦理学准则体系中的主体作用　医学道德原则、医学道德规范、医学道德要求，共同组成了分工明确、功能互补的医学伦理学准则体系。医务人员在医疗活动中应该做什么，不应该做什么，主要是由医学道德规范作明确而具体的规定，它比较全面地指明了医务人员应该如何在医疗实践中去选择自己的行为。

2. 在医学道德评价中的尺度作用　医疗活动是一个复杂的过程，医务人员的医技水平、医学道德修养都离不开医德评价。而医学道德规范则是评价医学道德行为和医学道德生活的基本准则。因为进行医学道德评价，无论是社会的外在褒贬，还是自我的内在自省，都必须以医学道德规范作为直接尺度，即用医学道德规范来衡量每一个医务人员在医疗活动中道德行为的是与非、善与恶。

3. 在医院管理中的规范作用　医院管理不仅需要加强医疗技术和医疗设备的现代化，建立健全各种规章制度，而且需要制定相应的医学道德规范，加强对医务人员进行这方面的教育并对医院规范化管理。

4. 在医学道德修养中的内化作用　医学道德调节职能的实现，取决于医务人员提高医学道德修养。从不知到知，从知到行，从他律到自律，是医学道德修养的一般规律。在医疗活动中，以医学道德规范认真指导和检验自身言行，医务人员就可能实现医学道德规范的内化作用，从而提高和完善医学道德人格。

四、医学道德规范的基本内容

（一）救死扶伤，忠于职守

救死扶伤是医者的神圣天职和最高宗旨；忠于职守是医者应有的敬业精神和职业操守。救死扶伤、忠于职守是医者正确对待医学事业的基本准则，是医疗卫生事业和人民健康利益的根本要求。它要求医务人员正确认识医学职业的人道性、神圣性及社会的高期望值、要求的高标准化，从而培养医务人员的职业责任心和敬业勤业精神。

（二）钻研医术，精益求精

钻研医术、精益求精，是医务人员在学风方面必须遵循的伦理准则，它要求医务人员充分发扬科学的求实精神、进取精神、创新精神，学好学精业务本领，做好做精业务工作。

（三）平等交往，一视同仁

平等交往、一视同仁，是医务人员处理医患关系问题必须遵守的准则之一。平等交往是指医患双方平等相处；一视同仁是指医务人员对有千差万别的病人同等对待。这一准则可简称为平等待患。平等待患是对病人的权利、尊严的普遍尊重和关心，体现的是人际交往中社会地位和人格尊严的平等。

（四）举止端庄，语言文明

举止端庄、文明“待患”是医务人员必须遵守的底线伦理准则。医务人员举止端庄、语言文明，不仅是自身良好素质和修养境界的体现，也为赢得患方信赖与合作以及有助于病人康复所需要。早在2500多年前，古希腊名医希波克拉底就正确地提出：“世界上有两种东西能够治病，一是对症的药物，二是良好的语言”。举止端庄要求讲究文明行为，语言文明要求使用文明语言。

（五）廉洁行医，遵纪守法

廉洁行医、遵纪守法是指医务人员在医事活动中必须清正廉洁、奉公守法。我国《医务人员医德规范》（1988年颁布）第4条规定：“廉洁奉公，自觉遵纪守法，不以医谋私”。廉洁行医、遵纪守法，是古今中外优秀医家十分重视的医学道德格言。唐朝孙思邈提倡：“凡大医治病，必当安神定志，无欲无求”，并指出：“医人不得恃已所长，专心经略财物”。在改革开放、发展社会主义市场经济的背景下，尤其是在新旧体制交替、利益格局调整和思想观念变化的情况下，医务人员更应恪守廉洁行医、遵纪守法这一规范。

（六）诚实守信，保守“医密”

1. 诚实守信　诚实守信是医务人员对待病人的一条非常重要的普遍要求。唐代名医孙思邈在《大医精诚》中，用一个“诚”字来概括和诠释“大医风范”。作为医务人员，只有医心诚，忠诚于病人和医学事业，对人诚、做实事、守信用，才能成为一名真正合格的医务人员。而倡导和践行诚实守信准则，就必须同弄虚作假、背信弃义、欺诈取巧的不良医风进行坚决的斗争。

2. 保守“医密”　“医密”指医疗秘密。早在2500多年前，西方医学的始祖希波克拉底就说过：“凡我所见所闻，无论有无职业关系，我认为应守秘密者，我愿保守秘密”。世界医学会1948年通过的《日内瓦宣言》规定：“我要保守一切告知我的秘密，即使病人死后，也这样”。我国也将保守“医密”作为保护性医疗的重要措施，1999年5月1日生效的《中华人民共和国执业医师法》，在其第三章第22条第三款明确规定："关心、爱护、尊重患者，保护患者的隐私"。

保守医密，一般要求做到两个方面：一是保守病人的秘密。病人的秘密涉及许多方面，主要有病人不愿公开透露的信息；病人不愿意他人接触的部分，尤其是有生理缺陷的病人；不愿意他人观察的行为；病人不愿意他人知道的决定；病人不愿意他人干扰的生活习惯等。二是对病人保守秘密。包括一些暂不宜告知的病情诊断及检测结果、医院和医务人员的秘密及隐私信息、医方暂不能确定的患者病情进展信息等，应该对病人暂时或相对保密。但保守医密，主要是保守病人的秘密。

（七）互尊互学，团结协作

互尊互学、团结协作，是正确处理医疗人际关系的基本准则。它要求医务人员共同维护病人利益和社会公益；彼此平等，互相尊重；彼此独立，互相支持和帮助，彼此信任，互相协作和监督；互相学习，共同提高和发挥各自优势。

第三节 医学伦理学基本原则、规则的应用

一、医学伦理学的原则与规则

医学行动必须有关于行动的预测和判断。判断是关于具体行动的决定、裁判或结论。伦理学主要解决是否应该的行动决定。原则比规则更普遍、更基本，它是规则的基础。伦理学理论是原则和规则有机联系的系统，它还必须在原则与规则发生冲突时再去使用二级或三级原则和规则，其程序是：判断和行动→规范→规则→原则→理论→准则。

应用道德规范和原则解决道德难题的出路便是依靠一般的伦理学理论。特殊道德准则是由可以被一般的和基本的规范和原则证明的，并由此衍生而来的特定的道德规范构成的。

伦理理论必须具有内在的统一性，这是普遍原则建立的基础，伦理理论也是应该被检验的，因此要求这一理论必须完整与系统，必须明确而简洁，必须有足够的复杂与包容性。道德经验和理论是辩证地联系着的，理论又是在不断发展与丰富过程中，理论一方面决定我们的行动方案，我们同时也通过规则、原则的实行以及生活的事实检验、证实和评价理论。

二、医学伦理学原则的交叉冲突

在道德生活中，人们选择、放弃或肯定、否定某种行为，其背后都有着重要的道德原则支持。道德原则是人们对行为的道德性评价与行为选择的重要依据。一般来说，在同一个道德规范体系中的道德理论与道德原则、道德规范存在着内在的一致性，基本理论与基本原则、道德规范是相对应的。同样，基本原则之间也存在着内在的逻辑一致性，比如：医学伦理道德体系中的尊重原则、有利原则、不伤害原则与公正原则是相互包容，趋向同一的。

但是，在道德生活的实践中，由于具体的道德事件是千变万化的，加上人们的道德观念不同，或是相同道德观念但认识水平的差异，致使道德原则在具体的应用中，难免会出现交叉冲突的情况。即同一道德事件可采取两种或两种以上的行为，而每一种行为背后都有着

某一道德原则支撑。同一事件出现多种行为选择和多种道德评价，其原因在于支持其行为的道德原则的相互交叉冲突、相互矛盾。这就需要我们熟悉、掌握原则应用的主次序列规律。

三、医学伦理学原则的主次序列

医疗行为的伦理判断与伦理选择，必然涉及道德原则的各个方面，并以其中某个原则作为主导原则。不同行为或是同一类行为的不同境况所依据的主导原则都可能是不一样的。因此，在处理某一具体医学伦理问题时，医学伦理各原则的意义和作用不是平行等同的，存在主次序列关系，这种主次序列既有相对恒定性的特点，又有随具体临床问题的不同而变化主次的机动性特征。

在一般情况下，医学道德原则的主次序列相对恒定。行善原则、生命价值原则是首先要考虑的，其次是尊重自主原则、公平公益原则、有利与不伤害原则、医疗最优化原则、医疗保密原则等。在出现道德原则冲突时，应首先考虑到主要的原则。

另外，基本原则主次序列的应用又有随具体临床问题的不同而变化主次的顺序。在许多特殊情况下，次要原则可以变为主要原则。在一行为选择中处于主导地位的原则，在另一行为中可能成为次要原则；在此事件中运用的主导原则，在其他事件中不一定完全适用。反之也是如此。

基本原则主次序列的选择，还要看原则指导的行为后果，就是说按原则做不一定都是正确的，为此，应从行为的动机和效果相统一的原则出发来考虑。例如：病人有对疾病认知的权利，病人希望能了解自己所患疾病的性质、严重程度、治疗情况以及预后好坏等，医生一般应尽说明的义务，这是知情同意原则的要求。但是，如果病人了解自己疾病的诊断及预后可能会影响治疗过程或效果，甚至对病人造成不良后果，医生不得不对病人隐瞒病情真相，而不考虑病人对疾病特定认知要求是必须和正当的。也就是说，当病人的知情权与不伤害原则相冲突时，为了避免对病人的伤害而不满足病人的知情权是符合动机与效果相统一原则的。

四、医学的双重效应原则

双重效应原则是生命价值原则与不伤害原则应用的技术。适用于这样一类情况：一行为的目的是好的，而且也可以带来明显的良好效应，这是行为的直接效应；同时这一行为也会伴随着一些不可避免的伤害和副作用，这是行为的间接效应，但不是此行为的目的。这类行为可以认为是道德的。例如：对肢体骨癌病人进行的截肢手术，目的不是为了使其丧失劳动能力，而是保存其生命。尽管截肢手术可能使其丧失劳动能力，会给病人带来极大的伤害。但是这里，控制癌细胞的扩散或转移保护其生命是第一效应，而给病人带来的不利影响则是附带的第二效应。

双重效应原则还可以应用于许多利弊兼存的行为，但必须满足以下条件：①行为的目的必须是指向第一效应，即行为者的动机必须是趋善、向善、至善。②作为行为受益者从第一效应中得到的好处必须大于第二效应（负效应）。这需要用价值分析来权衡利弊。

五、医学伦理学案例分析

（一）概述

医学伦理学学习过程中，案例分析是一个重要方法。医学伦理学为人们的行动提供了相对固定的规范体系，但对于现实医学生活中的道德境遇的判断与选择尚有一个应用的规程与方法，这是一种技术，必须予以掌握。

案例分析（case study）是我们学习道德知识、培养对医德问题敏感性，以及掌握有关道德理论、原则的工具，并有助于解决现实医疗生活中的医德困惑，有助于临床医生在具体的医疗实践活动中作出合理的选择。尽管现代医疗生活的复杂性使伦理学进退维谷，案例分析的结论往往莫衷一是，然而，结论的差异、对立正是理性选择的重要基础。同其他医学课程一样，掌握了医学伦理学理论，并不能说已具有了伦理分析与判断能力。就像在内科学教科书上了解到胃癌的诊断要点，并不一定会在临床实践中准确地诊断出胃癌。案例分析实际上为灵活掌握所学的伦理知识提供了一个机会，但是否能运用就更需要艺术家般的灵活思维能力。学习案例分析最大的帮助就在于此。案例分析的学习，可以帮助学习者运用医学伦理学理论与原则，解决具体问题，培养医学道德的思维习惯与激发道德敏感性；开阔思维；排除伦理困惑并摆脱困境。

（二）案例分析基本程序

医学伦理学案例分析的基本程序是：

1. 认识与分析事实　矛盾、冲突的核心是什么及利益关系如何？何时（when）；何地（where）；何人（who）；什么问题与什么事实（what）；什么原因与理由（why）；怎么办（how）。

2. 判断是否属于道德事件　如果是医学伦理事件，指出道德内容或成分：道德的和非道德的。

3. 分析者与事件关系人　情感倾向、价值观、信仰与知识水平等；定位、指称、态度、对后果的作用，与何种因素相关。

4. 冲突发生的观念基础　冲突性质、原因、背景、可能的结局及影响。

5. 冲突相关因素　涉及情感、理论、文化传统、价值体系、风俗习惯、宗教与经济理念等。

6. 能否建立双方公认之价值框架　进行对话，有无共同目标；基本价值框架：尊重、不伤害、公平正义、行善等；价值选择原则与规则。

7. 对程序进行评估（控制）。

8. 确定选择与结论的条件，交流分析结果。

9. 行动方案　事实、方向、方针、方法。

10. 可能后果　利益和风险评价；价值分析和对附加的风险、意外倾向的补救。

11. 对后果影响进行策略筹划和考虑替代方案是否存在。

12. 行动过程评析与后果评价　事实与价值。

13. 总结及报告　事件处理的经验；案例分析的过程、理由与经验；对理论应用的评价，有否补充与修正；对自我运用知识的评价；对自我价值观的影响；总结报告。

本章小结

医学伦理学基本原则、规范和应用中的规约与行为调控是医学伦理学的核心内容，本章表述了医学伦理学的基本原则，包括我国的界定和得到国际共识的尊重，有利、不伤害和公正原则；医学伦理学的应用原则包括知情同意、医疗最优化、医疗保密和生命价值原则等，以及相关它们的具体使用的基本知识与技巧。以上是医学生必须学习、掌握并正确应用的。在西方，“自主、不伤害、行善与正义”一直作为伦理决策的道德原则，并被美国、欧洲等许多医学组织视为医生的执业行为依据。虽然存在许多争议，但作为跨文化的医学伦理学原则评价方法，已经被国际医学伦理学界接受。

案例

案例 1

一名 30 岁耶和华见证派的信徒需要输血才能挽救生命，但她在清醒时对医护人员说：因为我的信仰，任何情况下都不可以给我输血。此案被提交法庭，法庭最终同意不给患者输血。

讨论与思考：为什么法庭依据的伦理理论与原则主要是尊重、自主与从维护宗教信仰及避免宗教冲突出发？

案例 2

患者张某，女，29 岁。曾因患妄想型精神分裂症入院治疗，一年前出院回家。患者现已怀孕 7 周，其母亲和丈夫担心怀孕和分娩的痛苦对她的精神状态有不良的影响，于是都劝她到医院作流产手术，但她坚决要求继续妊娠。

分析与讨论：作为医护人员，你会给他们提供什么样的咨询？

复习思考题

1. 医学伦理学的基本原则、规范的主要内容。
2. 尊重原则、不伤害原则、有利原则、公正原则的主要内容。
3. 尊重原则、不伤害原则、有利原则、公正原则的应用与意义。
4. 医学伦理学应用原则的主要内容（如知情同意、保密的条件和内容）。
5. 双重效应原则的含义及应用范围、条件。
6. 医生干涉权的范围及应用条件。
7. 医学伦理学基本原则的主次序列。
8. 医学伦理学案例分析的基本程序。

（兰礼吉）

第四章

医疗人际关系伦理

本科学习目标

1. 掌握　医患关系的基本特征和性质及患者的权利。
2. 熟悉　医患双方的义务与医方的权利及医患关系的基本模式。
3. 了解　医患关系的调适原则以及协调医务人员之间关系的道德要求。

专科学习目标

1. 掌握　医患关系的基本特征和性质。
2. 熟悉　医患双方的权利与义务。
3. 了解　医患关系的基本模式、调适原则以及协调医务人员之间关系的道德要求。

医疗人际关系是在医疗活动中所结成的人与人之间的关系，它包括医患之间、医生之间、医护之间，以及医生与医技、药技人员之间，医生与管理人员之间的关系等。这些关系是否和谐，直接影响着医疗服务质量的高低，是医学伦理学研究的重要内容。

第一节　医患关系及其调适

一、医患关系的概念

美国医学史学家亨利·西格里斯（Henry Ernest Sigerist，1891—1957 年）认为“每一种医学行动始终涉及两类当事人：医生和患者，或者更广泛地说，医学团体和社会，医学无非是这两群人之间多方面的关系”。在这里，作者指出了医患关系的“狭义”和“广义”两种情形。

所谓狭义的医患关系是特指医生与患者之间相互关系的一个专门术语。广义的医患关系指以医生为主的群体（医疗者一方）与以患者为中心的群体（就医者一方）在治疗或缓解患者疾病过程中所建立的相互关系。在此，“医”既包括医生，也包括护理、医技人员、药技人员、医疗管理人员及后勤服务人员等，有时甚至包括医疗卫生机构本身；“患”既包括患者，也包括与患者利益相关的亲属或监护人、代理人、单位组织等。尤其是患者失去或不具备行为能力时（如昏迷休克的患者、婴儿等），患者的利益相关人往往直接代表患者的利益。但是，医患关系中的“患”未必就是患有疾病的人，也应包括正常的健康者，因为有求医行为的人或者说到医院的求医者未必就是身患疾病的人，如参加正常体检者、进行产前诊断的孕妇、接受预防疫苗接种的儿童等，未必就是罹患疾病者，但相对于医务人员方而言，他们可统称为“患者”。因此，“医”与“患”是相对而言的，我们可以把以医生为中心的提供医疗服务的一方统称为“医方”，把以“患者”为中心的需要借助于医疗帮助的一方统称为“患方”。这样，广义的医患关系就应指在医学实践活动中，医方与患方所发生的人际关系。作为一种特殊的人际关系，医患关系具有以下特征：

1. 明确的目的性和目的的统一性　在一般的人际交往中，交往双方并非都具有明确的目的性，而且即使具有目的性也往往是不一致的甚至是背离的。而在医患交往中，尽管交往的形式多种多样，但其目的只有一个即为了诊治疾病，提高患者的健康水平，而且这一目的是医患双方所共同期望的。患者就医，目的是为了减轻自身的痛苦或同时治愈疾病；医务人员为患者提供诊治服务，根本目的也是为了减轻患者的痛苦或治愈疾病。因此，医患交往不仅具有明确的目的性，而且表现出高度的统一性。

2. 利益的相关性和价值实现的统一性　恩格斯指出：“每一个社会的经济关系首先是作为利益再现出来的”。这种利益作为道德的直接根源，决定着人们对个人利益与他人利益及社会利益关系的理解和调整。如果在社会上根本不存在共同的利益，那也就根本不存在全社会统一的道德原则和规范；只有在社会上有着根本一致的或完全一致的共同利益的前提下，才可能出现大体统一或完全统一的道德原则和规范。在医疗实践活动中，广大医务人员之所以能够以救死扶伤为己任，相互合作，正在于他们有着共同的利益，并在共同利益的基础上形成了统一的医学道德原则和规范，以此来约束和制约不同个体的医疗行为，确保医疗集体的共同信誉，赢得患者的信任。医患之间也正是存在协调一致的利益关系才能彼此配合，共同维持良好的医患关系。一方面，医务人员通过为患者提供医疗服务，获得应有的经济利益，同时用自己掌握的技术解除患者的病痛而实现其自身的价值，获得精神利益；另一方面，患者通过支付医疗费用而满足了解除病痛、身心康复重返工作岗位，而获得健康利益，并进而在工作中继续实现自身的价值。医患双方的利益关系是社会整体利益的反映，体现了社会整体利益的一致性，即消除疾病、维持人类的健康发展。但是，由于医患双方受其他利益的影响，有时会发生医患某些方面利益的不一致性。

3. 人格权利的平等性和医学知识的不对称性　在医患关系中，医患双方的人格尊严、权利是平等的，并且都受到医学道德的维护和法律的保护。因此，任何一方的人格尊严、权利受到对方的不尊重或者侵犯，都会受到医学道德的谴责，甚至法律的制裁。但是，医务人员拥有较专业的医学知识和技能，而大多患者对医学却不懂或一知半解。因此，医患双方在医学知识和能力的占有上存在着事实上的不平等性。从这个意义说，患者处于脆弱和依赖的地位。这种地位既是患者信托医务人员的重要原因之一，也是患者具有若干特定权利和医务人员具有若干特定义务的理由之一。同时，由此使医务人员在诊治活动中处于主导地位，而对其医德和医术的要求也应该更高。

4. 医患冲突的敏感性和不可避免性　在医患关系中，尽管医患双方具有目的的统一性、利益价值的趋同性等特征，但是由于医疗卫生服务涉及千家万户，是一个面向公众的窗口行业，社会关注度、期望值较高。而且，由于医患双方对医学知识的理解、价值观念、医疗期望等方面存在差异，加之社会对医疗卫生保健的经费投入不足，医疗单位的管理不善，医患双方的自律欠缺等原因，发生矛盾或冲突在所难免。如果医患矛盾或冲突不能及时、有效地调节，甚至会酿成医疗诉讼。然而，这种冲突可以通过社会及医患双方的共同努力加以缓解和减少，并建立和谐的医患关系。

以上表明，医患关系具有一般人际关系所不具有的内在规定性，故而在医疗活动中医务人员不应当用处理一般人际关系的方法处理医患关系。

二、医患关系的性质及模式

（一）医患关系的性质

1. 从法律上说，医患关系是一种医疗契约性关系　医疗契约又称医疗合同，是指平等主体的患者与医疗机构之间设立、变更、终止民事权利与义务关系的协议。这种协议的达成包括要约与应约双方，即患者到医疗机构挂号就医是求诊的要约，而医疗机构收取挂号费且交付挂号单是对患者的应约，从而医患双方的医疗契约便得以确立。不过，这种契约关系与一般的契约关系不完全相同，如这种契约没有订立一般契约的相关程序和条款，对患者一方没有严格的约束力，患方可以单方面撤除等。因此，医患关系具有契约性，但并不是一种严格的契约关系。

2. 从伦理上说，医患关系是一种信托关系　医患信托关系是医务人员和医疗机构受患者的信任和委托，保障患者在诊治、护理过程中的健康利益不受损害并有所促进的一种关系。在这种关系中，由于患者的医学知识和能力的缺乏，对医生职业和医疗机构抱着极大的信任将自己的生命和健康交托给医务人员和医疗机构，甚至把自己的隐私告诉医务人员，促使医务人员努力维护患者的健康，完成患者的信托，并且双方在人格上是平等的非主从关系。因此，这种关系不同于商品关系或陌生人之间的关系。目前，有些国家已将医患之间的信托关系法制化。

患者的求医行为隐含着对医方的希望和信任，他们把自己的生命和健康交于医方，托医方去诊治。而医方的特殊职业性质和职业信誉，要求其必须接受患者的托付，并以救死扶伤的人道主义精神尽可能地实现患方的希望和托付，这也是医方的义务和责任。这一属性，说明医患关系不同于一般的法律合同关系、单纯的契约关系，它要以医、患之间的真诚信任为基础，而不是完全依靠法律的外在约束。但是，在市场经济条件下，个别单位、个别人员受市场经济消极因素的影响，把医患之间的这种诚信关系加以扭曲，看成单纯的商品供应者与消费者的经济关系或单纯的契约关系，片面追求自身的经济利益，导致医患之间关系紧张和不信任。然而，这也从另一个侧面揭示了医患关系的信托性质，说明忽视或背离信托性质的医患关系只能是一种矛盾的、不和谐的关系。

因此，医患关系是以诚信为基础的具有契约性质的信托关系。

（二）医患关系模式

医患关系模式（doctor-patient relationship model）是对不同情形的医患关系进行概括和总结的基本式样，其主要作用在于描述医患之间的技术关系和非技术关系。不同的学者曾对医患关系模式给予了不同的表述，主要有：

1. 帕森斯模式 医患关系的发生，归因于疾病的存在，而疾病的诊断、预防和治疗离不开医学科学技术，没有专门的医学科技知识，就不可能达到防治疾病之目的。患者求医看中的正是医方的技术，正是因为医疗技术使医患之间发生了互动关系。因此，对医患关系理论模式的分析，不能脱离医患关系的技术性，即技术关系。所谓技术关系是指医患之间在诊疗护理过程中通过技术而建立起来的行为关系，它表现为医患双方在医疗技术实施过程中彼此的地位、作用等方面。

美国医学社会学家帕森斯，通过将医患关系与亲子关系的比较分析，认为两者有相似之处。其一，两种情况都涉及一个人（孩子或患者）受另一个被社会承认有合法社会控制权利的人（父母或医生）的社会控制；其二，在两种情况下，虽然父母或医生都必须表现出某种程度的感情中立状态，但事实上，两种情况又都充满了浓重的感情色彩；其三，两种关系都把注意力集中在相似的目标上，即在一段时间内使孩子或患者变成为能力健全的社会成员。

帕森斯关于医患关系的分析，强调了疾病的社会性质和人际交往，认为疾病是对社会正常行为的偏离，必须由医生对其进行社会控制，从而突出了医患关系的不对称性，这种分析为我们了解医患之间的技术关系提供了有益的启示。但是，这种模式却淡化了患者生理症状在医患关系中的作用，而生理症状恰恰是医患关系中最重要的影响因素之一，医患关系的技术性质直接与患者就医时的生理症状有关，在症状严重的情况下可以用帕森斯的不对称模式。但是，正像一些批评者指出的，这种模式并不具有广泛的适用性。其一，并不适用于所有性质的疾病。如在慢性病的情况下，患者并不总是依赖于医生，他们有较大的自主性，甚至他们自己就掌握了治疗的方法；如果求医者是为了预防疾病，那么医生对其就不负有社会控制的责任，他们对医生也不会有更多的依赖，因为这些人并非病人。其二，传统的一医一患的关系已被打破，随着社会环境的变化、医生数量及可供选择的医疗保健服务的增多，医患之间的不对称性会逐渐减弱。其三，随着医学专业分化越来越细，一个患者往往要与多个医务人员打交道，而且由于家庭成员的参与，从而使患者对医生的依赖性也大为弱化。其四，随着健康概念的扩展，社会心理因素逐渐受到重视，从而使非专业医生的从业者增多，这也使医生的控制作用开始减小。基于上述批评，人们分别提出了多种改进建议，但其中影响较大的是萨斯-荷伦德的框架。

2. 萨斯-荷伦德模式 1956 年美国医生萨斯（Thonsas Szasa）和荷伦德（Mare Hollender）两人在《内科学成就》上发表了《医患关系的基本模式》，依据在医疗措施的决定和执行中医生和患者各自主动性的大小分为主动-被动模式、指导-合作模式和共同参与模式。

（1）主动-被动模式：在这种模式中，医患双方不是双向作用，而是医生对患者单向发生作用。因此，医生的权威性得到了充分肯定，处于主动地位；患者处于被动地位，并以服从为前提。这种模式适用于昏迷、休克、精神病患者发作期、严重智力低下者以及婴幼儿等一些难以表达主观意志的患者。这种模式类似于父母与婴儿的关系，医生的责任是“为患者做什么”，从而有益于发挥医生的积极性，但对于具有自主能力的患者来说则不利于发挥其主观能动性，进而可能会影响诊治效果。

（2）指导-合作模式：在这种模式中，患者被看作是有意识、有思想的人，具有一定的主动性，能够主动述说病情，反映诊治情况，配合检查和治疗。但对医生的诊治措施既提不出异议，也提不出反对意见，医者仍具有权威性，仍居于主导地位，这种模式适用于大多数患者。它类似于父母与少年的关系，医生的责任是“告诉患者做什么”。这种模式与主动-被动型模式相比，有助于发挥患者的积极性，提高诊治效果，也是目前普遍采用的。

（3）共同参与模式：在这种模式中，医患双方有近似同等的权利，共同参与医疗方案的决定与实施。这种模式适用于具有一定医学知识背景或长期的慢性病患者，它类似于成人与成人之间的关系，医生的责任是“帮助患者自疗”。从理论上讲，这种模式是最理想的，不但可以提高诊治水平，而且有利于建立和谐的医患关系。但是，并不是所有患者都具有参与的能力或意愿，即使具有自主能力的患者也往往因缺乏必要的医学知识而难以真正实施。

萨斯-荷伦德模式是在帕森斯的基础上提出的，并毫无保留地接受了前者的观点，只不过针对不同的疾病和患者进行了详细的区分，把单一的父母-孩子关系划分成了：父母-婴儿关系、父母-儿童（少年）关系、成人-成人关系。因此，严格地说他并没有超越前者，仅仅作了部分调整。而且，正像他的批评者指出的：“坚持认为一种模式比另一个模式好是错误的和使人误解的。更确切地说，这是一个哪种模式对某种特定情况更适用的问题”。该模式的根本缺陷在于它仅仅考虑了医患之间的技术差异，是依据患者的技术反映能力及疾病状况构建的，而忽视了医患之间的情感互动、忽视了文化差异及患者消费观念的改变、权力意识的增长所引起的医患关系的变动性及多样性等问题。

尽管以上三种模式在它们特定的范围内都是正确、有效的，但对大多数患者来说应当按照指导-合作模式或共同参与模式来组织诊疗。尤其，随着公众受教育程度的提高及医学知识的普及，共同参与模式将成为一种理想的模式。这种模式中的医患关系与其说是“成年人与成年人”之间的关系，不如说是“顾问-当事人”之间的关系。我们之所以把医患关系称为“顾问-当事人”关系，主要是医与患之间具有高度的一致性，医患关系是基于自愿达成的，而不是强迫的。而且，一般认为医务人员有必要给患者提出建议并回答患者的咨询。但是，由于患者在其自己的领域、生活或感受中也拥有特殊的知识，能够为医务人员提供一定的信息，是其自己的主人或专家，因此，理想的“顾问-当事人”关系应当是一种协作关系，甚至可以说是“不同专家”之间的伙伴关系。实践表明，患者对临床决定参与得越多，就越能改善对患者诊治的质量和效果。这主要有三方面的原因：其一，数据、信息的收集得到改善；其二，患者的感受得到重视；其三，诊治方案受到患方的监督。然而，在医疗实践中，由于大多数患者认为医务人员是专家，由他们决定诊治措施是理所当然的，从而并不奢望或要求一种协作关系。这就需要医务人员积极地“邀请”患者参与到医患协作关系中。对于无意识或无行为能力的患者可由其家属代其参与诊治过程。

三、医患双方的权利与义务

（一）医方的权利与义务

1. 医方的权利　医生和护士是医疗活动的主体，目前在我国关于医疗机构从业人员的权利与义务有明文规定的也主要局限在这两个群体，具体文件包括《中华人民共和国执业医师法》和《中华人民共和国护士条例》。其中，《中华人民共和国执业医师法》以法律的形式规定了医生的下列权利：在注册的执业范围内，进行医学诊查、疾病检查、医学处置、出具相应的医学证明文件，选择合理的医疗、预防、保健方案；按照国务院卫生行政部门规定的标准，获得与本人活动相当的医疗设备基本条件；从事医学研究、学术交流，参加专业学术团体；参加专业培训，接受继续医学教育；在执业活动中，人格尊严、人身安全不受侵犯；获取工资报酬和津贴，享受国家规定的福利待遇；对所在机构的医疗、预防、保健工作和卫生行政部门的工作提出意见和建议，依法参与所在机构的民主管理等。

医生的权利是一种资格权，我国《执业医师法》及其他卫生行政法规规定了医生的任职条件，如果达到了此条件，就具有了做医生的资格，自然也就有了诊断治疗权、出具诊断证明权等。这些权利是法律赋予医生这一行业的职业特权，其他任何人则无权实施。同时，医生在执业时所享有的权利不同于公民以个人资格所享有的权利。公民个人所享有的权利是指法律规定和保护公民具有从事一定行为的能力和资格，但并不意味着法律要求他必须实施这一行为，公民的权利可以转让（如将自己的财产赠与他人），有的也可放弃（如放弃继承权）。而医生所享有的职业权利不仅是指法律规定他有从事一定行为的能力或资格，而且意味着法律要求他必须从事这一行为，既不能转让，也不能放弃，否则就是失职或违法。例如：医生享有诊断治疗权，但如果患者前来就诊，医生不给其看病，并作出诊断和采取必要的治疗措施，那么，医生的这种行为就是一种违法失职行为，将要承担其不作为的法律责任。因此，从这个意义上讲，医生所享有的职业权利，同时也是他所必须履行的职业义务，医生这种职业上的权利与义务就是医生的职责。

医生的以上法律权利，同时也是医生的道德权利。除此之外，医生的道德权利还有要求患者及其家属配合诊治、对患者的不当行为进行特殊干涉等。医生的特殊干涉权只有在患者的行为涉及自主权与生命健康权、有利与无伤害、个人利益与社会公益等发生根本冲突时才具有合理性，其目的在于限制患者某些自主权利，以确保患者自身、他人和社会的更为重要的权益不受到损害。医生特殊干涉权的合理运用范围主要有：①精神病、自杀未遂等患者拒绝治疗或者想要、正在自杀时，可强迫治疗或采取医学措施控制其行为；②对需要进行隔离的传染病患者的隔离；③在进行人体试验性治疗时，虽然病人已知情同意，但在出现高度危险的情况时，医生必须中止试验以保护患者（受试者）利益；④危重病人要求了解自己疾病的真相，但了解后很可能不利于诊治或产生不良后果时，医生有权对其本人隐瞒真相。

医疗机构其他从业人员的权利在此不再赘述。

2. 医方的义务　这里主要对医生的义务加以阐述。所谓医生的义务是指医生应尽的责任，它包括医生对患者的义务和对社会的义务两个方面。

（1）医生对患者的义务：根据《中华人民共和国执业医师法》、原卫生部《医疗机构从业人员行为规范》等，医生有以下义务：①遵守法律、法规，遵守技术操作规范；②树立敬业精神，遵守职业道德，履行医师义务，尽职尽责为患者服务；③关心、爱护、尊重患者，保护患者的隐私；④努力钻研业务，更新知识，提高专业技术水平；⑤宣传卫生保健知识，对患者进行健康教育。此外，还包括：不得拒绝急救处置；在履行告知义务时，应避免对患者产生不利后果；不得利用职务之便获取不正当利益等。

1）严格遵守规章制度和技术操作规程的义务：医生除了要遵守国家一般的法律法规之外，还应遵守医疗卫生管理法律、行政法规、部门规章和诊疗护理规范、常规。这是医生在诊疗服务中的最主要义务，同时也是医生应向医疗机构履行的最基本职责。因为遵守卫生法律法规及各项规章制度、规程是避免医疗过错和医疗事故的第一道防线，也是判定医生的行为是否构成医疗事故的重要依据。

2）如实记载和妥善保管病历的义务：病历不仅是解决医疗纠纷时认定责任有无的最直接、最有力的佐证，也是记载患者病史资料，进行医学观察、研究或提供医学证明的重要依据。因此，许多国家都将如实记载病历规定为医生的义务，一旦记载失实被查证属实，医生将承担相应的法律责任。《医疗事故处理条例》第 8 条规定，“医疗机构应当按照国务院卫生行政部门规定的要求，书写并妥善保管病历资料；因抢救急危患者，未能及时书写病历的，有关医务人员应当在抢救结束后 6 小时内据实补记，并加以注明”。

3）如实告知和说明的义务：根据我国有关法律法规之规定，医疗机构及其医务人员应当履行的告知义务主要有：就诊医疗机构和医务人员基本情况和医学专长等；医院规章制度中与其利益有关的内容；医疗机构及其医务人员的诊断手段、诊断措施；所采用的治疗仪器和药品等的疗效、副作用等问题；手术的成功率、目的、方法、预期效果、手术过程中可能要承受的不适和问题以及手术不成功可能想象到的后果、潜在危险等；患者的病情；患者所患疾病的治疗措施；患者大约需要支付的费用；出现医疗纠纷时的解决程序等。

4）抢救及转诊的义务：《医疗机构管理条例》第三十一条规定：“医疗机构对危重病人应当立即抢救。对限于设备或者技术条件不能诊治的病人，应当及时转诊”。抢救急危患者，是医生执业时经常会遇到的情况，如果处理不好，可能会造成医疗纠纷或者严重后果，产生不好的影响。1986 年 9 月 18 日原卫生部发布的《关于进一步加强急诊抢救工作的补充规定》要求，凡急诊抢救病人不受划区医疗限制，抢救急、危、重病人在病情稳定以前不许转院，因首诊医院病床、设备和技术条件所限需要转院而病情又允许转院的，必须由首诊医院同有关方面联系获允，对病情记录、途中注意事项、护送等都要做好交代，妥善安排。对需要紧急抢救的病人，不能因为强调挂号、缴费等手续延误抢救时机，有紧急手术抢救指征的急诊抢救病人应立即直接送手术室。

5）尊重和保护患者隐私的义务：在医疗活动中，医生应当尊重患者的生命、人格、个性、尊严、价值观、宗教信仰及风俗习惯，保护患者的隐私。原卫生部《医疗机构从业人员行为规范》第一章第六条规定：医师应当“尊重患者的知情同意权和隐私权，为患者保守医疗秘密和健康隐私”。由于医疗活动的特点，患者主动或被动地向医护人员介绍自己的病史、症状、体征、家庭史以及个人的习惯、嗜好等隐私和秘密，这些个人的隐私和秘密应当受到保护。而且越来越多的人认为患者的病情、治疗方案也属于当事人的隐私，也应当受到保护。患者找医护人员就医，对医护人员是高度信任的，甚至把自己的性命都交给了医护人员，因此，医护人员有义务保护患者的隐私。《中华人民共和国侵权责任法》第六十二条规定：“医疗机构及其医务人员应当对患者的隐私保密。泄露患者隐私或者未经患者同意公开其病历资料，造成患者损害的，应当承担侵权责任”。但是，当保护患者的医密、隐私与维护患者的生命、他人或社会的利益发生矛盾的时候，应当以患者的生命及大局利益为重，不得有损于他人、社会的利益。

（2）医生对社会的义务：医生对社会的义务是传统义务概念的延伸和拓展，具体包括：

1）开展预防保健的义务：主动宣传普及医药卫生知识，提高公众自我保健和预防疾病的能力；支持和参与卫生防疫和环境治理活动等。

2）提高人类生命质量的义务：积极开展医学遗传咨询和优生优育宣传教育及计划免疫工作，提高人类健康素质；开展关爱生命与临终关怀的教育工作，促进社会的文明和进步。

3）参加社会现场急救的义务：对突发性的自然灾害以及工伤、车祸等意外事故，在需要时医生应立即奔赴现场，尽力抢救；在遇到传染病暴发或流行时，要服从组织的统一安排，积极投身防治现场和医疗第一线等。

4）发展医学科学事业的义务：医生应刻苦钻研新理论、新知识、新技术，具有献身和求实的精神，为促进医学科学的进步而努力。

一般来说，医生对患者和社会的义务应是一致的。但是，由于利益的基点和指向不同，也经常存在矛盾和冲突。当产生矛盾时，医生应当首先进行多元利益的对比分析和优化选择，确保根本利益不受损害，多方利益合理兼顾，如若不顾一切给患者以满足，则会严重损害社会利益，此时要以社会利益为重，说服患者使个人利益服从社会利益。

（二）患者的权利与义务

1. 患者的权利　患者权利是患者在就医期间所拥有的权力和应该享受的利益。在医疗活动中，患者权利主要包括法律权利和道德权利，法律权利反映的是患者的基本健康权利，道德权利反映的则是患者的全面健康权利，它是一种道义上的、以道德的力量来维持的权利。道德权利的实现受医务人员的道德水平、医疗卫生和医学科学发展水平等诸多客观因素的制约，脱离和超出社会现实条件，是不可能得以普遍实现的。根据我国《民法通则》、《执业医师法》、《医疗事故处理条例》、《侵权责任法》等法律法规，以及相关道德规范，患者享有的权利主要有：

（1）基本医疗权：世界卫生组织（WHO）明确提出：“健康是人的基本权利”，任何人都有权享有必要的、合理的、最基本的诊疗，以保障自身健康。我国《宪法》第21条规定：“国家发展医疗卫生事业，……保护人民健康”，保护人民健康的最根本途径就是确保公众患病时能够得到必要的、合理的、平等的、最基本的诊治。任何医疗机构或个人不得以任何理由推脱、阻碍这种基本权利的实现。1994年国务院发布的《医疗机构管理条例》第三十一条规定：“医疗机构对危重病人应当立即抢救。对限于设备或者技术条件不能诊治的病人，应当及时转诊”。我国《刑事诉讼法》规定，即使对于被判无期徒刑、有期徒刑和拘役的罪犯，如果有严重疾病需要保外就医的，也可以暂予监外执行。这充分了体现对公民基本医疗权的尊重。

（2）知情同意权：所谓知情同意，是指在临床过程中，医务人员为患者做出诊断和治疗方案后，应当向患者提供包括诊断结论、治疗决策、病情预后以及诊治费用等方面的真实、充分的信息，尤其是诊疗方案的性质、作用、依据、损伤、风险以及不可预测的意外等情况，使患者或其家属经过深思熟虑后自主地作出选择，并以相应的方式表达其接受或者拒绝此种诊疗方案的意愿和承诺。在得到患方明确承诺后，才可最终确定和实施拟定的诊治方案。《中华人民共和国侵权责任法》第五十五条规定：“医务人员在诊疗活动中应当向患者说明病情和医疗措施。需要实施手术、特殊检查、特殊治疗的，医务人员应当及时向患者说明医疗风险、替代医疗方案等情况，并取得其书面同意；不宜向患者说明的，应当向患者的近亲属说明，并取得其书面同意”。知情同意权包括知情权和同意权两个方面，单纯的知情或单纯的同意都不能称之为知情同意。知情权是指患者有权了解和认识自己所患疾病，包括检查、诊断、治疗、处理及预后等方面的情况，并有权要求医生做出通俗易懂的解释；有权知道所有为其提供医疗服务的医务人员的身份、专业特长、医疗水平等；有权查看医疗费用，并要求医方逐项做出说明和解释；有权查阅医疗记录，知悉病历中的信息，并有权复印病历等。同意权是指患者及其家属有权接受或拒绝某项治疗方案及措施。但是，在患者履行拒绝治疗权利时，医务人员应注意以下问题：其一，当患者或其家属拒绝治疗时，应要求患者或其家属在病历中签字，以示其对自己的拒绝治疗负责；其二，对于急救患者，建议患者家属慎用拒绝权并做好解释说明工作。因为医生提出的急救措施往往直接关系到患者的生命安全。家属由于医疗知识所限，不容易做出准确判断；其三，当医务人员明知患者或其家属的拒绝对患者的诊治有较大损害时，应进行充分的告知和劝解，在劝解无效时，应报告有关的负责人同意后再决定具体的处理措施。

患者知情同意的理想状态是患者或其家属的完全知情并有效同意。完全知情是指患者获悉他做出承诺所必需的一切医学信息，即通过医方翔实的说明和介绍、对有关询问的必须回答和解释，患者全面了解诊治决策的利与弊，例如诊治的性质、作用、依据、损伤、风险、意外等。医方使患者知情的方式一般是口头的，必要时则辅之书面文字方式。有效同意是指患者在完全知情后，自主、自愿、理性地做出负责任的承诺。患者或者其家属做出有效同意的必要条件是：①具备自主选择的自由，患者或其家属有权随时收回、终止和要求改变其承诺；②符合法定的责任年龄和责任能力。关系重大的知情同意还应遵循特定的程序，即签订书面协议、备案待查，必要时还需经过公证。此外，正确对待代理知情同意问题也是实现知情同意权的重要内容。代理知情同意的合理性和必要性取于以下因素：①代理人受患者委托代行使知情同意权；②特殊患者（婴幼儿患者、智残患者、精神病患者等）或需要实施保护性医疗的患者，因本人不能行使或不宜行使知情同意权，而由其家属或其他适合的代理人代行此权；③代理人的意见能够真实反映患者的意志。在我国，法定代理人的顺序一般是：配偶-父母-成年子女-其他近亲属（如：兄弟姐妹、祖父母、外祖父母、孙子女、外孙子女等）。

（3）隐私保护权：医务人员的职业特点决定其有权了解患者与病症诊治有关的一些隐私，但是患者也有权维护自己的隐私不受侵害，对于医务人员已经了解的患者隐私，患者享有不被擅自公开的权利。但是，如果患者的“隐私”涉及他人或社会的利益，对他人或社会具有一定的危害性，如甲类传染病等，则医务人员有疫情报告的义务，应当如实上报。但是，对非直接利益相关人应当做好保密工作。《中华人民共和国侵权责任法》第六十二条规定：“医疗机构及其医务人员应当对患者的隐私保密。泄露患者隐私或者未经患者同意公开其病历资料，造成患者损害的，应当承担侵权责任”。

（4）经济索赔权：在医疗活动中，因医疗机构及其医务人员违反医疗卫生管理法律、行政法规、部门规章和诊疗护理规范、常规，造成患者人身损害或财产损害时，患者及其家属有权提出经济赔偿要求，并追究有关人员或单位的法律责任。《侵权责任法》第五十四条规定：“患者在诊疗活动中受到损害，医疗机构及其医务人员有过错的，由医疗机构承担赔偿责任”。

（5）医疗监督权：在就医过程中，患者及其家属有权对医疗活动的合理性、公正性等进行监督；有权检举、控告侵害患者权益的医疗机构及其工作人员的违法失职行为；有权对保护患者权益方面的工作提出批评、咨询和建议。具体内容包括：医疗机构规章制度的实施情况、医药收费标准、医疗纠纷的处理、医务人员的服务态度及工作作风等。患者监督权的实施，对维护医疗秩序、提高医疗护理质量、防止医疗事故差错、减少医患纠纷等都有重要的意义。

（6）医疗选择权：该项权利是患者自主权的延伸，也是知情同意权的具体体现之一。不同患者的医疗服务需求能力不同，市场经济条件下，医疗服务应满足患者的多样化需求，尊重患者自主择医的权利，包括自主选择医院、选择门诊急诊治疗、选择家庭病床、选择转院及异地治疗、选择医生、选择治疗方式等。但是，这种选择权有时不能与享有基本医疗保障的权利一并兼得，患者有权在两者之间取舍，没有权利要求完全享有。

（7）社会免责权：生老病死是永恒的自然规律，是新陈代谢的结果。健康是每一个的追求，患病是每一个人所不愿为之事，疾病或多或少地会影响患者的正常生理功能或心理状态，从而使其承担社会责任和义务的能力有所减弱。因此，患者在获得医疗机构的证明文书后，有权依据病情的性质、程度和对功能影响情况，暂时或长期、主动或被动地免除相应的社会义务，免除或减轻一定的社会责任，有权获得休息和康复，并得到社会、家庭或他人的支持和谅解。如残疾人有免除服兵役义务的权利、恐高症患者有免除从事高空作业的权利等。

（8）照顾与探视权：处于罹病状态的患者，不仅存在着躯体上的痛苦，而且往往伴有心理上的痛苦或不适，需要得到家属、医务人员或他人的关怀照顾，这不仅有助于解除患者身体上的不便，也能为其提供心理安慰。由此，派生出患者获得陪护和被探视的权利。也就是说，在诊疗过程中，患者有权获得医务人员、护工、家属、亲友等人员的照顾，患者家属、同事及亲友有权按照规定对其进行探视。医院有义务创造条件，维护和满足患者的这种权利。但是，这种权利要以患者及其家属对医务人员的尊重和对医疗机构规章制度的遵守为前提，尤其是在患者家属探视时，不能影响医疗机构的正常工作，要按照医疗机构规定的时间、地点等探视。

2. 患者的义务　医患关系的维系不仅需要医方履行自己的责任，正确行使自己的权利，也需要患方践行自身的义务。在医疗过程中，如果只是过多地要求医方尽职尽责，而忽视了患方的配合与合作，同样不利于医患关系的和谐与维系。根据《执业医师法》、《传染病防治法》、《医疗事故处理条例》、《原卫生部、公安部关于维护医院秩序的联合通知》等法律法规，以及有关道德规范，在医疗活动中，患者应履行的主要义务有：

（1）保持和增进健康的义务：健康不仅是每个人的权利，也是每个人的义务，它直接关涉着个人、家庭的幸福，也关涉着人类种族和社会的发展。每个人都有义务保持或恢复自身健康，维护良好的健康环境，并为自己、他人和社会做出健康贡献的道德义务。因此，每个人都有义务响应国家提出的健康教育和预防为主的卫生政策，树立科学的健康观念，建立合理的生活方式，养成良好的生活习惯，积极锻炼身体，增强机体抵抗力，减少疾病的发生。

（2）配合诊疗的义务：在医疗实践中，要想取得对疾病治疗的满意效果，医生正确的诊断和治疗固然重要，但患者及其家属的密切配合也必不可少。因此，为了早日恢复健康，患者有义务配合医方的诊疗。如：在医疗过程中，应如实陈述病史、病情、按医嘱进行各项检查并按医生的指示接受治疗等。我国《侵权责任法》第六十条规定："患者或者其近亲属不配合医疗机构进行符合诊疗规范的诊疗而发生损害的，医疗机构不承担赔偿责任"。但是，如果"医疗机构及其医务人员也有过错的，应当承担相应的赔偿责任"。这说明患者及其家属应为自己不配合诊疗的损害后果承担其应有的责任。

(3) 遵守医院规章制度，尊重医务人员及其劳动的义务：为发挥医院职能，提高医疗质量和工作效率，保障正常工作秩序，患者必须自觉遵守医疗卫生机构各种规章制度，尊重医务人员的辛勤劳动，尊重医务人员的人格尊严。如住院患者不能随意离开医院，患者不得擅自修改医嘱等。《医疗事故处理条例》第五十九条规定：“以医疗事故为由，寻衅滋事、抢夺病历资料，扰乱医疗机构正常医疗秩序和医疗事故技术鉴定工作，依照刑法关于扰乱社会秩序罪的规定，依法追究刑事责任；尚不够刑事处罚的，依法给予治安管理处罚”。

3. 给付医疗费用的义务　医疗费用是包括诊疗、处方、检验、药品、手术、处置、住院等各种费用的总和。从某种意义上说，医疗服务是一种特殊的商品，它并不以治疗是否有效或是否成功作为收取费用的前提，即使治疗失败，只要医务人员付出了劳动，并且尽职尽责不存在过错，患者及其家属就应交纳相应的医疗费用，不得拒绝交费。但是，医务人员若有强制诊疗义务时（如对未交纳医疗费用的急危重症患者），不得主张患者未付报酬而拒绝治疗。另外，如果医务人员在诊疗时未尽到告知说明的义务，患者有权拒绝交纳未告知事项所产生的相关费用。

综上所述，医、患双方的权利和义务是多方面的，法律上的权利义务必然是道德上的权利义务，但道德上的权利与法律上的权利又有所不同。在法律范围内，公民或法人尽到了自己的义务，就可以依法行使一定的权利，享有一定的利益。但在道德范围内，义务的履行并不以权利的享有为前提，不能认为有权利就尽义务，没有权利就放弃责任。如果把获得权利看成是义务的条件，把得到某种权利作为尽义务的前提，就不是真正的履行道德义务，就不可能实现道德义务和权利的统一。

四、医患关系的调适

（一）调适的概念及其意义

调适是指人与人、群体与群体、文化与文化之间的相互配合、互相适应的过程，是维持社会正常秩序的一种社会互动方式。医患关系的调适作为人与人之间的调适，即社会调适。在我国，调适的理念古已有之，只不过当时没有用“调适”这一术语来表示，而更多地用“忍”、“和”来说明。孔子认为，“百行之本，忍之为上”。他在《中庸》中说：“和也者，天下之达道也”。并阐述道：“喜怒哀乐之未发，谓之中。发而皆中节，谓之和。中也者，天下之大本也；和也者，天下之达道也。致中和，天地位焉，万物育焉”。指出从事任何活动，最基本的态度是忍让克制，自己的喜怒哀乐，不能作为行动的唯一动机和依据。情绪的表达，要适合情境的需要，进退要有节度。只有把个人情绪控制好，使它有利于与客观环境和对象达成协调，“和”的状态才能构成。能够以恰当的自我控制来达成“和”的局面，这是天下通途成功的通达大道。即使在推崇个性、竞争意识的西方文化中，也不乏调适的强音。1902 年，彼得·克鲁泡特金（P·kroporkin）针对达尔文进化论的片面性，出版了专著《互相论》。该书的基本思想是：在生物进化中，互相协调，谋求群体的优势，寻找互利性合作，是一个重要的自然法则，是生物进化、社会进步的重要因素。而 20 世纪系统论、协同论、自组织理论的提出，更进一步证明了自然界、人类社会中各个部分之间彼此合作、相互配合的重要性，使人们在更广阔的视野中看到了协同、调适的力量。一个组织，如果没有各个组成部分之间的有机联系、密切协调，就不可能成为一个具有特定功能的整体；医患之间，如果不能彼此尊重、相互配合，患者就实现不了其康复的愿望，医者就失去了“白衣天使”的光环。

（二）调适的基本原则

1. 尊重理解的原则　彼此尊重，相互理解不仅是医患交往的基础，也是化解矛盾、消除隔阂，达成亲和状态的基本原则。古人云：“天地之性，人为贵”。对人的尊重是人道主义思想的最基本内容之一。无论医学如何现代化、科学化、技术化，医学的对象是具有尊严的人，其最终目的也是服务于人。医疗活动作为一种人道的服务，人道的精神应该植根于医疗服务工作者的内心深处。目前国内医疗卫生部门进行行业道德建设时，习惯上把服务态度作为很重要的内容给予重视。其实，态度好坏不是指表面的面部表情和身体动作，而应该以内心对患者的尊重为基础。没有这种对人尊重的内在精神，表面上或形式上的服务态度好，很难让人产生有一种真正被尊重的感觉。譬如，目前有些商业性机构，由于服务人员的态度过分“热情”，而令顾客望而却步。

尊重是相互的，而且是有条件的。一个人要想得到他人的尊重，必须首先自尊，一个人只有自尊才能产生提高自身修养的需要，只有自己感觉到需要尊重才能尊重他人。相互尊重能够给人心理以强化作用，使交往双方因对象对自己的肯定行为而提高了与对象交往的需要。在医患交往中，医务人员只有尊重患者，把患者当人看，而不是仅仅看作有病的躯体，患者才会信任医生。而且，对患者的尊重，还包括对其平等权利的认同。医务人员在任何时候、任何场合、任何事情上，对待患者，无论是男女老幼、种族国别、地位高低、权力大小、美丑智愚、关系亲疏、金钱多寡，都应给以同样的关怀尊重、积极救治、尽职尽责，切不可厚此薄彼、亲疏不一；当然，患者要想获得医务人员的尊重，也必须尊重医务人员的人格和劳动，必须自尊、自爱，履行自己的健康道德和责任，积极配合医生诊治，只有这样才能使医务人员的价值得以充分的显示，也只有这样，才能赢得医务人员的尊重。

理解是加强医患沟通，协调医患关系的又一基础。医患在交往中相互传递的信息是多种多样、十分复杂的。而医患双方的内心活动又受复杂外界的影响，使动机、行为、结果常常处于矛盾的状态中。在这样一种情况下建立和发展医患关系，理解显得格外重要。医患关系的建立源于彼此利益的需要，患者需要医者的技术帮助自己康复，医者需要通过患者的配合实现自身的价值。但是，如果医患关系仅仅靠利益来维持是难以和谐的，和谐的医患关系需要广泛的理解和认同。尤其在出现彼此分歧、发生冲突时，更需要双方的理解，需要双方能够站在对方的立场和态度去思考问题。孔子说：“己所不欲，勿施于人”。基督教义主张：“己所欲，施于人”。这从正反两个方面说明了换位思考的重要。信任和理解是医患合作的必要条件，疾病越复杂、病情越严重、诊治时间越长，就越需要双方的信任和理解。在一定意义上说，医患交往中的信任理解程度可以作为医患关系发展的标志，可以用它来检验医患关系的协调程度。

2. 求同存异的原则　医患交往需要遵循求大同存小异、彼此相容的原则。事实上，差异性是人际交往的前提，如果两个人之间没有差异，知识、立场、观点、生活习惯等各方面完全同一，那么他们之间就很难在交往中得到自我需要的满足。人与人之间只有存在差异，才有互补，只有互补才能在交往中从对方得到自我需要的满足。医患之间正是存在知识、能力、需要等方面的差异，才有交往的必要。因此，在医患关系的调适中，我们首先应该正视差异，承认差异的存在。调适，并不是要消除差异，而是要达到双方利益的一致，这种一致并不是绝对的统一。在医患交往中，双方应该看到根本目的的高度一致性，这也是医患关系与一般人际关系的根本不同。医方不应因患方提出了与自己不同的意见、想法而加以排斥，患方也不应因医方没有完全满足自己的需要而妄加指责。彼此应该寻找和尽量看到双方的共同点，即使是在双方尖锐对立的观点中也应该寻找接近点，允许彼此保留相异点，这样双方的交往才能继续下去。否则，去同持异，以一方压服另一方，双方的交往就可能中断。而此时，双方所需要的就是宽容。

古人云："宽以待人，厚以载德"。宽容是中华民族在处理人际关系上的一种美德。医务人员应以宽容的胸怀满足患者的利益需求，以宽厚的精神去调节医患关系，这不仅是医务人员的义务，也是医务人员的职业要求。患者由于身受病痛的折磨，在心理、行为等方面可能表现出异常之举，甚至提出一些无礼要求，这就需要医务人员不能象对待常人那样去要求患者。当然，医务人员对患者的宽容，不是以牺牲其人格为前提的。宽容，不是懦弱。懦弱是指胆小怕事、唯唯诺诺，懦弱的人常常因无力或信心而怕受人欺辱。而医务人员对患者的宽容是其人格高尚的表现，是崇高敬业精神的展示，是指对处于病痛折磨中的人们的种种病态表现的包容和忍让，是不苛求患者在人际交往礼节方面像常人一样周全，不苛求患者言词举动的异样。宽容是一个有自信心，有坚定意志，有远大目标和理想，开朗、豁达的人对人的谦让；他不是怕人，不是没有力量反击人，而是为了团结人，为了减少不必要的麻烦和心理障碍，而主动地容忍人。心理学证明，自信心越高的人，宽容度就越强。毋庸置疑，对患者的宽容和对患者无理取闹现象的纵容是有本质区别的。

在医患交往中，要做到宽容对方，需注意以下两点：其一，有理谦让。即在医患交往中应有理、有利、有节。无理不让人，是无理取闹，其结果是引起矛盾；有理不让人，可谓有理取闹，其结果会激化矛盾。可见，两者的结果是一样的，即恶化医患关系。所以，在医患交往中，无理者应该道歉认错，有理者也应该谦让，这样即使是本来较为紧张的医患关系也会得到逐步缓和；其二，严于律己、宽以待人。唐代文学家韩愈说："古之君子，其责己也重以周，其待人也轻以约"。就是说，古代有修养的人，待人很宽厚，要求自己却十分严格而全面。在医患交往中，必须大力提倡严于律己、宽以待人的风尚，这是构建和谐医患关系的重要环节。

3. 诚实守信的原则　"诚信"是中华民族的传统美德，其含义是无欺、守诺、践约。具体来说，它要求达到三个一致：一是言论与其所反映对象一致。要真实地传达自己所掌握的客观情况，言不背实；要真实地表达自己的主观想法，口不违心。二是言与行的一致。对自己所宣扬、倡导的东西，要躯体力行，付诸实践；自己所作出的承诺和达成的某种契约，务求守诺，自觉践约。三是前后言行之间的一致。作为一个主体，在表达了某种信息后，不能轻易变动。即便是客观情况发生了重大变化，确有必要对以前的言语、契约做出调整，也应毫无隐瞒地作出必要的说明，与对方及时协商，求得谅解和一致。我国历来倡导"一诺千金"、"言必行，行必果"。古人讲每日"三省"其身："为人谋而不忠乎，与朋友交而不信乎，传习乎"，这是重诚信的表现。现在留下来的一些有声誉的老字号如同仁堂等，都是讲诚信、重商德的企业。同仁堂有两句用以自律的名言："炮制虽繁必不敢省人工，品味虽贵必不敢减物力"，也就是不偷工，不减料，诚招天下客。也正如此，同仁堂才能长盛不衰，誉满全球。

对医方而言，诚信是立业之本，只有对患方诚信才能赢得更多的患者，只有得到患者的支持才能有事业的发展。当今，各行各业都离不开竞争。诚实是最好的竞争手段，守信是最吸引人的品德。"诚信"一方面要求医院应竭诚为患者服务，要做到"以患者为中心"，另一方面要求医院应"承而有信"，而不能"诺而不承"、"承而不力"。承诺必须切合实际，而不能假、大、空，否则就不能取信于民。

4. 依法调适的原则　中国传统交往理念是重情轻法，人情至上，法理可以随人情而变通。做人要有情有义，做事要符合"人之常情"。这种传统的交往原则，有其精华之处。但"人之常情"却是个十分模糊，没有确切定义的标准。每个人站在自己的立场，有自己认为充足的情由。公说公有理、婆说婆有理，而这"理"又都是"人之常情"，无法判断出对错。医患关系不同于一般的人际关系，具有鲜明的法律属性，是一种特殊的法律关系。因此，调适医患关系不仅要依据道德规范，还必须依照有关法律法规的阐释，合乎法的精神和原则。医患双方也只有以法律来规范自己的行为，依照法律合理地享有自己的权利，履行自己的义务，用法律来处理矛盾和分歧，才能避免矛盾的激化。现实生活中，有不少医患冲突最初是以潜在的形式存在的，并非一开始就表现为激烈的冲突，如果此时医患双方都能理智地依法处理，而不是感情用事，就有可能使矛盾得以化解，避免不应有的激烈冲突。

第二节　医务人员之间的关系及其调适

一、医务人员之间关系的含义及特点

（一）医务人员之间关系的含义

所谓医务人员，是指依法获得卫生技术人员资格及相应执业证书并从事卫生技术工作的人员。根据业务性质的不同，可将医务人员分为：医师（依法取得执业医师、执业助理医师资格，经注册在医疗机构从事医疗、预防、保健等工作的人员）、护士（经执业注册取得护士执业证书，依法在医疗机构从事护理工作的人员）、药学技术人员（依法经过资格认定，在医疗机构从事药学工作的药师及技术人员）、医技人员（医疗机构内除医师、护士、药学技术人员之外从事其他技术服务的卫生专业技术人员）等。

所谓医务人员之间的关系，就是指在医疗活动中不同医务人员之间所形成的业缘关系，包括医生与医生之间的关系、医生与护士之间的关系、医生与医（药）技人员之间，以及护士与护士之间、护士与医（药）技人员之间的关系等。医务人员是医疗活动的中坚力量，是医疗机构的主体，其技术水平、道德修养、沟通能力等综合素质的高低，直接决定着医疗机构的服务质量及服务水平，关涉着医疗机构的对外形象和声誉，影响着医患关系的和谐。

（二）医务人员之间关系的特点

医务人员作为特殊的具有高度专业性的群体，他们之间的关系与一般的人际关系不完全相同，有着其特殊的规定性，这主要表现在：

1. 主导性与平等性的统一　在医疗活动中，由于专业分工和职责的要求，医生对医疗方案的制定具有最终的决定权，他们有权根据患者病情的需要决定检查的项目、药品的配伍、

治疗的手段等，其他医务人员甚至患者本人在实施中尽管可以提出自己的看法或意见，但一般不得擅自修改或变更，即使需要修改或变更也应征求经治医生的同意，这是捍卫医生的自主诊治权及其权威性所必须的，也是要求医生为其诊治方案负责的前提。但是，这并不是说护士、医（药）技人员只能处于服从的、被支配的地位。事实上，如果其他医务人员发现医生的诊治方案中存在不适当的问题，完全有权建议或要求其进行修改或变更。医生的主导作用主要是由其执业特点、岗位职责决定的，更多的是一种责任而不是权利。不同的医务人员之间并不存在地位的高低、价值的大小、支配与服从、领导与被领导的关系。现实的医疗活动需要各个学科之间、不同的专业人员之间密切配合，相互支持、优势互补，只有这样才能发挥医疗团队的整体合力。因此，在医疗活动中医生的主导作用，离不开其他医务人员的平等合作，主导性与平等性是完全统一的。

2. 协作性与竞争性的统一　在现代医学高度分化与高度综合的背景下，患者的诊治往往需要诸多科室的医务人员共同参与和配合，如：一台手术，除了医生，还有护士、麻醉师、化验员、药剂人员等多方人员共同努力才能完成，缺少了其中的任何一方患者都难以恢复健康。没有其他医务人员的配合，再高明的医生也将一事无成。但是，医疗活动中的这种协作又是以竞争为动力的，现代医学技术的飞速发展，要求所有的医务人员都不能满足于已有的知识和技术，要不断的学习知识、完善技术，只有在比、学、赶、帮、超的人际关系环境中，才能保持知识和技术上的先进性，否则就会跟不上与他人协作的步迈，就会被时代所淘汰。竞争的根本目的是一致的，均在于提高医疗质量、护理质量、技术水平、科研能力、服务内容，并最终为患者健康服务。当然，在竞争中也可能产生不正当的竞争现象，这无论对于医务人员之间的协作，还是对于患者都是不利的，需要正确的引导和教育。

3. 差异性与同一性的统一　在医疗活动中，医务人员之间由于专业的不同、分工的不同，有着各自不同的工作内容和任务，每一个医务人员都应当严格按照其执业范围、执业内容开展执业活动，而不能相互替代。但是，他们之间又有着一个共同的工作目标，每一医务人员都应以救死扶伤、防病治病为己任，为满足患者的健康需要而工作。就此而言，他们又是完全同一的，不存在根本的利益分歧，只有在确保患者利益的前提下，才能实现各自的利益追求。

二、协调医务人员之间关系的道德要求

（一）医生之间关系的道德要求

医生是指依法取得执业医师、执业助理医师资格，经注册在医疗机构从事医疗、预防、保健等工作的人员。在医务人员之间的关系中，医生之间的关系至关重要。

1. 尊重同道，彼此信任　每一个人都有得到被尊重的权利，也有尊重他人的义务。无论年轻医生与年长医生之间，还是下级医生与上级医生之间，都应当把同行视为朋友、伙伴，应当相互尊重、相互信任，而不应当把彼此看作对手，相互诋毁或猜忌。孙思邈强调，从医之人不得“炫耀声名，訾毁诸医，自矜己德”。医生之间只有相互尊重、互相信任，才能得到患者的尊重，密切合作。反之，不能正确对待自己，不尊重他人的劳动，就会引发诸如嫉妒他人、诋毁同行、搬弄是非、抬高自己等背离医德的行为，其结果必然使医生之间的关系遭到破坏。

2. 取长补短，互相学习　现代医学日新月异，突飞猛进，每一个医生都不可能精通所有的专业，即使在某一领域也总有学习不尽的知识。尤其，临床实践不仅需要医学知识，更需要临床经验，需要知识与经验的结合。在这样的境况下，任何医生都不可能包治百病。因此，医生之间要取人之长，补己之短，相互学习，共同提高。既要虚心学习他人的优点和长处，也要向他人无私地传授自己的业务专长和经验，做到既不故步自封，自以为是，也不垄断技术，压制他人。明代医家陈实功强调："凡乡井同道之士，不可生轻侮傲慢之心，切要谦和谨慎，年尊者恭敬之，有学者师事之，骄傲者逊让之，不及者荐拔之"。只有取长补短，相互学习，才能共同进步，彼此提高。

3. 精诚合作，互谅互让　医疗活动是一项群体性活动，需要不同专业医生之间的通力合作，每一个医生都应在为患者服务的理念下，互相支持，密切配合，勇挑重担，主动为同行分忧解难，在认真履行自己职责的同时，分工协作，互相帮助。力避互不通气、相互推诿、互相拆台、以邻为壑、各自为政的错误倾向。特别是当同行出现差错等问题时，要从患者利益和友爱精神出发，既实事求是、客观公正地给予批评指正，更要给予善意的帮助和关心，决不能幸灾乐祸甚至落井下石。医生之间要互相谅解、服从大局，友好协调、化解矛盾，决不能因为同事之间的恩怨或纠纷，而影响工作。

4. 求同存异，公平竞争　在医疗活动和医学科研中，不同医生之间往往在思想观念、工作方法、学术观点、医疗方案等方面存在或多或少的分歧，只要这种分歧不影响对患者的正确诊治，不影响正常工作的开展，医生之间要秉承求同存异的理念，以百花齐放，百家争鸣的科学作风，尊重他人的学术见解和学术自由，不能搞"一言堂"、唯我独尊或学术霸权，要允许不同声音的存在，包容反对的意见。也只有在这种包容、协作中竞争，才能避免针锋相对、互相攻击的竞争局面，把竞争当作动力和激励，真正建立团结友善工作环境。

（二）医生与护士之间关系的道德要求

在不同的历史时期，受医学发展水平及人们的医学认识能力、社会经济条件等因素的影响，医护之间存在着不同的关系模式，有着不同的道德要求。

1. 主导-从属型　在医学史上，早期的护理工作是寓于医疗之中的。随着医学的发展和治疗的需要，护理逐渐从医疗中分离出来，在接受正规训练之前，护士承担着为病人提供生活上的照料。在近代医学取得进展后，护士作为医务人员的组成部分，承担着部分的治疗处置工作，此时护士的地位是从属于医疗，护士的工作只是机械地执行医嘱，护士并不直接对病人负责，而仅对医生负责。医护关系是一种支配与被支配的关系。功能制护理是以疾病为中心，护理工作依附于医疗，护士只是简单地执行医嘱，机械地完成分工任务，对患者的病情、疗效、心理状态缺乏全面系统的了解，影响护理工作的协调性与连续性，经常产生脱节现象。

2. 并列-互补型　随着生物-心理-社会医学模式在临床中的影响日益增强，以及系统论等理论的发展，护理作为一门独立的学科，从单纯执行医嘱的疾病护理，发展到以人的健康为中心的整体护理，因此医护关系从主导-从属型转变为并列-互补型。所谓并列，即护理与医疗两个要素之间无主次、从属之分，两者在诊治疾病的过程中发挥着同等重要的作用。所谓互补，即医护之间互相协作、互为补充。护士与医生虽然工作的重点与技术手段不同，但他们面对的是共同的病人，其医学的目的是相同的。在这种模式中，医护双方要相互尊重，共同维护病人的利益。护士应严格认真地执行医嘱，如果发现问题，及时与医生沟通、协商，以尽快解决问题；作为医生应尊重护士的劳动与意见，协助护士做好病人的心理疏导工作。医疗与护理两者密不可分，没有医生的诊断治疗，护理工作无从谈起；没有护士的整体护理工作，医生的诊断治疗无法落实。

3. 相对独立型　现代整体护理模式，要求护士对病人进行评估，做出护理诊断，制定护理计划，实施护理措施，而绝非单纯地执行医嘱。为保持护理工作的连续性，责任护士有权开出护嘱，让协作护士遵照执行。协作护士有权对责任护士制定的护理计划和护嘱提出修改意见。在这种模式中，护士在执行医嘱及完成整体护理活动中，具有相对独立性，就护理活动而言占有主导地位。而医生的主导地位主要表现在诊断和治疗中。

因此，随着医学技术的发展和护理教育水平的提高，对护理工作提出了越来越高的要求，也促使护理发展成为一门具有自己专业特色的独立学科门类，而护理工作也最终摆脱了其从属地位，具有了医疗卫生实践活动中其他任何学科无法替代的价值。在这种背景下，医护人员的密切配合显得更加重要，这就需要医护之间遵守以下道德要求：

其一，相互支持，合作互补。医生的正确诊断仅仅是患者疾病治疗和康复的一个方面，一个完整的医疗过程还离不开护理人员的支持，尤其对于住院患者来说，护理工作显得更为重要。有研究者认为，从患者入院到出院要经过19个环节，其中诊断、拟订治疗方案、综合分析病历等4个环节由医生主要完成，其他15个环节都离不开护士的劳动。特别是在观察病情变化、拟订和实施护理计划、搜集整理医疗文件、解除患者心理痛苦等方面，护士都发挥着十分重要的作用。因此，医护间的相互支持是医疗工作的基础，医生制定的医疗方案为护理工作提供了依据，护士认真、负责、仔细的观察，为医生正确做出诊断提供了参考，只有两者的相互支持和互补，才能确保诊疗工作的顺利进行。

其二，主动协作，互相监督。在医疗过程中，护士直接与病人接触的时间较多，是病人病情变化的“侦察兵”。护士除严格执行医嘱外，在发现问题时，应及时、主动地向医生报告，协商解决。由于一个医生可能分管多个住院病人，偶然会出现给某个病人开的处方却写了其他病人的名字的情况，这时发药的护士只要严格核对，就会发现姓名与床号不符。严格查对，多几种识别确认病人的方法，就能有效避免患者抽错血、用错药的现象发生。在病人病情突然发生变化时，需要医护人员密切配合，抓住时机，积极抢救。护士可以根据观察和了解，对诊治工作提出合理意见，主动协助医生工作，认真执行医嘱。医生在制定治疗计划时，应考虑到护理工作，重视护士所提供的患者的情况，使医疗与护理相互渗透，推动医学科学的发展。

（三）医生与医（药）技术人员之间关系的道德要求

1. 正确认识，相互尊重　在传统观念中，人们常常把医（药）技科室错误地认为是临床科室的附属，不重视他们的工作。随着医（药）学新技术的发展，医（药）技科室在诊治疾病过程中发挥着越来越重要的作用。如：检验标本的采集直接关系着检验结果的基本要素，如果标本采集不合格，即使最好的仪器设备也难以弥补在采集标本时引入的误差和错误。但是，由于部分医生不懂得一些采集标本的常识，常导致标本留取失败或者检验结果不符等。除了合格的标本，准确的操作外，临床用药等治疗措施也会影响检验结果。这就需要检验人员应与临床医生定期交流，交换意见，检验人员可将其建议和涉及本专业的问题进行深入阐述，提出自己的看法，医生也需要了解医（药）技科室的工作内容、特点、规律和要求，端正认识，尊重医（药）技人员的劳动。

2. 互相支持，共同提高 为保证患者得到正确的诊断和及时的治疗，医（药）技科室人员必须具备为临床提供优质服务的思想，为临床诊治提供及时、准确的依据。如：随着先进的实验技术和仪器在国内逐步普及，如何将这些项目的方法原理、临床意义介绍给医生，使其在诊疗过程中能合理的选择实验，正确的分析实验结果应成为检验人员的一项重要工作内容。同时，医生也要及时主动学习新的医疗技术，促进医（药）技与临床更好地结合，提高疾病的诊治水平。如：医生可以向检验人员学习检验知识，熟悉影响检验结果的潜在因素，以确保检验结果的准确性；为了取得高质量的血液标本，医生需要了解从生物学、采集标本方式到血样运输、贮存等多种非疾病因素对检验结果的影响等。只有这样，才能保证高质量的血液标本，这些是任何先进仪器所不能替代的。

3. 彼此加强监督，确保技术适宜 在临床中，诊疗技术并非越高精尖越好，关键在于所选技术与患者的病情是否适宜。如：随着大量高新技术监护设备的广泛应用，各医院相继成立了大型的ICU，使监护技术得到迅速发展。各种能监测心电、呼吸、血压、体温以及氧饱和度等多功能监护仪、多种品牌型号的呼吸机以及各种输液泵等先进仪器的不断问世，档次的不断升高，对危重病人的救治起了重要作用，工作效率显著提高，医护人员的体力劳动明显减轻。但是任何一项新技术都是双刃剑，由于ICU大量高技术监护设备的应用，使部分护理人员不愿刻苦钻研业务，过分依赖仪器。不管病情轻重，进入ICU便把各项监护设备全部用上。在某方面病人的安全性提高了，但导致了医护人员形成依赖心理，在高技术监护设备的使用上尚存在诸多问题，如是否坚持了最优化原则，是否考虑了适应证和病人的费用。大量监护设备的应用，使监护人员很容易通过计算机终端遥控监测，收到大量关于病人的生理指标数据信息，而不直接接触病人，这样导致医患关系冷漠。因此，医护人员与医技人员应加强沟通和监督，共同维护患者的最佳利益。

三、协调好医务人员之间关系的意义

正确处理医务人员之间的关系，不仅是当代医学发展的客观需要，也有利于发挥医疗卫生保健机构的整体效应，有利于医务人员成才和建立良好的医患关系。

（一）当代医学发展的客观需要

一个人的精力和寿命是有限的，在当代医学高度分化与高度综合的背景下，任何人都不可能精通所有专业的知识。为了适应这种状况，一方面医务人员要尽力“以博促专”，在努力扩大自已知识背景（包括医学与其他自然科学广泛结合以及医学与社会科学相互渗透的知识）下发展专业知识，同时加强专业间的学术交流；另一方面不同专业的医务人员之间必须加强协作和互相配合，攻克医学上的难题，复杂手术、危重病患者的救治需要这样，而普通疾病的诊治也是如此。否则，就会影响正常诊疗活动的进行和医疗质量的提高。这种协作和配合除依靠医疗卫生保健的规章制度外，主要还是靠医务人员的自觉和建立在共同医学道德基础上的良好医疗人际关系。

（二）有利于整体效应的发挥

医疗卫生保健机构作为一个有机整体，其功能的发挥与每一个医务人员的积极性、主动性和创造性，以及心情状况、工作兴趣等密切相关，只有在和谐的人际关系状态下，其功能才能得以充分发挥。在和谐的人际关系状态下，再通过群体之间的互补、师承和控制，使每个人的潜力得以充分展现，从而使群体产生一种超乎个体能力简单相加的集体力，这种集体力具有任何个体所不具备的性质和功能，是一种质的飞跃。而且，这种飞跃是在医疗卫生保健机构不增加投入和编制等硬件的条件下进行的，它能够促进医疗卫生保健机构在医疗、教学、科研、预防、管理等整体方面得以提高。相反，医务人员之间相互关系紧张、松散就会矛盾丛生，是非不断，协作受阻，这样不但不会产生超乎个体能力总和的集体力，而且会内耗增加，每个医务人员的积极性也因受到压抑而调动不起来，其个人的潜力也只能发挥出一部分，这是整体负效应的结果。因此，要发挥医疗卫生保健单位的整体效应，提高其各项工作效益，正确处理医务人员之间的关系是至关重要的。

（三）有利于医务人员的成长

医学人才的成长依赖于社会的宏观条件和单位的微观条件以及个人的主观条件。在社会的宏观和单位的微观条件中，人际关系是很重要的，尤其是单位内的医务人员之间的关系是医学人才成长的重要环境。美国卡内基工业大学曾对一万个人案例记录进行分析，结果发现“智慧”、“专业技术”和“经验”只占一个人成功因素的15%，其余85%决定于人际关系。哈佛大学工业就业指导小组调查了数千名被解雇的男女，发现人际关系不好比不称职的高出二倍。美国还有不少调查研究报告证明，在每年调动的工作人员中，因人际关系不好而无法施展才能的占90%。我国医务界大量的事实也说明，良好的医务人员之间的关系是自己在同行中保持主动和获得信任、支持、帮助的前提，它有助于事业的进步、心理健康和才能的发挥，由此带来的积极作用成为医学人才健康成长的良好土壤。不可否认，也有少量医务人员以自我为中心，斤斤计较个人得失，使自己失去了与其他医务人员之间关系的和谐，由此带来的消极作用制约了个人技术、才能的发挥，在成长的道路上设置了一个个障碍，最终可能是“英雄”无用武之地。因此，在一个整体中，不仅每个医务人员都应经常反省自己的人际关系，而且从组织上也要加强协调并促进人才流动，使医务人员能够健康成长。

（四）有利于和谐医患关系的构建

在医疗卫生保健实践过程中，医务人员之间的相互联系和交往是以患者为中心进行的。医务人员之间的相互支持和密切协作，有利于患者疾病的诊治和康复，因此也有助于医患之间和谐关系的建立。相反，医务人员之间发生矛盾，出现冲突，彼此之间联系会发生障碍，行动不能很好协调，那么正常的医疗卫生保健活动将受到影响，甚至难以进行。如：后勤氧气供应不及时，手术难以进行；边缘性或复合性疾病各科相互推诿，就会延误患者疾病的诊治时机等。其结果是危及患者的利益，引起医患之间的矛盾或纠纷，从而恶化医患关系。所以，在某种意义上说，医务人员之间的相互关系是医患关系的外在表现，而良好的医务人员之间的关系有助于融洽医患关系的建立，不良的医务人员之间的关系是引起医患矛盾和纠纷的根源之一。

第三节 患者之间的关系及其调适

一、患者之间关系的含义

患者之间关系是临床工作中客体与客体之间，即患方与患方之间的关系。由于临床实践的客体是有医疗服务需求的人，而不是一般的客体，不同患者之间、患者家属之间，以及某一患者与其他患者的家属之间所进行的沟通、交流、对比等，不仅会影响患者的求医行为、求医心态、思想情绪等，也会影响医患关系及临床诊治效果等。

二、处理好患者之间关系的意义

在医疗过程中，尽管每一个患者所患的疾病不同、年龄不同、社会地位、经济状况、生活习惯不同，但为了治愈疾病，早日恢复健康，他们会通过种种方式相互沟通，交流经验。患者之间交往的内容一般是对疾病的诊断、治疗及其效果的看法、经验，互相询问，寻找医术高、态度好的医生以及疗效好的药物及其他手段。谈论医院、科室、医生护士情况，互相介绍治疗方案、偏方秘方，相互介绍卫生知识，介绍与疾病有关的生活起居；谈论关于医院、门诊部的管理、医疗质量、护理质量、服务质量及其效果，并对医生护士的技术和品德进行评价等。由于他们患难与共，同病相怜，相互关心、安慰、鼓励、帮助，共同与疾病斗争，因此，他们之间是同情友爱的关系。某一患者对医生的评价、诊治经验、精神状态、心理情绪等都会影响其他患者诊治。如新老病人之间，由于老病人住院时间较长，对医院和科室环境、医院有关规章制度、人际关系等情况比较熟悉，对自己的病情比较了解，在诊治上积累了一些经验，通过交流能够帮助新病人较快地适应医院环境、配合医生诊治；轻重病人之间，危重病人突然病情恶化、死亡，会对轻病人产生较强的恶性刺激，甚至可以导致轻病人或早期病人病情的恶化。反之，轻病人康复出院或危重病人抢救有效，大手术、尖端手术治疗成功，恢复较快，也会增强其他病人战胜疾病的信心。

因此，加强对患者之间关系的研究，处理好患者之间的关系，对于搞好临床人际关系，提高医院的管理水平及医疗服务质量，具有一定的意义。

三、患者之间关系的调适

一般地说，不同患者之间多为陌生人关系，不存在直接的利益冲突。但是，在医疗实践中，也常常出现利益冲突的现象。如床位、药品等卫生资源紧缺时，部分患者为了能够得到期望的卫生资源，不惜给医方送礼或红包，甚至有的患者相互攀比，唯恐得不到适当的诊治或条件。由于医疗消费品对患者而言是一种强制性消费品，当送礼品或红包能够获得竞争性使用卫生资源或者得到回报大于红包成本时，这一选择会被进一步强化。如果医者虽收红包但不提供资源或条件时，则回报小于成本，这一选择将会被弱化。因此，解决“红包”问题的关键在于抑制医者不为患者提供不合理的资源及条件；在临床工作中，也有部分患者为了获得医者的关照或好感，炫耀自己的权势、财产或地位，这在无形中给那些条件较差的患者造成一定的心理刺激。这些条件较差的患者为了不被医方歧视，便以送礼或红包为代价。而患者博弈的结果，不仅催化了“礼品效应”，激化了患际矛盾，也加剧了医患关系商品化的趋势。

当然，患者之间积极的、健康的互动和博弈，如在患者中开展“自尊、协作、理解”活动，或加强对患者就医行为的教育等，也有助于和谐患际关系、医患关系的建立。

本章小结

医患关系是医疗活动中医方与患方之间所达成的具有契约性质的信托关系，它与一般的人际关系不同，具有明确的目的性和目的的统一性、利益的相关性和价值实现的统一性、人格权利的平等性和医学知识的不对称性、医患冲突的敏感性和不可避免性等特征。这要求医务人员不应当用处理一般人际关系的方法处理医患关系。医患关系的基本模式主要有主动-被动型、指导-合作型、共同参与型等，不同模式之间并没有好坏、优势之分，关键要看其所适用的对象是否合适。医方与患方有着不同的权利和义务，享有各自的权利并履行义务是确保医患关系和谐的基本前提；医务人员之间的关系是基于维护患者的生命健康而建立起来的一种业缘性关系，具有其自身的独特性，在医疗活动中不同的业缘性关系需要遵守不同的道德要求，正确处理医务人员之间的关系对于提高医疗质量，改善服务态度，构建和谐的医疗环境具有重要的意义；正确处理患者之间的关系，有助于改善医患关系和医务人员之间的关系。

案 例

小王是甲卫生院的一位副主任医师，2011 年 12 月 15 日因病到乙医院住院，住院后由该院张医生负责。12 月 25 日，小王因觉得自己的病情不见好转，就找张医生商议可否调整一下治疗方案。张医生事后十分不悦，认为这是对自己诊治水平的怀疑和不信任，没有考虑小王的建议。26 日下午，小王要求出院到别处治疗，张医生更加生气，但鉴于小王的要求还是不情愿为其办理了出院手续。试对该案例中的医患关系模式进行分析，并提出自己的建议。

复习思考题

1. 医生为什么不应按照处理一般人际关系的方法处理医患关系？
2. 你认为医、患双方的权利与义务是否可能发生冲突？应如何处理冲突？试举例说明。
3. 试举例说明医务人员之间关系的处理对医患关系的影响。

（刘俊荣）

第五章

临床诊疗伦理

本科学习目标

1. 掌握　医学伦理基本原则和应用准则在临床实践中的具体要求和应用。
2. 熟悉　临床诊疗工作的道德问题和现象及具体道德要求，常见的医学伦理难题与决策。
3. 了解　临床特殊科室诊疗工作中的道德要求。

专科学习目标

1. 掌握　医学伦理基本原则和应用准则在临床实践中的具体要求和应用。
2. 熟悉　临床诊疗过程中的具体道德要求。
3. 了解　常见的医学伦理难题与决策，临床特殊科室诊疗工作中的道德要求。

临床诊疗工作是临床工作的主要内容，生物-心理-社会医学模式要求临床诊疗工作必须以患者为中心，实现病与人的统一，诊疗技术与医学道德的统一，以维护患者的健康利益。掌握医学伦理原则在临床实践中的具体应用，明确有关临床诊疗的道德要求，才能最大程度地减轻患者的痛苦、治愈疾病、促进康复。

医生对患者疾病的诊断、治疗是一个系统有序的过程。临床诊断是指医务人员运用医学知识和经验，借助医疗辅助手段，通过采集病史、体格检查、实验室检查等方法收集病情资料，经过整理、分析、综合，从而对疾病原因、性质和程度作出概括性判断的过程。临床诊断包括问诊、体格检查、辅助检查、会诊等。临床治疗是指医务人员在临床诊断的基础上，针对致病的生物因素、心理因素和社会因素，通过药物、手术和心理等途径和手段，消除或者缓解疾病，促进患者康复的过程。临床治疗包括药物治疗、手术治疗、心理治疗、康复治疗等。在上述诊疗过程中，医德同医术一样贯穿始终，因此，医生应当像重视医术一样重视其医德要求。

第一节　临床诊断的伦理要求

自临床诊断开始，医患之间的信托关系就已确立，医学道德即发挥其约束作用。临床诊断的伦理要求是指在确定疾病的原因、性质、程度的过程中医务人员应当遵循的行为准则，贯穿于问诊、体格检查、辅助检查及会诊的各个环节之中。

一、问诊的道德要求

问诊是医生通过与患者或陪诊者的交谈，了解疾病的发生、发展、治疗经过、目前症状以及患者既往的健康状况等，是获得患者病情资料的首要环节和疾病诊断的主要依据之一。在问诊过程中，医生应遵循以下道德要求：

（一）举止端庄，态度和蔼

在问诊过程中，医生的举止、态度都会影响与患者的沟通与交流，而医患之间的充分沟通有益于疾病的诊疗。医生端庄稳重的仪表、大方得体的举止、平易近人的态度可以使患者对医生产生信赖感和亲切感，从而稳定情绪，消除顾虑，自主地倾诉病情，有利于获得全面、可靠的病史资料，得出正确诊断。

（二）询问仔细，语言通俗

在问诊过程中，医生应本着严谨的科学态度，询问仔细严密，根据患者主诉有系统、有重点、有目的地询问病史，全面掌握疾病信息。语言是人际交流的主要工具，医生在问诊中除了用语文明外，应尽可能不用或少用专业术语，通俗易懂、亲切温和的语言会使患者易于理解，增强对医生的信赖和感到温暖，提高交流的质量，达到沟通的目的，从而有利于准确掌握病情信息。

（三）耐心倾听，正确引导

患者是疾病的亲身体验者，其自诉常常能真实反映病情和疾病变化过程的因果关系，是诊断疾病的重要依据。医生应当尊重患者，耐心倾听，并给予回应，如果患者的诉说脱离了病情主题，医生可以运用沟通技巧礼貌地提醒患者回到主题，并抓住关键问题询问，引导患者转到与疾病有关的陈述上，但要避免暗示或诱导患者提供希望出现的资料，以免病史失真，造成误诊或漏诊。

二、体格检查的道德要求

体格检查是医生运用自己的感觉器官和简便的诊断工具对病人的身体状况进行检查的方法。中医的望、闻、切和西医的视、触、叩、听等都属于体格检查，是简便实用、应用广泛、行之有效的诊断方法，是确定诊断的重要环节。在体格检查中，医生应遵循以下道德要求：

（一）全面系统，认真细致

在体格检查过程中，医生应根据患者情况按照一定的顺序进行系统检查，不遗漏器官和部位，不放过任何疑点，对于重点部位、可疑体征，要反复检查或请上级医生核查，做到一丝不苟。对于急危重患者，为了不延误抢救时机，可以扼要重点检查，待病情稳定后再进行补充检查。

（二）尊重患者，保护隐私

在体格检查过程中，常需要与患者有身体接触，医生应当尊重患者，在检查前告知患者并征得同意后依次暴露和检查所需的部位。在检查异性、畸形或有缺陷患者时态度要庄重，切忌有轻浮、歧视的语言或表情；遇到不配合或拒绝检查的患者时需耐心解释取得同意再查，切忌强行或呵斥病人服从检查；需要暴露和检查患者隐私部位时，应尽可能做到隐蔽和遮掩，异性医务人员应重视因性别因素可能造成患者的心理负担，要有护士或第三者在场。

（三）关心体贴，减少痛苦

体格检查可能带给患者一定的苦楚，医生在检查过程中的关心体贴可以减少患者的痛苦。医生应尽量使患者选择舒适的体位，检查动作要敏捷、手法要轻柔，不要长时间检查同一部位和让患者频繁改变体位，对疼痛敏感部位的检查要用语言转移患者的注意力，边检查边安慰。寒冷季节进行体格检查时应注意保暖，尽量少地暴露患者体表部位，触、听诊前先把手和听诊器暖热再接触患者的身体，检查结束后帮助患者整理衣服。

三、辅助检查的道德要求

辅助检查包括实验室检查和特殊检查，是指借助医疗仪器、设备和技术，对人体组织、器官的理化特征、形态结构与功能状态作出判断的方法。辅助检查能在更深层次和更广范围获得关于疾病的各种客观资料，对疾病的诊断起着关键的作用。在辅助检查中，医务人员应遵循以下道德要求：

（一）诊疗所需，目的明确

辅助检查要根据患者疾病的诊疗需要及自身耐受情况综合考虑，以明确的医疗目的选择检查项目，医务人员应遵循简单检查先于复杂检查、无创检查先于有创检查的原则根据诊疗需要选择适度的检查项目。简单无损伤的检查能辅助诊断，就不做复杂有损伤的检查；已做检查能确诊疾病，就不做额外检查。医务人员以追求经济利益或自我保护为目的滥用辅助检查是违背医学道德的。

（二）尊重患者，知情同意

在确定辅助检查项目后，应告知患者及家属检查项目对于诊疗疾病的必要性、检查可能造成的损伤及注意事项等，待患者知情同意后再行检查。对于因惧怕痛苦（如腰穿、骨穿、内镜等）而拒绝检查的患者，医务人员应向患者及家属耐心解释检查项目对于疾病诊疗的意义及必要性，争取患者同意。

（三）严谨求实，综合分析

辅助检查能使疾病资料更全面、客观、准确，使医务人员更深入、细致地查明病情，为疾病的诊疗提供重要依据，但是，辅助检查结果大都反映的是局部表现或瞬间状态，还会受设备、技术等因素影响而存在误差。因此，医生应严谨求实，将辅助检查结果同病史、体格检查的资料进行综合分析，才能做出准确的诊断。如果发现辅助检查与体格检查结果不一致，应仔细检查反复求证，防止误诊，切忌过分依赖辅助检查。

四、会诊中的道德要求

疾病的复杂性和医学的局限性决定了在临床诊断中，任何医生都会遇到自己难以处理的疑难病症，会诊是为求得正确的诊疗措施而采取的一种集思广益的临床诊断方式。会诊包括科内会诊、科间会诊、全院会诊、院外会诊等类型，不仅涉及医患关系，还涉及医际关系。

在会诊中，医生应遵循以下道德要求：

（一）尊重事实，客观陈述

经治医生对患者病情资料掌握较全面，应当实事求是、全面客观地陈述患者病情和已进行检查的结果，提出初诊意见及会诊目的。一切从患者利益出发，切忌因个人利益随意夸大或缩小病情，隐瞒事实真相，以免影响会诊的正确诊疗决策，认真做好客观、真实、完整的会诊记录。

（二）尊重科学，学术平等

会诊的目的是为疑难病症患者做出正确的诊疗决策，所有参加会诊的医生都应当尊重科学，围绕这个目的提出意见。会诊过程中，在经治医生提供患者病情资料的基础上，会诊医生应当开诚布公，各抒己见，做到学术面前人人平等，师生平等，不因资历、级别而区别对待。

（三）尊重同道，谦虚诚恳

在会诊过程中，同行之间应相互尊重、学习和提高。经治医生应谦虚诚恳，阐述自己的观点，虚心听取应邀参加会诊的医生意见，积累临床经验；应邀参加会诊的医生，应按约定时间准时到达，认真听取患者病情介绍，阅读病历，亲自查体，从实际出发分析病情。会诊最终由所有参加会诊的医生共同讨论，集思广益，得出会诊结论，提出诊疗决策。

第二节　临床治疗的伦理要求

临床工作的第二步是进行治疗，帮助患者恢复身体和心理健康，包括药物治疗、手术治疗、心理治疗、康复治疗、饮食营养治疗等方法。临床治疗的伦理要求是指在疾病的治疗过程中医务人员应当遵循的行为准则，贯穿于临床治疗的各个环节之中。

一、药物治疗的道德要求

药物治疗是临床最常用、最主要的治疗手段，它不仅能控制疾病的发生和发展，同时也能调整机体功能，是促进和维护人类健康的有利武器，但是，任何药物都有双重效应，即治疗作用与轻重不等的毒副作用。在药物治疗中，医生应遵循以下道德要求：

（一）按需选择，避免滥用药物

在药物治疗中，医生应根据临床诊断及患者病情需要选择相适应的药物进行治疗。医生既要综合考虑药物的性能、适应证和禁忌证，做到对症用药、合理配伍，又要根据疾病的种类、病程、患者的个体差异而使用不同的药物和剂量。

1. 诊断不明　对诊断不明确的患者应避免滥用药物，警惕药物对患者临床症状掩盖的假象对疾病诊断带来困难，甚至延误病情而发生意外。

2. “三素”药物　严格执行抗生素、激素、维生素等药物的临床使用原则，规范用药，不开“人情方”，避免滥用造成的耐药性及毒副作用给日后的治疗设置障碍，防止药源性疾病的发生。

3. 利益驱动　医生在药物治疗过程中忽视患者利益，以追求短期高效、追求经济利益、获取药品回扣为目的而乱开大处方的行为都是违背医学道德的。

（二）审慎用药，剂量安全有效

所谓“安全”，就是用药后不致发生毒性反应和尽量少出现副作用；所谓“有效”，就是用药后能起到治疗疾病、调节人体功能的效果。医生对用药剂量的掌握必须做到安全有效，达到利大于弊。

1. 审慎用药　在用药过程中，医生应了解药物的疗效和毒副作用，审慎用药，细致观察，根据患者个体差异、用药史、病情的变化调整药物的种类、剂量，以取得较好的治疗效果和防止药源性疾病的发生。联合用药时要严格掌握药物的配伍禁忌，并限制药位数，避免因配伍不当而降低药品疗效，或产生其他不良后果。

2. 毒副作用最小化　任何药物都有正作用和副作用，即治疗作用和毒副作用，特别是化学药品的毒副作用是至今仍未解决的一大难题。例如：链霉素可以有效抵抗多种细菌，但又具有对脑神经形成损害而导致听力障碍等多种毒副作用；磺胺类药物具有广谱抗菌性，但其代谢过程中可在中性或酸性条件下沉淀为结晶尿，损伤肾脏。因此，应当审慎地选择药物及其剂量，既要重视提高药物的疗效，确保治疗效果，又要防止药物的毒副作用对人体的危害，以确保患者的健康利益和生命安全。

3. 近远期效果最佳化　药物治疗不仅要看到用药的短期疗效，还要注意药物的长远效果，特别要注意远期的不良影响。患者往往具有渴望得到特效药的心理，希望能够快速有效治愈疾病，但并不懂得用药的远期效果及影响。如果单纯迎合患者的心理要求，追求所谓的“药到病除、医术高明”，从而滥用药物，虽可取得患者一时的信任，却会使患者的长远利益蒙受损失，给日后长期治疗选择药物带来困难。因此，药物治疗要求近远期效果结合，选择最佳。

（三）节约费用，公正分配资源

临床用药的目的是为了治愈疾病，“少花钱，治好病”是绝大多数患者的期望，在药物治疗时，医生应在确保疗效的前提下尽量节约费用，常用药、国产药能达到疗效时，就不用贵重药、进口药。对于因病情需要选择紧缺药物的患者，医生应排除干扰，真正根据药物的适应证和患者病情的轻重缓急秉公处方，公正分配稀缺药物资源，医生利用处方权谋取经济利益，或为亲友、熟人、上级大开方便之门的行为是违背医学道德的。

（四）接受监督，严守相关法规

医生要严格执行我国《执业医师法》第二十五条规定，使用经国家有关部门批准使用的药品、消毒药剂，除正当诊断治疗外，不得使用麻醉药品、医疗用毒性药品、精神药品和放射性药品。严格遵守《中华人民共和国药品管理法实施条例》，以及《麻醉药品和精神药品管理条例》等有关特殊药品的法律法规。在药物治疗中，医生要坚决抵制使用假、劣、过期的药品，以免危害患者健康；对特殊药品的使用应按国家有关规定严格控制，以免流入社会造成医源性成瘾或医源性疾病，贻害社会。另外，医生在用药过程中，应自觉接受同行、患者、媒体等各方面的监督，发现不当或错误的处方及时采取补救措施，避免发生更严重的后果。

二、手术治疗的道德要求

手术治疗亦是临床上常用的医疗手段，是治疗各种外科疾病的有效措施，具有见效快、不易复发的优点，同时还具有损伤的必然性、技术的复杂性、较大的风险性、很强的协作性等特点。在手术治疗中，医务人员应遵循以下道德要求：

（一）术前准备的道德要求

1. 必要性集体论证　医务人员应根据患者的病情和手术特点，对手术治疗与保守治疗、创伤代价与手术效果进行全面的权衡。由于手术具有损伤性、风险性等特点，医务人员在选择治疗方案时，必须把患者利益放在首位，严格掌握手术指征。当不同医生对于治疗方案存在分歧时应当进行会诊，集体论证手术的必要性。可做可不做、手术治疗无治愈希望、不具备手术条件等情况下不宜选择手术治疗，任何以经济利益为目的的手术治疗都是违背医学道德的。

2. 患者知情同意　确定采用手术治疗时，必须得到患者及其家属的知情同意，患者知情同意包括两个相互联系的方面，即知情和同意。

（1）知情：医生须客观地告知患者或家属手术治疗的必要性、手术实施过程及可能出现的风险、术后可能的并发症等情况，并和患者或家属进行充分的讨论，确定其对手术信息的准确认知和理解。在此过程中，医生应积极帮助患者在心理上、躯体上作好手术准备。

（2）同意：在患者知情的基础上，医生应充分尊重患者的选择，保护患者的利益，患者及其家属同意并在手术同意书上签字后，方可进行手术。在突发状况下，如重度昏迷等情况需要紧急手术治疗，而无法取得患者意见又无家属或者关系人在场，或者遇到其他特殊情况时，可按照相关规定，经批准，暂缓知情同意，但应作好相关的记录备查。

3. 手术方案最优化　指从患者利益出发，选择手术疗效、风险、费用等各种因素综合平衡的方案。决定进行手术治疗的病例，必须由手术医生、麻醉医生根据患者病情、病史等有关情况认真会诊，进行手术方案的讨论，制定最佳的麻醉方法和手术方案，并对手术中可能发生的各种情况或意外进行充分讨论和相应的准备。

（二）术中的道德要求

1. 敬畏生命，作风严谨　所有参与手术的医务人员都应当敬畏生命，本着对患者生命负责的态度进行麻醉、手术及护理，对于意识清醒的患者应给予安慰并告知手术进展情况。在手术过程中全盘考虑手术各个环节，作风严谨，严格遵守无菌操作规程，术中急救器械和药品准备齐全、位置固定、标签清晰，手术缝合前认真清点纱布、器械等，避免差错。

2. 精神集中，冷静果断　手术治疗具有技术复杂性及风险性等特点，医务人员在手术中应当保持精神高度集中，对可能发生的意外做好思想上、技术上和客观条件上的随时应对准备。麻醉医生应认真监测患者各项生命体征，一旦指标出现异常，要及时告知手术医生，相互配合，冷静处置，保证手术的顺利进行。一旦手术中遇到突发情况，手术医生要保持镇定、果断处理，遇到疑难问题应紧急通知相关科室会诊手术。

3. 密切配合，团队协作　手术治疗具有很强的协作性，是手术医生、麻醉医生、器械护士、巡回护士等医务人员的综合技术活动，手术过程需要整个团队成员之间的密切配合。参与手术的全体医务人员要把患者的生命和健康利益看得高于一切，在手术过程中完全服从手术全局需要，互相支持、互相信任、团结协作，共同完成手术。

（三）术后的道德要求

1. 严密观察，精心护理　医务人员在术后应严密观察患者各项体征变化，精心护理，注意各种术后并发症的发生，并指导患者尽快恢复身体各项功能。发现异常情况及时处理，尽可能减少或消除术后可能发生的意外。

2. 医患共情，人文关怀 手术患者机体刚刚经历了创伤，常常会出现疼痛和其他不适，医务人员应培养自身的共情能力，给予患者足够的人文关怀，尽力解除患者躯体上的不适，并给予精神上的安慰。

三、心理治疗的道德要求

心理治疗是以医学心理学原理和各种理论体系为指导，以良好的医患关系为桥梁，应用各种心理学技术包括通过施治者的言语、表情、行动或通过某些辅助手段如仪器，经过一定的程序，以改善患者或来访者的心理条件，增强内外抵抗力，达到消除心、身症状，重新保持个体与环境的平衡。在心理治疗中，医务人员应遵循以下道德要求：

（一）尊重患者，建立信任

心理医生应尊重每一位患者，做到和蔼可亲，礼貌待患，文明服务，应该杜绝任何形式的歧视，包括种族、民族、肤色、宗教、职业、性取向、血缘或者生理缺陷等。在心理治疗过程中，患者感受到尊重，才会大胆地提出问题或如实地回答自己的不适，与医生进行良好的沟通，积极配合治疗。

心理治疗是以良好的医患关系为桥梁的，而信任是建立良好医患关系的基础，是心理治疗成功的关键。心理医生应坦诚地同患者或家属交谈，明确告知心理治疗的过程和要点，避免使用错误的、虚假的或误导性的知识来诱导患者，努力同患者建立起彼此信任的和谐关系，取得患者的配合，促进心理治疗的顺利进行。

（二）科学施治，客观中立

心理学理论是心理治疗的支柱，在心理治疗的过程中，不能仅仅以常识的说教进行心理干预，甚至代替心理治疗（这种情况目前在国内一些临床专业人员中普遍存在），因为没有理论基础的各种说教，与普通老百姓无异，虽然也对某些患者有益，但等于将心理治疗的现状退回到百年以前。

在实际工作中，心理治疗理论与方法还得由治疗者来理解和执行，心理医生不可避免地必须通过自己的意识活动，包括使用知识、判断来实现心理干预。因此，在实施心理治疗的过程中，心理医生不但需要规避自己的认识习惯的不利影响，同时还必须避免受自身的下意识层面（包括心理动力、习惯等）因素的影响。也就是说，不但要通过自己意识层面的认识活动正确理解各种治疗理论和准确把握特定的操作技术，而且要训练自己能够在治疗过程中不受自身的下意识因素的干扰，这就涉及心理医生从日常生活到治疗工作之间的角色互换能力的培养与训练。在心理治疗中，确保一种客观中立的立场，以冷静、理智、清晰的方法，帮助患者做出适当的调整与改变，达到个体与环境的平衡。

（三）保护隐私，严格保密

在心理治疗过程中，患者个人一切可识别的信息都应保密，包括患者的姓名以及接受相关治疗的事实，应特别关注患者的治疗记录和其他相关文件、病史资料的保存方式，以保护患者隐私。利用正在处于治疗阶段的患者的病史资料等材料信息时，应首先获得患者的知情同意，并要格外注意尊重隐私和保密，所使用的资料一定要去标识。

未经患者或家属的知情同意，心理医生绝不应该与第三方分享处于保密状态的患者信息，即使获得患者的知情同意或者授权，如果心理医生认为透露或分享患者信息会给患者造成伤害或不良影响，可以拒绝透露。当临床检查显示或表明患者可能会对自身或对他人构成人身威胁时，心理医生可以采取适当措施，以体现其肩负的社会责任以及对于患者的责任。也就是说，当为患者保密会给患者自身、他人或社会带来不利或危害时，心理医生可以并应该不保守这类秘密。

四、康复治疗的道德要求

康复治疗是康复医学的重要内容，是使病、伤、残者身心健康与功能恢复的重要手段，通过物理疗法、言语疗法、作业疗法等功能恢复训练的方法和康复工程等代偿或重建的技术来实施，常与药物治疗、手术治疗、心理治疗等临床治疗综合进行。在康复治疗中，医务人员应遵循以下道德要求：

（一）理解尊重，平等相待

无论是何种原因导致的功能缺陷，由于医学的局限性使患者的疾病无法完全治愈，都会给患者带来生理和心理上的双重创伤。康复治疗的患者往往不仅有躯体上的创伤，而且有轻重不同的自卑、悲观失望等心理痛苦，康复医生要给予患者充分的理解与同情，尊重他们的权利与尊严，以建立起和谐的医患关系，鼓励患者积极主动参与治疗。

（二）坚持治疗，加强指导

在康复治疗过程中，患者就诊由康复医生进行治疗的时间相当有限，所以指导患者自我治疗、家属在日常生活中帮助患者进行治疗在康复治疗中具有重要的意义。康复医生应鼓励患者坚持治疗，还应加强对患者及其家属进行康复知识教育、方法与行为训练，并在患者就诊时进行检查与纠正。

（三）热情关怀，耐心帮助

康复治疗要取得明显的效果，往往需要很长时间的坚持。康复医生要在细微之处关怀和帮助患者的生活与训练，在治疗过程中随时鼓励他们一点一滴地进步，使患者增强战胜疾病的信心，逐渐由被动参与转变为主动训练。对待康复治疗短期效果不理想的患者，康复医生应耐心帮助，避免向患者或家属传递消极情绪，影响患者治疗的信心，进而可能放弃治疗。

第三节　特殊科室诊疗的伦理要求

医学对不同患者人群的诊治分别设有专科。在临床诊疗过程中，不同科室的患者在性别、年龄、疾病种类、精神状态、心理特点等方面存在着明显的差异，患者对医疗服务的需求也各不相同，因此对医务人员的道德要求也存在特殊性。本节将分别就部分特殊科室诊疗的伦理要求进行论述。

一、急诊科诊疗的道德要求

急诊和危重患者抢救是临床医疗活动中的一项重要工作，是急救医学的重要组成部分，其主要任务是尽最大可能将急危重症患者从死亡边缘抢救回来，降低并发症和致残率。提高急诊科诊疗工作的水平，与医院急诊的设备条件和工作机制、医务人员的医疗技术和道德水平直接相关。

（一）急诊科患者的特点

1. 病情严重，变化急骤 急诊科的患者病情大多具有“急、危、重”的特点，往往发病急骤、变化迅速、症状明显、痛苦严重，甚至生命危在旦夕。医务人员必须及时采取救治措施，才能挽救其生命。

2. 病谱广泛，病情复杂 急诊科患者的疾病谱广泛，涉及内科、外科、传染科、妇产科、儿科、口腔科、眼科、耳鼻咽喉科等多个专业多个科室，有时一个患者的疾病就可能涉及几个专业，其病情往往十分复杂。医务人员必须具备多学科的知识和技能，以便有效地抢救病人。

3. 缺乏时序，责任重大 有些急危重症疾病的发生没有明显的时序，如食物中毒、工伤事故、交通事故，往往会有大批患者同时入院，病情严重、形势紧急、工作量大。医务人员的抢救工作关系到患者的生命安危及家庭幸福，责任重大，必须临危不乱、及时有效处置。

（二）急诊科诊疗的道德要求

1. 争分夺秒，积极抢救 急危重症患者病情紧急、变化迅速，抢救工作是否及时，往往是决定成功与否的关键因素。因此，医务人员必须及时准确诊断病情，争分夺秒地投入抢救工作，如果丧失了治疗时机，轻则拖延了康复的时机，重则使患者致残甚至危及生命。急诊科医务人员必须具有“时间就是生命”的强烈观念，及时补充抢救药品，严格检修设备器材，在实际工作中坚守岗位，随时做好抢救的准备工作，尽量缩短从接诊到抢救的时间。在抢救过程中听从指挥，根据分工迅速、果断、准确地执行各项抢救措施。

2. 勇担风险，团结协作 急危重症患者病谱广泛、病情复杂的特点决定了抢救工作常有风险和需要多科室协作。医务人员面对抢救工作中的风险，正确态度是既要慎重又要果断，权衡利弊，科学施治，一方面尽量选择安全系数较高、风险较小的抢救方案，另一方面又要积极大胆地进行抢救，不因回避风险而缩手缩脚、互相推诿。要使患者脱离险境，不但要求医务人员具备多学科的知识和技能，而且要有团结协作精神，科内、不同科室甚至不同医院所有参与抢救工作的医务人员之间，都要密切配合，相互支持，以便有效地抢救患者生命。

3. 满腔热忱，心理支持 急诊患者的疾病大多带有突发性，患者及家属均无思想准备，往往惊慌失措、情绪急躁，医务人员在抢救过程中应多使用安慰、解释性语言，尽快稳定患者及家属的情绪。患者病情严重，有些甚至处于昏迷或垂死状态，生活上不能自理，且往往长时间逗留在急诊科室，会出现较强烈的恐惧、烦躁、抑郁、悲观、绝望等负面情绪反应。医务人员在工作中要有深切的同情感，理解、体谅患者的痛苦，通过耐心、热情、周到的医护服务和生活照料给患者以安慰和鼓励等心理支持，改善患者的不良心理状态，提高治疗效果。

4. 节约资源，公正分配 由于医学发展水平的局限及生老病死的客观规律，急诊抢救并不能挽救每一个患者的生命。对于抢救无效，病情进一步恶化且不可逆转的患者，医务人员应通过与患者家属协商征得同意后，及时调整治疗方案，合理利用医疗资源，避免浪费，对于急诊抢救中药品、设备的使用，要根据患者病情需要公正分配。人的衰老和死亡是不可抗拒的自然规律，使濒死患者能够以安详、宁静的状态离世，最大程度的排解患者及家属的精神压力，是符合医学道德的，也是多数患者家属能够理解和接受的，对于少数暂时不理解的患者家属，医务人员应耐心做好解释工作。

二、妇产科诊疗的道德要求

妇产科工作的特殊性体现在其工作的内容与妇女性生活、生殖、计划生育相关联。妇产科的工作责任所及不仅是患者本人，还关系到患者的家庭、后代和社会。

（一）妇产科患者的特点

1. 羞怯心理　青少年女子的性征发育异常，女青年的未婚怀孕，已婚妇女因病引起的性生活异常及不育症等，常使患者在就诊时感到难以启齿，表现为拒绝医务人员的某些检查和羞于吐露隐私，尤其在男医生面前表现更为明显。医务人员要消除患者的羞怯心理才能顺利进行诊治。

2. 压抑心理　女性患者在生理上有孕育后代的家庭责任，受我国传统观念的影响，妇产科患者往往担心会受到家庭、社会的偏见甚至歧视，多不愿在公共场合诉说自己的病情，患者心理常处于压抑状态，严重者还会诱发身心疾病。医务人员必须摈弃旧的道德观念，保护患者的身心健康。

3. 恐惧心理　妇产科患者常会担心自身的疾病对健康、家庭和社会带来不良影响，如妇科患者会担心疾病影响生育，从而影响家庭和睦，孕妇会担心胎儿发育异常，产妇会担心难产、分娩时疼痛或发生意外等。上述种种担心会使患者产生恐惧心理，影响疾病的康复或胎儿的生长发育。

（二）妇产科诊疗的道德要求

1. 尊重患者各项权利　在妇产科医疗活动中，医务人员应充分理解和同情患者的处境，尊重患者的生命健康权、隐私权、知情同意权等各项权利。医务人员在诊疗过程中应有端庄的态度、得体的举止、恰当的语言，严格遵守操作规程，采取必要的回避措施，防止无关人员在场，并尽量减少检查部位的非必要暴露。对于未有过性生活经历的患者，检查治疗中如非必须不能进行阴道检查，可以肛诊代替。男医生进行检查和治疗时，应有女医务人员在场，教学医院组织教学实习时要事先征得患者的知情同意。医务人员应严格遵循保密原则，注意对患者的病史、病情及个人隐私保密。

2. 耐心进行心理疏导　针对妇产科患者特殊的心理特点，医务人员应注意对患者的精神安慰，关心和体贴患者的痛苦，尽可能满足患者的合理需求，通过耐心地心理疏导，使她们认识到尽早诊治的必要性，积极配合检查和治疗。医务人员在诊疗过程中有针对性地进行生理心理卫生知识的教育和指导，可以减轻患者顾虑，缓解其紧张焦虑情绪，有利于疾病治疗及产妇的正常分娩。

3. 慎重选择治疗方案　医务人员要有维护妇女、家庭、后代身心健康的责任感，从患者利益出发，慎重选择治疗方案，严格掌握手术适应证和用药剂量。治疗方案的选择应尽可能保护患者的生育功能和性功能，降低对患者的不利影响。产科工作中对孕产妇疾病的治疗要慎重选用药物，避免对母婴的不良反应。妇女在进行人工流产、引产、节育措施和绝育手术时，医务人员应严格掌握适应证和禁忌证，不得为谋取私利而非法终止妊娠。

4. 不辞辛苦甘于奉献　妇产科特别是产科工作较为辛苦，产妇分娩不分节假日，不分昼夜，而且常发生紧急情况，这需要产科医务人员严格要求自己，不辞辛苦，不计得失，具有全心全意为患者服务的奉献精神。产妇一旦发生紧急情况或意外，医务人员要冷静、准确地做出判断，积极、果断地进行应急处理，做到忙而不乱，紧张有序。

三、儿科诊疗的道德要求

儿科诊疗工作的患者为儿童，按照国际惯例，0～18 岁都属于儿童，我国医院儿科接诊年龄也逐步由 14 岁延长至 18 岁。儿科患者年龄跨度较大，因为患者的年龄特征，其心理与行为与成人存在着差异，其疾病的种类、表现、变化规律及治疗也具有特殊性。儿科医务人员需根据患儿的特殊性调整自身的行为准则。

（一）儿科患者的特点

1. 语言表达能力受限　儿童的语言表达能力受限，逻辑思维和理解能力不足，患儿不能自诉病情，或虽能自诉，却往往不能完整、准确地诉说发病的过程和细节以及治疗的效果，给儿科的诊疗工作增加了难度。

2. 生理心理的不成熟　由于生理的不成熟，儿童患病后对疾病的抵抗力较差，治疗中对药物的敏感性及手术的耐受性均随年龄而不同。由于心理的不成熟，儿童对疾病及陌生环境的适应性较差。患儿面对生疏的医院环境、陌生的医务人员和疾病所引起的痛苦，更易出现紧张、孤独和恐惧的心理，外在表现为哭闹、忧郁、拒食和拒绝治疗等。年长儿童表现为生理上接近成人而心理上不成熟。

3. 独立生活能力缺乏　儿童患者大都缺乏独立生活的能力，患病期间更需要亲人的关心和体贴。患儿的饮食起居、衣着冷暖、清洁卫生和服药等都需要家长及医务人员的悉心照料，尽可能减轻其病痛和不适，促进康复。

（二）儿科诊疗的道德要求

1. 耐心细致，关心体贴　医务人员在对儿科患者尤其是婴幼儿患者问诊、体格检查及疾病治疗过程中需要更大的耐心和更多的爱心。询问病情时要循循善诱，同时还要耐心听取家长陈述；体格检查时应不拘泥于常规的体位或检查顺序，善于转移患儿的注意力，检查耐心细致且动作轻快准确；疾病治疗过程中要勤观察、细检查，密切关注患儿的精神状态及临床表现，及时、准确、有效地处理突发状况。医务人员在诊疗过程中应态度和蔼，关心体贴患儿，了解其心理和性格，获得患儿的信任与合作。

2. 高度负责，治病育人　医务人员要有高度的责任感，充分了解儿童的生理和心理发育特点，考虑诊疗措施的近远期效果，为患儿的健康成长着想，不仅要治愈躯体疾病，更要培养其良好的道德品质，做到治病育人。儿科医生应在技术上精益求精，严格谨慎，切忌由于医疗差错造成误诊、漏诊或治疗不当，给患儿及家庭带来终生不幸。医务人员的言行会对患儿的心理成长产生影响，如：在诊疗过程中无意的哄骗、训斥、恐吓等，虽可暂时达到诊疗目的，却使患儿对医务人员产生不信任感，不但不利于治疗，而且可能使患儿无意中养成说谎、不诚实的行为习惯。因此，医务人员要充分考虑患儿的心理特点，严格要求自己的一言一行，避免造成不良影响。

3. 积极沟通，家长配合　儿科患者缺乏独立生活能力的特点要求患儿家长配合疾病的诊疗。计划生育是我国的一项基本国策，绝大多数家庭只生一个孩子，儿童患病常常牵动几代人的心，医务人员首先要理解患儿家长的焦急心情，积极耐心与家长沟通，取得家长的信任与配合，严格执行消毒隔离制度及病房探视规程，并指导家长认真观察患儿病情变化，科学护理帮助治疗。

四、传染病科诊疗的道德要求

传染病是由各种病原体引起的能在人与人、动物与动物或人与动物之间相互传播的一类疾病，能在人群中连续传播，造成流行，影响公众健康，对社会危害性大。传染病科是对传染性疾病进行诊断和治疗的临床科室，对传染病防治人员的道德要求有其特殊性。

（一）传染病科患者的特点

1. 传染性　传染病的传播和流行须具备传染源、传播途径和易感人群三个基本环节。每种传染病都有其特异的病原体引起，如：病毒、细菌、寄生虫等，这些病原体可通过一定的传播途径传染给他人。传染病患者有传染性的时期称为传染期，传染期患者自身即是传染源，能将病原体排出体外，其唾液、分泌物、排泄物、使用过的物品等都可能带上病原体，通过一定方式，到达新的易感染者体内，呈现出一定传染性。

2. 阶段性　传染病的发生、发展和转归具有一定的阶段性和规律性。通常传染病的病程发展可分为潜伏期、前驱期、症状明显期、恢复期四个阶段，有些传染病患者进入恢复期后，还会经历复发与再燃、后遗症两个阶段，各期临床表现都有其不同的特点，传染程度也各不相同。

3. 恐惧性　由于传染病具有传染性和流行性的特点，治疗过程中往往需要实行隔离措施。亲友、家庭由于治疗需要对患者一定程度上的疏离，社会正常人群对传染病患者的歧视甚至唯恐避之不及，患者社会功能下降等诸多因素都容易使患者出现恐惧心理，产生悲观、孤独等消极情绪。

（二）传染病科诊疗的道德要求

1. 严格隔离消毒制度　隔离消毒是传染病管理和防治工作中最重要的环节，其目的是彻底切断传染病的传播途径，防止传染病的传播。为了使传染病患者尽快康复，保护易感人群的健康，控制传染病流行，维护社会公共利益，医务人员应本着对自身、患者和社会负责的高度责任心，严格执行各类传染病规定的隔离消毒制度，同时应向患者及其家属讲清道理，取得积极配合。

（1）隔离：隔离的时间、方式根据不同的传染病传染期限而定，分为以下三种类型。①传染病患者或动物的隔离：即将已经确诊具有传染性的患者、动物隔离，确保传染源不再导致易感人群或动物受感染；②疑似病患者或动物的隔离：即在传染病流行期间，将可疑的类似传染病患者或动物隔离，以防止传染源扩散；③医务人员隔离，即将与传染病患者或动物、疑似患者或动物接触的医务人员采取隔离措施。

（2）消毒：消毒是采取有效措施杀灭传染病患者或动物可能散播的细菌、病毒或其他传染源。消毒范围包括居住场所、日常用品、分泌物、排泄物、接触使用过的医疗器械等。消毒的方法根据不同的传染源而定。与传染源接触的医务人员离开病区时须采取消毒措施，避免将传染源带出病区，防止扩散。

2. 强化预防保健意识　中国传统医学提出的“不治已病治未病”的主动预防观念在防止传染病的过程中仍然具有指导意义。由于传染病具有传染性和流行性等特点，对社会的危害较大，医务人员在治疗传染病患者个体的过程中要不断强化社会预防保健意识，发现疫情或传染源应及时向卫生防疫部门报告，并采取积极的预防措施予以配合。同时，医务人员应利用各种时机，采取适当形式，向患者、家属和社会开展传染病的预防保健教育，以提高全民的预防保健意识，预防传染病的发生和传播。

3. 注重患者心理疏导　传染病患者易出现恐惧心理，产生悲观、孤独等消极情绪，医务人员要充分尊重和关心患者，注重对患者的心理疏导，解释隔离消毒制度等治疗措施的必要性及病程发展的阶段性，给患者以足够的心理和社会支持，促进患者康复。医务人员应认识到传染病患者是疾病的受害者，尊重患者的各项正当权益，避免个人和社会对患者指责、歧视、排挤等错误做法加重患者心理负担，影响疾病治疗。

4. 忠于职守无私奉献　医务人员在传染病诊疗过程中受传染的危险性较大，肩负着患者及广大社会人群健康利益的重大责任，因此，传染病科特殊的工作环境和社会责任要求医务人员具备忠于职守、无私奉献、全心全意为患者服务的人道主义精神。在诊治某些烈性传染病时，医务人员自身常会受到感染，甚至危及生命，其勇于献身的精神是高尚医德的体现，如在 2003 年 SARS 的防治工作中广大抗战在一线的医务人员获得了社会的高度赞扬。因担心自身受到传染而忽视患者利益，拒绝接触患者，故意减少必要的检查、治疗步骤和时间的行为是不符合医学道德的。

五、精神卫生科诊疗的道德要求

精神疾病又称为精神障碍，是指在各种因素（包括生物学因素、社会心理因素等）的作用下造成大脑功能紊乱或失调，引起认知、情感、意志和行为出现不同程度的障碍。如何对待精神疾病患者，既是医学问题，也是涉及医学道德和社会公德的特殊问题。在很长一段历史时期，由于医学本身的落后和人们对精神疾病的不理解，精神疾病患者一直被认为是“魔鬼附体”、“神的惩罚”而遭到歧视、侮辱、虐待、遗弃，或任其自生自灭，或惨遭迫害致死。随着社会的进步和医学的发展，精神疾病才逐渐被认为是一种病态，同其他疾病一样有其自身的病因和发展规律，精神疾病患者也需要得到良好的医疗服务和社会卫生保健服务，更应该得到应有的尊重。精神卫生科医务人员应当以《中华人民共和国精神卫生法》为指导，遵循在诊治各种精神疾病患者中的特殊道德要求。

精神疾病患者是极其不幸的人群，还可能引发家庭和社会问题，与一般躯体疾病的患者相比较，精神疾病患者有其不同寻常的特点。

（一）精神卫生科患者的特点

1. 被动就医　精神疾病患者发病早期他人不易察觉，常认为是其他疾病或是个性问题而得不到及时有效的治疗。精神疾病发作期，患者会表现出某种程度的认知、情感、意志和行为等方面的障碍，甚至丧失辨认能力和自控能力，伴有冲动行为和攻击行为等。因此，精神疾病患者很少主动到医院求医，常常是被动地被送到医院，患者大多不知道或否认自己患病，对疾病的检查、诊断和治疗非常反感，甚至拒绝。如抑郁症是一种十分常见的精神疾病，来自中国心理卫生协会的消息称，90% 左右的抑郁症患者没有意识到自己患有抑郁症，在已知的抑郁症患者群体中，从未就医者高达 62. 9%。

2. 缺乏自我保护能力　精神疾病患者大多缺乏自知力和自制力，其异常言行超出一般社会的道德规范和法律要求，有时还可能出现自伤、毁物、伤人，常招致社会一般人群的不理解甚至歧视。因此，精神疾病患者作为一个特殊的患者群体，有些患者还缺乏生活自理能力，在遭受社会甚至家庭的某些不公平对待或者面临某些危险因素时，常常缺乏自我保护能力而容易受到伤害，导致不幸。

3. 心理复杂　精神疾病患者在发病期间，很难与之进行正常的交往，但在通常情况下，大多数精神疾病患者或多或少会保留部分正常心态，即使全部丧失了正常心态，也存在着激活的因素。患者在病情缓解后，常常会对患病期间的异常言行后悔莫及，陷于痛苦之中。社会、家庭对精神疾病患者的歧视和不公平对待，如部分患者在病愈后可能遭受到失恋或离婚的痛苦，也可能遇到就业的困难，会导致恢复期间患者的苦恼、忧虑和委屈。精神疾病的不断反复造成患者复杂的心理状况，影响疾病的诊治。

（二）精神卫生科诊断的道德要求

1. 充分交流，审慎诊断　精神疾病病情复杂多变，诊断标准缺乏实验指标，只能通过患者的行为表现间接进行心理过程的评估。医务人员不仅应掌握精神医学的基本知识，还应全面系统地了解和掌握人的心理规律，并掌握科学的测评技术。精神疾病患者的自知力差，不可能像其他疾病的患者一样清楚地向医务人员主诉自己的病史，在诊断过程中，医务人员需要通过与患者、家属及其他相关人员进行充分交流，结合对患者的仔细观察和评估获得全面而准确的病史信息，又要注意采取多种检测手段和方法，经过周密的分析思考后再审慎地做出结论。精神疾病的诊断必须慎之又慎，切忌主观臆断，一旦误诊将会使患者无端承受各种压力和不必要的治疗，而漏诊会把真正患病的人放任不管。

2. 及早发现，防患于未然　精神疾病患者发病早期他人不易察觉，医务人员应当具备过硬的业务素质，对患者、社会高度负责的工作态度，及早发现并明确诊断，以利于进一步治疗。如抑郁症患者由于情绪低落、悲观厌世，严重时容易产生自杀念头，且由于患者思维逻辑基本正常，实施自杀的成功率也较高，而自杀是在疾病发展到一定的严重程度时才发生的，所以及早发现及早治疗对抑郁症患者非常重要。

3. 尊重科学，客观公正　精神疾病的诊断结论有时会成为法院、公安、司法等部门的判断依据，还关系到是否需要对患者实施住院治疗，医务人员应当尊重科学，恪守职业道德，客观公正地出具诊断报告。任何受政治、权利、经济利益驱使而做出不尊重事实的疾病诊断的行为都是违背医学道德的。

（三）精神卫生科治疗的道德要求

1. 尊重患者各项权利　精神疾病患者在患病期间虽然解除了正常公民的部分权利和义务，但仍享有与社会其他成员一样受到人道保护的权利，还享有作为患者的基本权利，如生命健康权、知情同意权、隐私权等。

（1）尊重患者人格：精神疾病患者由于精神障碍，常常出现有异于常人的思维和行为能力，甚至危及与其接触者的安全，医务人员要理解、尊重他们，给予更多的关爱和帮助。大多数精神疾病患者仍有正常人的各种需求，在一定程度上也能判断自己是否遭受凌辱冷遇，生活是否方便舒适，医务人员在诊治过程中要充分尊重患者的人格，以应有的社会习惯给予称谓、照顾和尊重，理解其正常要求（治疗、生活、嗜好、环境等）并尽力给予满足，不能对患者有任何歧视、耻笑、惩罚的观念和行为。

（2）知情同意原则：患者有权了解自己所患疾病的诊断、治疗、预后等具体内容，医务人员有义务把诊断结果、治疗计划、不良反应及预后对患者或家属予以解释和说明，以征得他们的同意，如患者因为疾病发作不能做出适当判断时，应当取得其监护人的知情同意。当患者病情严重、丧失自知力、拒绝治疗或具有自伤、拒食等危害自身的行为时，医务人员为了维护患者生命或恢复其健康，在征得其承担医疗看护职责的监护人同意下，可以在有利于患者的前提下采取强制性治疗、处理及保护性约束措施。当患者病情评估表明其已经发生危害他人安全的行为，或者有危害他人安全的危险而需要实施住院治疗时，其监护人应当同意。当医务人员确认让患者知道疾病记录可能对患者不利，则出于治疗的考虑，应当拒绝让患者知道，但应告知其监护人。

（3）保护隐私原则：在诊治精神疾病患者的工作中，常需详细了解患者的社会家庭状况、个人生活经历、恋爱婚姻及性生活史，以及患病史、症状表现、治疗经过等资料，其中涉及患者个人生活经历或所患疾病的诸多隐私。由于精神疾病患者的自我保护能力较差，其隐私外泄往往会成为一些人谈话的笑料，甚至有人当面拿精神疾病患者的隐私去取笑、戏弄患者。因此，医务人员要善于保护患者的隐私，严守秘密，绝不能把患者的病史和病情资料任意传播，在发表文章、报告病例或学术交流时，应隐瞒患者的真实姓名，家庭地址与工作单位可用代名。原则上，当保护患者的隐私权危害公共安全时，隐私权须服从公共安全；当患者的隐私权与其生命健康权发生矛盾时，生命健康权大于隐私权。

2. 规范使用约束措施　由于精神疾病的诊断是一个复杂的过程，历史上出现过一些错误诊断和治疗的案例，因此在对精神疾病患者治疗中使用强制措施要十分慎重。当诊断明确的患者出现伤害自身、危害他人安全的行为或有此危险时，医务人员以保护患者和他人的安全为目的，应当对其实施住院治疗。根据《精神卫生法》第四十条规定，患者在医疗机构内发生或者将要发生伤害自身、危害他人安全、扰乱医疗秩序的行为，医疗机构及其医务人员在没有其他可替代措施的情况下，可以实施约束、隔离等保护性医疗措施。实施保护性医疗措施应当遵循诊断标准和治疗规范，并在实施后告知患者的监护人。禁止利用约束、隔离等保护性医疗措施惩罚精神障碍患者。医务人员应当严格规范使用约束措施，任何以非医学治疗目的滥施强制约束措施的行为都是违背医学道德的。

3. 重视心理支持和治疗　精神疾病除了与生物因素有关外，同心理、社会因素也有密切的关系，医务人员应努力掌握心理治疗的理论与技巧，结合药物治疗、物理治疗等综合应用到精神疾病治疗的实践中。精神疾病治疗的最终目的是使患者重新回归社会，因此在重视住院治疗、发病阶段治疗的同时也要重视院外治疗、恢复阶段的治疗。在精神疾病患者康复期进行恰当的心理支持和治疗，有利于恢复患者的心理健康，帮助患者更好地适应社会环境、融入社会生活。心理治疗的对象还应包括家属，向家属讲解有关精神疾病的知识、指导其缓解自身及患者的心理压力等，是精神卫生科医务人员的职责。

4. 正确对待异性患者　医务人员在疾病治疗工作中，恰当对待异性精神疾病患者也是一个必须谨慎处理的问题。医务人员在治疗期间，态度要自然、端庄、稳重、亲疏适度，要时刻注意保持一定的心理距离，以免患者产生误解，导致情感或性方面的妄想。精神疾病患者在治疗时容易产生移情反应，当患者向医务人员主动提出各种爱的要求时，医务人员应主动拒绝，耐心说服，并向上级医生汇报情况，以便调整治疗措施。男性医务人员对女患者检查治疗时，必须要有女性医务人员在场，并自觉抵制某些女性患者的性诱惑。女性医务人员要注意着装和形象，避免招致某些男性患者的性攻击。

5. 注重精神卫生服务工作　歧视精神疾病患者是一个普遍的社会现象，有时甚至在医院内部也会出现不尊重患者人格的现象，精神卫生科医务人员应当加强宣传，引导广大医务工作者以现代医学模式的观点科学认识精神疾病。精神疾病患者回归社会有赖于社区精神卫生服务工作的开展，即利用精神病人生活所在地区的人力、物力和技术，在社区康复机构为精神疾病患者提供精神防治和保健措施，使其既得到合理治疗又逐步适应社会环境与社会生活，从而达到康复的目的。精神卫生科医务人员应与有关部门共同关心和组织落实社区精神卫生服务工作，教育劝导社会人群正确认识精神卫生问题，尊重爱护精神疾病患者。

六、性病科诊疗的道德要求

性传播疾病，简称性病，是指通过性接触而传播的传染性疾病。与一般的传染病相比，性病的传播对象多为性病患者的性伙伴，除了具有传染性疾病的特点之外，还牵涉患者及家属、性伙伴的隐私，影响患者的家庭幸福、健康、生育能力。性病不仅危害患者的个人健康，也殃及家庭，贻害后代，同时还危害社会。

（一）性病科患者的特点

1. 传染性强，危害公众健康　性病是传染性疾病，其病原体都具有很强的传染性，主要通过性接触传播，危害公众的健康。性生活是家庭夫妻关系的重要组成部分，当夫妻有一方患上性病时，极易传染给对方。性病还有明显的高危人群，如嫖娼卖淫、流氓犯罪、同性恋、性关系混乱等人群发病几率高，其流行难以控制。因此，性病对个人、家庭和社会都会带来极为不利的影响。

2. 隐秘性强，容易误诊误治　与性行为相伴的性病属于个人的隐私，由于人的性行为本身带有隐秘性，患者由于缺少卫生保健常识在就诊过程中往往会避而不谈，导致性病的传播也往往带有隐秘性，不像一般传染病那样易被发现和主动预防。一些因性关系混乱或不道德行为而染上性病的患者讳疾忌医，不愿或不敢去正规医院就诊，容易误诊误治，延误了有利的治疗时机，导致病情加重，增加了后期的治疗难度。

3. 心理、社会压力较大　性病患者如因不道德性行为而染病，社会文化往往会给予其极大的道德与舆论压力，有的还会面临家庭破裂的危险。患者自身既担心治疗的时间、费用、后遗症等问题，又担心病情暴露而丢面子，还担心疾病传染给家人，其内心往往充满恐惧、羞愧、内疚自责、敏感多疑、焦虑不安等心态，被动受害的性病患者同样也会承受很大的心理与社会压力。

（二）性病科诊疗的道德要求

1. 尊重性病患者，消除心理顾虑　医务人员应当认识到无论患者患病原因如何，患者都是性病的受害者，不应为性病本身负责。性病患者具有隐秘性强及心理压力大的特点，医务人员对待性病患者，应该与普通疾病患者一视同仁，尊重他们的人格，维护其自尊心，热情礼貌、耐心周到，以消除其心理顾虑，主动配合检查治疗。

2. 注重健康教育，预防性病传播　医务人员除应遵循传染病科诊疗的道德要求并采取科学的预防治疗措施，性病是可防可治的，医务人员在性病防治的过程中，不仅要对患者负责，也要对全社会的卫生保健负责。医务人员在诊疗工作中应积极建议患者通知其性伴侣到医院就诊进行排查，同时积极开展有关性病防治的健康教育，宣传健康的性观念和性道德，使患者了解预防性病传播的科学方法并采取有效措施，防止反复传染造成病情恶化或拖延。

3. 保护患者隐私，保守病情秘密　在性病科诊疗工作中，医务人员应尤其注意保护患者隐私，严格遵守操作规程，采取必要的回避措施，并尽量减少检查部位的非必要暴露。在检查异性患者时应有与患者性别一致的医务人员在场，教学医院组织教学实习时要事先征得患者的知情同意。为患者保守秘密是医务人员的基本道德义务，在性病的诊疗中也不例外，即不将患者的病情资料和诊断向社会其他人员扩散，有利于医患互信。但是为患者保密有一个前提，即不能危害他人和公众的利益。在性病患者的诊疗工作中，正确处理保密与维护公众和他人利益之间的矛盾，是检验医务人员道德水平的重要标志。医务人员不得向无关人员泄露性病患者的疾病资料，但是，医务人员必须向防疫部门报告新的疫情，为全社会防止性病的传播提供准确的信息资料。

第四节　临床伦理决策

医务人员在临床诊疗工作中的伦理决策自古有之，随着医学的发展和社会的进步，医学面临着越来越多的前所未有的伦理难题，加之医患关系的日益复杂化，对医务人员的临床伦理决策提出了更高的要求。

一、医学伦理难题

医学伦理难题是医务人员在伦理决策时遇到的特殊问题。医务人员在进行伦理决策时，出现两种甚至多种相互矛盾的行为方案，而每种都有其合理的医学伦理辩护，致使决策发生困难，这种两难或多难问题就是医学伦理难题。

一般情况下的临床伦理决策，可能是在并不相互矛盾的两种或多种行为方案中进行选择；而面对医学伦理难题进行临床伦理决策，就要在相互矛盾而又分别“合理”的方案中进行选择。

（一）医学伦理难题的涵义及类型

1. 医学伦理难题的涵义　正确理解医学伦理难题这个概念，需要注意以下几个方面的内容。

（1）两难与多难选择：医学伦理难题不仅仅是两难选择，有时可能是三难或多难选择。因为，医学伦理难题是医务人员在伦理决策中遇到的难题，这种决策的困难不是指在“善”与“恶”之间的选择，而是指在人们所认为的“善”与“善”之间的选择，而善的行为当然不一定仅仅有两种。

（2）不同于一般难题：伦理行为对社会、集体、他人和自己有利害之效用，因此伦理难题不同于一般难题的特殊之处就在于是“一种利害人己的行为选择”难题。人们对于伦理行为的选择比一般的无关利害的行为选择更加重视、谨慎和困难。

（3）不同于一般伦理难题：医学行为的特殊性在于医学是研究人类生命过程以及专业处置（预防、治疗、康复）疾病与人类保健的职业技术与艺术，医学研究的主体是人，服务的对象也是人，医学的目的是救死扶伤。因此医学实践领域中的伦理难题关乎人的生命，更需要医务人员谨慎处之。

2. 医学伦理难题的类型　根据伦理学的领域和性质可将难题进行分类。

（1）根据发生的领域不同分类：可以把医学伦理难题分为生命科学研究及成果应用中和医疗卫生实践中的医学伦理难题两类。生命科学的研究及其成果的应用，使医学面临着许多前所未有的新难题，并对传统的伦理观念提出了新的挑战，我们不得不重新思考“应该怎样做”这个基本的伦理问题。这些难题主要集中在医学人体试验人类辅助生殖技术、死亡控制、人类基因技术、克隆技术、器官移植等领域，具体内容在相关章节有详细阐述。医疗卫生实践中的医学伦理难题是伴随市场经济条件下医疗卫生事业的多元化发展、医学人文思想的回归、患者维权意识的提高等而产生的，对医务人员的临床决策提出了挑战。这些难题主要集中在临床诊疗、疾病防控等工作实践中，如在临床工作中救死扶伤的医学人道主义与患者就医不诚信致医院大量无主账单造成“见死难救”之间的矛盾就是一个伦理难题。

（2）根据难题的性质不同分类：可以分为具体的和抽象的医学伦理难题两类。具体的医学道德难题是指医务人员在特殊的、个别的医学行为中遇到的医学伦理难题。抽象的医学伦理难题是指发生在普遍的、一般的医学行为中的医学伦理难题，这些医学行为具有共同的特征，可以依据共同的指导原则进行决策。

（二）医学伦理难题的解决

医学行为中道德行为主体之间利益的多元化及复杂矛盾是医学伦理难题产生的根源。生命科技的迅猛发展，如人类辅助生殖技术、器官移植的发展带来的问题，社会进步引起人们医学伦理观念，如生命观、死亡观的改变，多样化的生命伦理学理论和原则在实际应用中的矛盾，我国医药卫生体制如医疗保障制度的不完善、医疗卫生法制建设相对滞后，引起道德与法律的冲突等又成为引起医学伦理难题的具体原因。因此，医学伦理难题的解决需要社会各界的共同努力，具体途径有以下几点。

1. 解决医学伦理难题的理论前提　解决医学伦理难题，需要科学确立理论前提，医学美德论、医学义务论和医学效果论共同构成医学伦理学的完整体系。医学美德论是医学伦理学的归宿，使医务人员在实践中自觉遵循医学道德规范，并内化为自身良好的医学品德。医学道德规范是医学美德的前提和基础，而医学义务论注重揭示医德义务，非常明确地提出医务人员应遵循的医学道德规范，为人们解决医学伦理难题提供依据。医学效果论既是判断具体医学行为道德与否的标准，也是制定、检验和协调医学道德规范的理论基础，当已有的规范之间发生矛盾时，需要运用医学效果论进行协调。因此，解决医学伦理难题的最根本的医学伦理学理论之一是医学效果论。

2. 构建医学道德规范体系　解决医学伦理难题，需要在医学伦理学理论的指导下，构建医学道德规范体系，并确立已有规范之间发生矛盾时的处理原则。根据实践中遇到的问题提出和形成医学道德基本原则，制定具体应用准则，最终确定不同领域的一系列医学道德规范。当由于已有规范之间的矛盾而产生医学伦理难题时，应在具体道德行为情境下遵循比较选择原则和分级量化原则。比较选择原则即医务人员面对相互冲突的医学道德规范时从患者及社会利益出发，权衡利害，两害相权取其轻，两利相权取其重，使其能够得到最大可能的受益而带来最小可能的伤害，可用于解决治愈疾病与避免手术创伤的选择、拯救患者生命与严格知情同意的选择、维护社会公共安全与为患者保密的选择等医学伦理难题。分级量化原则即把医学道德规范分成若干层次等级，在解决由于依据不同规范而引起的两难或多难问题的时候，采取主次分明、顾全大局的方式，依次选择相应的医学道德规范，可用于解决稀缺医疗卫生资源的分配、高新医疗技术的应用等医学伦理难题。

3. 深化医药卫生体制改革 《关于深化医药卫生体制改革的意见》指出，深化医药卫生体制改革的总体目标是建立健全覆盖城乡居民的基本医疗卫生制度，为群众提供安全、有效、方便、价廉的医疗卫生服务。通过城乡基层医疗卫生服务体系的不断健全，提高基本医疗卫生服务的可及性，缓解“看病难”的问题；通过建立健全医疗保障体系和药品供应保障体系，有效减轻居民就医费用负担，解决“看病贵”的问题。医药卫生体制与市场经济体制不相适应是许多医学伦理难题产生的原因，只有不断深化医药卫生体制改革，大力发展医疗卫生事业，才能使不断出现的医学伦理难题得到解决。

4. 加强卫生法制建设 道德是法律的基础，处于社会主导地位的道德与法律是一致的。我国陆续出台的《人类辅助生殖技术管理办法》和《人类精子库管理办法》、《传染病防治法》、《人体器官移植条例》、《精神卫生法》等一系列法律法规，对于相关领域医学伦理难题的解决都有明确的规定。医务人员主动学习并严格遵守医学领域的相关法律法规是解决医学伦理难题的重要途径。同时，医疗卫生法制建设的相对滞后可能引起道德与法律的冲突，引发医学伦理难题，比如在我国心肺死亡标准与脑死亡标准的并存使医学实践中对死亡的判定出现难题。因此，加强卫生法制建设，逐步完善相关卫生法律法规，是解决医学伦理难题的途径之一。

5. 建立伦理委员会 伦理委员会主要有三类，分别是建立在医院等医疗保健机构的医院伦理委员会；建立在高等院校、学术期刊和科研机构中的机构审查委员会；建立在政府或国际、国内医学组织中的医学专家伦理委员会。伦理委员会的主要职能之一包括为解决医学伦理难题提供咨询。随着社会的进步和医学的发展，会不断出现许多新的医学伦理难题，解决它需要丰富的医学、伦理学、法学等专业知识。伦理委员会的成员来自不同的专业领域，代表不同的利益群体，又可以多视角地思考问题，对不断涌现的医学伦理难题加以探讨，提供咨询，有利于医学伦理难题的解决。

二、临床伦理决策

所谓决策，即抉择，就是根据行为的目标，拟订多个可行的方案，然后从中选出达到目标的最佳方案。解决任何一个问题，往往都有多种方法或方案，但人们最终实施的方案仅仅是其中的一种，决策就是从多种方法或方案中选择出最佳的一个，然后执行。

（一）临床伦理决策的涵义及类型

医务人员诊疗疾病的行为，一般是在多个行为方案中进行选择的结果，这种选择即临床伦理决策。

1. 临床伦理决策的涵义 临床伦理决策是医务人员在临床诊疗工作中根据确定的医学行为目标，拟订多个诊疗方案，然后从中选出达到最佳诊疗效果的方案。医学决策是复杂的，其中最基本的有技术决策和伦理决策。技术决策必然是伦理决策，而伦理决策不一定是技术决策。伦理行为是具有利害效用的行为，而技术行为必然是对患者有利害效用的行为。所以，技术决策同时也是伦理决策。而医务人员在伦理上做出决策，需要建立在道德思考的基础上，涉及个人的价值观，同时受社会文化及宗教信仰、法律规范、行为情境等各种因素的影响。

2. 临床伦理决策的类型　根据决策主体的性质，可以将临床伦理决策分为个人决策和团体决策。个人临床伦理决策是指由作为个体的医务人员自己做出的伦理决策，在通常或紧急的情况下往往需要医务人员采取个人决策，且应该能够为自己的医学行为决策进行伦理辩护；团体临床伦理决策是指由一个团队（往往是医院伦理委员会）中不同领域的专家和代表经过共同讨论、全面分析之后做出的伦理决策，在情况复杂、医务人员个人决策困难时，通常采取团体决策。

（二）正确进行临床伦理决策

医务人员进行临床伦理决策，是从多个行为方案中选择最佳的方案，如果是从相互矛盾的行为方案中进行选择，就是解决具体的医学道德难题。医务人员应该发挥主动性，正确进行临床伦理决策。

1. 掌握医学伦理知识　掌握基本的医学伦理知识是医务人员正确进行临床伦理决策的前提。医务人员应该通过参加医学伦理教育掌握基本的医学伦理知识，熟悉和把握医学道德规范体系，培养良好的医学道德品质。医务人员在临床工作中应当区分出哪些是医学伦理问题，运用医学伦理学的基本理论和道德原则、准则，依据医学道德规范体系自觉、主动、正确进行决策。

2. 遵守相关法律法规　我国已经颁布了大量的医疗卫生法律法规，并制定了有关医疗卫生政策，这些法律法规和政策成为医务人员诊疗行为的法定依据，必须严格遵守。医务人员在临床工作中应当在遵守医院各项管理规章制度和技术操作规程的基础上，熟悉医学领域尤其是医学伦理相关的法律法规和政策，正确进行临床伦理决策。

3. 行使医生特殊干涉权　医生特殊干涉权是一项基于专业能力的特殊职业权利，是在医学伦理原则指导下，医生为患者利益或他人和社会利益，对患者自主权进行干预和限制，并由医生做出决定的一种医疗伦理行为。医生行使特殊干涉权的前提条件是患者的自主选择违背社会、国家、他人利益或自我根本利益，使这一自主选择在法律上被视为无效。如当患者缺乏理智的决定，拒绝治疗会给自身带来显而易见的严重后果或不可挽回的损失如生命健康危害等，医生可行使特殊干涉权；当具有较强传染性的传染病患者拒绝隔离治疗会严重危害社会、他人利益，医生可行使特殊干涉权。

4. 求助医院伦理委员会　医院伦理委员会是建立在医院等基层卫生机构中，由多学科专业人员组成，为发生在医疗实践和医学科研中的伦理问题和伦理难题提供教育、咨询等的组织，具有教育培训、案例咨询建议、审查评价等职能。医务人员在临床工作中可以将比较棘手的临床伦理决策难题提交到医院伦理委员会，使个人决策转变为团体决策，经过不同领域的专家共同讨论，正确进行临床伦理决策。

5. 确立伦理决策模式　确立临床伦理决策模式可以使临床伦理决策纳入一定的框架，使医务人员的伦理决策有规可循，从容自如。借鉴国外经验、结合我国实际，我们认为医务人员可以按照如下模式进行伦理决策：确定是否为伦理问题，并区分其伦理与非伦理的成分；取得与该情境有关的事实资料；列出各种可行的方案，并分析各种方案的优缺点，或可能导致的结果；考虑各项基本伦理原则和伦理规范，并以此作为伦理决策的依据；依据个人判断或伦理委员会审议结果做伦理决策；依据所作的伦理决策采取行动；评价决策结果。

三、临床伦理审查

医院伦理委员会的职能之一即进行临床案例的伦理审查与分析，临床案例包括进展中的案例（患者）、追溯性案例（出院或去世的患者）、假设性案例（虚拟患者）三类。临床伦理审查不同于医学科研的伦理审查，主要发生在临床工作中，可以通过不同的途径实现。

（一）医学伦理查房

在长期生物医学模式下形成的传统医患关系模式，造成了医患沟通不畅的困境，导致大量的医患矛盾甚至冲突，这些冲突大都属于伦理范畴，既不能诉诸法律，又不能完全依靠医患双方的力量解决。医学伦理查房的目的是通过对临床医疗行为进行适时的审查和监督，及时发现临床医疗中的伦理隐患和不足并加以改正，从而保护医患双方的权益，缓解医患矛盾，防止医患冲突。医学伦理查房就医务人员在临床诊疗工作中是否遵循相关的道德要求进行审查并提供建议，比如尊重患者的知情同意权、隐私权，医患有效沟通，正确处理医际关系等。

（二）医患纠纷案例咨询

医院伦理委员会的成员包括医生、患者代表、护士、伦理学专家、医院管理人员、社会工作者等，有利于从不同角度更全面地分析问题。在医患纠纷案例中，患者、家属、医务人员各执一词，伦理委员会通过集体论证，提出案例相关的伦理问题，辨析冲突的利益、权利和义务，提供符合伦理原则和知识背景的说明，必要时应提供切合实际的有价值的行动指南，帮助解决医患、医际之间的纠纷。委员会通过为医患纠纷案例提供咨询，审查临床医疗中是否存在不符合伦理要求的行为并提供建议。

（三）特殊的临床技术应用伦理审查

生命科学研究的进展及医学高新技术的应用使相关科室的医务人员面临更多、更尖锐的医学伦理难题，并推动了相关领域医疗卫生政策的制定和法律法规的出台。如器官移植在术前应接受伦理审查，审查内容包括器官来源、供体和受体患者的知情同意、资源分配公正等能否得到伦理辩护。又如涉及生命维持技术、人类辅助生殖技术、基因技术等高新技术的临床应用都必须遵循医学伦理的基本原则，接受伦理委员会的伦理审查。

本章小结

临床诊疗工作是直接对患者实施诊断、治疗、护理并指导患者早日康复的所有医护工作的总称。通过本章的学习，掌握课程前面所学的医学伦理基本原则和应用准则在临床实践中的具体要求和应用，明确有关临床诊疗工作的道德要求，对医护人员更好地协调医患关系、提高诊疗质量、促进患者康复等具有重大的现实意义。医学发展和社会进步给广大患者带来福音的同时也给医学带来了前所未有的伦理难题及日益复杂的医患关系，医务人员应当了解常见的医学伦理难题，在临床诊疗工作中正确进行临床伦理决策，实现医疗技术与医学道德的统一。

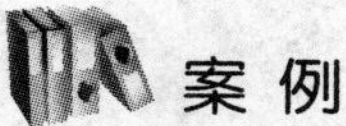

案例

产妇病危家属拒绝签字手术，医生联合签名施救

2008年1月11日下午3点，浙江德清县武康镇三桥村农民胡某的27岁妻子周某某在德清县人民医院接受剖宫产，孩子顺利生下两小时后产妇出现弥漫性血管内出血的症状。医院了解到，她此前有流产经历，子宫受到过创伤，因此决定"必须进行子宫切除手术，否则，极易导致死亡"。尽管妇产科主任胡某、主治医生况某某先后向患者丈夫胡某说明患者病情危急，需要他在手术告知书上签字，但胡某认为"我老婆走进来时蛮好的，怎么会病危了呢"？故始终不肯签字，直到晚7点，患者依然出血不止。

根据相关规定，没有患者家属签字，医生不能手术。眼看患者的出血量比输入体内的血还多，面对家属不签字，副院长俞某某决定立即请来湖州市妇保医院的妇产科专家，并向县卫生局作了汇报，得到了"抢救病人、尽我们职责"的明确指示。内科、外科、血液科、妇产科的主任医生以及湖州市妇保医院的张副院长等纷纷到位，反复劝说后患者家属仍不肯签字。针对这种情况，常务副院长、抢救小组组长徐医生决定："生命高过一切，家属不签字，主治医生联合签"！这时，卫生局王副局长也赶到现场，他对医生们说："全力抢救，我做你们的后盾"！当晚8点，妇产科主治医生王某、况某某在手术告知书上郑重签字，并对产妇周某某进行手术。患者子宫被切除后，腹腔仍流血不止，因此，医院又发出病危通知书，但胡某仍不肯签字，最后，还是由主治医生联合签字，继续手术。直到12日凌晨2时，患者终于转危为安。德清县卫生局王副局长认为：所有的法律和条例都是建立在以人为本、尊重生命基础之上的，因此，德清医院医生签字，尽管有违常规，但希望能得到理解。

结合本章所学内容及案例思考医生面对医学伦理难题应该如何正确进行临床伦理决策。

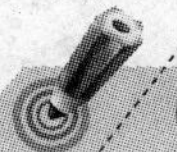

相关链接

1.《中国医师宣言》，中国医师协会2011年6月26日公布。

2.《医疗机构从业人员行为规范》，原卫生部2012年6月26日印发。

3.《中华人民共和国精神卫生法》，2012年10月26日第十一届全国人民代表大会常务委员会第二十九次会议通过，2013年5月1日起实施。

复习思考题

1. 简述问诊、体格检查、辅助检查及会诊的道德要求。
2. 简述药物治疗、手术治疗、心理治疗及康复治疗的道德要求。
3. 列举一个医学伦理难题，谈谈应该如何进行临床伦理决策？

（燕　娟）

第六章

生育控制与干预伦理

本科学习目标

1. 掌握　遗传咨询应遵循基本的伦理原则；人类辅助生殖技术应用的伦理原则。
2. 熟悉　计划生育的概念与伦理原则；优生伦理学的概念及分类；胎儿研究中的伦理问题。
3. 了解　国际与国内的人口状况；产前诊断与遗传咨询的概念；基因技术、严重缺陷的新生儿处置与智能缺陷的概念与伦理问题；人类辅助生殖技术的概念。

专科学习目标

1. 掌握　遗传咨询应遵循基本的伦理原则；人类辅助生殖技术应用的伦理原则。
2. 熟悉　计划生育的概念与伦理原则；优生伦理学的概念及分类。
3. 了解　胎儿研究中的伦理问题；产前诊断与遗传咨询的概念；人类辅助生殖技术的概念。

第一节　计划生育伦理

一、国际与国内的人口状况

19 世纪以来，由于世界人口基数过大，世界人口增长速度不断加快，1800 年为 10 亿，1930 年为 20 亿，1960 年为 30 亿，1974 年为 40 亿，1987 年为 50 亿，1999 年世界人口突破 60 亿大关。目前，全球每秒钟净增约 3 人，每天净增约 22.2 万人，每年净增约 8100 万人，其中 90% 是出生在发展中国家。世界人口仍按几何级数继续增长，其中撒哈拉沙漠以南地区人口增长速度最快，人口由现在的不到 10 亿，到 2050 年将达到 17 亿。据人口专家预测，如果计划生育能取得成效，到 2015 年世界人口将为 71 亿，否则将达 78.3 亿，到 2050 年世界人口将达到 100 亿，2080 年将达到 106 亿。21 世纪末人口开始下降，然后稳定在 103 亿左右。

目前中国是世界上人口第一大国，人口约占世界总人口的 22%。从 20 世纪 80 年代初提倡一对夫妇只生一个孩子以来，中国至少少出生3亿人口。但由于育龄妇女基数过大，每年仍要净增人口约1200万，这已相当于澳大利亚的人口总数。1997年中国总人口为12亿3626万人。2011年4月28日，国家统计局发布了2010年第六次人口普查登记（已上报户口）的全国总人口为1 339 724 852人。与2000年第五次全国人口普查相比，十年增加7390万人，增长5.84‰，年平均增长0.57‰，比1990~2000年的年平均增长率1.07‰下降0.5个千分点。数据表明，我国人口增长处于低生育水平阶段。

21世纪上半叶，将迎来总人口、劳动年龄人口和老年人口高峰。今后十几年，人口惯性增长势头依然强劲，总人口每年仍将净增800万~1000万人；难以适应激烈的综合国力竞争的要求；劳动年龄人口数量庞大，就业形势更加严峻；出生人口性别比居高不下，给社会稳定带来隐患；流动迁移人口持续增加，对公共资源配置构成巨大挑战；贫困人口结构趋于多元，促进社会均衡发展的任务十分艰巨。总之，人口众多、人均占有量少的国情，人口对经济社会发展压力沉重的局面，人口与资源环境关系紧张的状况，是全面建设小康社会、构建社会主义和谐社会所面临的突出矛盾和问题。

二、计划生育的历史发展、概念与意义

进入20世纪以后，世界各国开始重视人口与计划生育立法。美国是优生立法比较早的国家，在20世纪30年代，一些州立法对某些遗传性疾病患者进行强制性绝育。纳粹德国借口优生大搞种族歧视，对所谓“劣等种族”或“有缺陷人口”进行强制性绝育，并对犹太人实施种族灭绝。由于优生学被种族主义的人口政策所利用，以后的人口立法对“优生(Eugenics)”一词避而远之。

第二次世界大战以后，一些发展中国家出于对人口快速增长的担心，颁布了控制人口的法律。发达国家出于对妇女健康和权利的考虑，也逐步使避孕、绝育和堕胎合法化。如：墨西哥1974年颁布了《普通人口法》；秘鲁于1986年颁布了《全国人口政策法》；印度尼西亚于1992年颁布了《人口发展与幸福家庭法》计划生育部分对生育政策和节育服务进行了规定等。日本于1974年4月，经“人口问题审议会”通过，正式发表了以“日本人口动向-静止人口”为题的《人口白皮书》，强调日本的人口问题是世界上最尖锐的，把静止人口作为日本的发展目标，重申努力抑制出生，减少人工流产，谋求普及避孕法，并把提高人口质量放到首位，提出了“少生少死良养良育“的口号。

计划生育是一个系统工程，各个国家的政治、经济、宗教、传统文化、历史背景等都会对人口政策产生巨大影响，人口问题已引起国际社会的共同关注。1994年在埃及开罗举行的“国际人口和发展会议”通过了《关于国际人口与发展行动纲领》。该纲领强调，通过全球的计划生育给妇女一个生育自主权，以达到进一步控制人口过快增长的目的。

计划生育是指根据国民经济和社会发展计划的要求，有计划地对人口出生进行调节，达到控制人口数量，调节生育速度，提高人口素质的目的。计划生育是我国的一项基本国策，控制人口增长速度的节奏，提高人口素质在我国仍然具有十分重要的现实意义。

三、计划生育的伦理

计划生育是人口伦理学中的重要分支。人口伦理学是以人口道德为研究对象的应用伦理

学分支学科，人口科学与伦理学交叉融合而形成。它从人口运动与伦理道德相互影响的角度探寻人口道德产生和发展的历史过程及其规律，揭示人口道德对人口运动的能动作用和反作用，并在此基础上概括、确立和论证人口问题的道德评价标准和行为准则，以解决人口问题上的道德冲突、摆脱人口困境，提高人口素质提供有益的理论指导。

控制人口数量有利于社会经济发展和安定团结；有利于提高人口的自然素质和科学文化素质；有利于改善人民群众的生活质量；有利于家庭和子孙后代的幸福；也有利于整个人类的生存发展。当前，控制人口过快增长的切实可行途径，就是计划生育。因此，继续实行稳定的计划生育政策具有十分现实的道德价值。

我国的计划生育政策是根据我国严峻的人口形势，经济发展的需要以及环境承受能力等诸多因素而制定的。我国的计划生育工作始终把宣传教育放在首位，实行国家指导和群众自愿相结合的原则。同时反对任何形式的强制堕胎，人工流产是在资源和安全条件下进行的。所有这些都体现了中国计划生育政策是充分尊重个人生育自由权利的。

医护人员在计划生育工作中，在提供生育技术服务过程中应遵守以下五项原则：

1. 有利原则　计划生育应有利于育龄妇女和男子的身心健康，有利于人的全面发展，有利于家庭的幸福和生活质量的提高。

2. 尊重自主原则　计划生育应坚持尊重人的原则，人不仅仅是计划生育工作的对象，而且是主体。要尊重妇女和男子在生育和性问题上的自主权。只有在没有明显的证据表明这种自主权的行使会危及他人和社会的健康和利益时，对它的限制才是可以接受的。

3. 公正性原则　计划生育应公正地对待所有孕龄妇女和男子，而不能因性别、年龄、民族、社会地位、经济状况、文化程度及其他方面的区别而在提供服务方面有所不同。

4. 公益性原则　计划生育的技术行为与优生学的各种措施必须始终把握对后代和社会负责的方向，符合社会的道德价值取向。既要避免严重缺陷人口的出生，优化人口素质，更要防范非法目的与不当利用，优生措施决不能成为性别选择、计划外超生的目的。这不仅有损于计划生育的政策目的，而且有违伦理原则和法律规范。

5. 宏观控制原则　在我国这样一个长期受人口过多困扰的发展中国家，计划生育在宏观上应具有达到控制人口增长的目的。这有利于社会可持续发展、减少环境污染和提高总人口的生活质量。但在达到人口宏观目标从而对社会带来总体正面效益时，不应忽视对某些个人或人群可能或实际带来的负面效益并给予应有的补偿。

四、我国计划生育政策的发展与立法

20 世纪 60 年代，在城市和人口稠密的农村地区开展过计划生育。1971 年，国务院批复了《关于做好计划生育工作的报告》，首次把控制人口的目标纳入国民经济发展计划。1973 年 7 月，国务院建立计划生育领导小组。计划生育工作机构也在各地相继成立，人口指标开始被纳入国民经济计划，计划生育工作开始在全国范围内铺陈开来。同年 12 月在北京召开了全国计划生育工作汇报会，提出“晚稀少”的生育主张。1980 年 9 月召开的五届全国人大第三次会议上，国务院提出：“在今后二三十年内，必须在人口问题上采取一个坚决的措施，就是除了在人口稀少的少数民族地区以外，要普遍提倡一对夫妇只生育一个孩子，以便把人口增长率尽快控制住，争取全国总人口在本世纪末不超过十二亿”。这也是我国现行计划生育政策的开端。

《中华人民共和国宪法》明文规定："国家推行计划生育，使人口的增长同经济和社会发展计划相适应"。宪法还规定："夫妻双方有实行计划生育的义务"。而《婚姻法》则将计划生育作为一个基本原则确立在总则之中。对一个国家或一个地区而言，计划生育就是在全国或整个地区范围内，对人口发展进行有计划的调节，使人口的增长同社会和经济的发展相适应。对一个汉族家庭或一对汉族育龄夫妇而言，则是有计划的安排生育子女。

中共中央、国务院《关于全面加强人口和计划生育工作统筹解决人口问题的决定》指出，人口问题始终是制约中国全面协调可持续发展的重大问题，是影响经济社会发展的关键因素。同时，必须清醒地看到，中国人口发展呈现出前所未有的复杂局面，低生育水平面临反弹的现实风险。

计划生育法对计划生育技术服务也做出了明确规定：国家建立婚前保健、孕产期保健制度，防止或者减少出生缺陷，提高出生婴儿健康水平；各级人民政府应当采取措施，保障公民享有计划生育技术服务，提高公民的生殖健康水平；地方各级人民政府应当合理配置、综合利用卫生资源，建立、健全由计划生育技术服务机构和从事计划生育技术服务的医疗、保健机构组成的计划生育技术服务网络，改善技术服务设施和条件，提高技术服务水平；计划生育技术服务机构和从事计划生育技术服务的医疗、保健机构应当在各自的职责范围内，针对育龄人群开展人口与计划生育基础知识宣传教育，对已婚育龄妇女开展孕情检查、随访服务工作，承担计划生育、生殖保健的咨询、指导和技术服务；计划生育技术服务人员应当指导实行计划生育的公民选择安全、有效、适宜的避孕措施；对已生育子女的夫妻，提倡选择长效避孕措施；国家鼓励计划生育新技术、新药具的研究、应用和推广；严禁利用超声技术和其他技术手段进行非医学需要的胎儿性别鉴定；严禁非医学需要的选择性别的人工终止妊娠。

第二节　遗传与优生伦理

一、产前诊断

医学遗传学诊断是重要的产前诊断方式，包括在实验室中进行的DNA、蛋白质与染色体层次的检测，以及临床中所观察到的各种无序、紊乱与异常，包括出生缺陷等，都属于产前诊断的范围。产前诊断又称为宫中诊断或出生前诊断，已成为一门新的综合性、边缘性学科，是通过直接或间接的方法对孕期胎儿发育及健康状况进行检测。妊娠4~5个月期间进行产前诊断具有特别重要的意义。这一时期使用物理、生物或遗传学方法，实施产前诊断，了解胎儿发育是否正常，是否患有先天性遗传病或者先天性缺陷，以便适时地做出选择，正是产前诊断的重要价值和意义之所在。产前诊断的目的是优生、保护孕妇的人身安全、确保胎儿的正常发育。在妊娠4~5个月期间，产前检查的对象主要是孕妇，并通过对孕妇的检查达到对于胎儿的间接检测。后期则可以直接对孕期胎儿进行某些检测。

基因缺陷与突变、环境污染、不良生活方式与习惯、不良用药等因素有可能导致胎儿的发育异常。《中华人民共和国母婴保健法实施办法》第三章第十九条规定，发现孕妇患有下列严重疾病或者接触物理、化学、生物等有毒、有害因素，可能危及孕妇生命安全或者可能严重影响孕妇健康和胎儿正常发育的，应当对孕妇进行医学指导和下列必要的医学检查：①严重的妊娠合并症或者并发症；②严重的精神疾病；③国务院卫生行政部门规定的严重影响生育的其他疾病。第二十条还规定，孕妇有下列情形之一的，医生应当对其进行产前诊断：①羊水过多或者过少的；②胎儿发育异常或者胎儿有可疑畸形的；③孕早期接触过可能导致胎儿先天缺陷的物质的；④有遗传病家族史或者曾经分娩过先天性严重缺陷婴儿的；⑤初产妇年龄超过35周岁的。

根据《中华人民共和国母婴保健法》第三章第十七条、第十八条规定，经产前检查，医生发现或者怀疑胎儿异常的，应当对孕妇进行产前诊断。经产前诊断，有下列情形之一的，医生应当向夫妻双方说明情况，并提出终止妊娠的医学意见：①胎儿患严重遗传性疾病的；②胎儿有严重缺陷的；③因患严重疾病，继续妊娠可能危及孕妇生命安全或者严重危害孕妇健康的。

依照上述第十七、十八条法律规定施行终止妊娠（或实施结扎手术）应当经本人同意，作到自主选择，并签署具体意见。本人无行为能力的，应当经其监护人同意，并签署意见。实施终止妊娠或者结扎手术的，接受免费服务。

为保护母婴生命安全，不得随意终止妊娠。怀孕13周以上非医学原因不得随意堕胎。一些地方政府还规定，怀孕13周以上的妇女要求实施人工终止妊娠的，须持有乡、镇、街道以上计划生育行政管理部门出具的同意终止妊娠的证明（适用于某些特殊的非意愿性妊娠），或者县级以上医疗保健机构出具的因医学原因不宜继续妊娠的医学诊断证明。无上述有效证明，任何医疗机构或个体行医者不得为其实施人工终止妊娠的手术。因特殊情况可能危及母婴生命安全、需要立即终止妊娠的，可先实施终止妊娠手术，做好有关登记，于术后48小时内报告给当地计划生育行政管理部门。

《中华人民共和国母婴保健法实施办法》第三章，第二十三款明确规定，严禁采用技术手段对胎儿进行性别鉴定。对怀疑胎儿可能为伴性遗传病，需要进行性别鉴定，由省、自治区、直辖市人民政府卫生行政部门指定的医疗、保健机构按照国务院卫生行政部门的规定进行鉴定。这是保护母婴不受伤害的法律保障措施。

世界卫生组织于1997年12月在日内瓦制订了《关于医学遗传学与遗传服务中伦理问题的国际准则》，明确指出：产前诊断只能提供给那些适用者，绝不允许通过给夫妻双方施压的方法迫使他们做这样的诊断，即使是诊断结果表明了胎儿的遗传异常，也不允许依据诊断结果迫使其终止妊娠。有关问题的最终决定权不掌握在医生或政府的手中，而是掌握在接受产前诊断的夫妻双方手中，并特别强调最终决定权掌握在孕妇手中。

二、遗传咨询

遗传咨询（genetic counseling）是由从事医学遗传的专门人员、医生或计划生育的医务工作者，对遗传病、先天畸形患者（或其他咨询者）及其家属提出的有关该病的发生原因、遗传方式、诊断与防治，以及在亲属与子女中再发生此病的风险率等问题予以解答，并就患者及其亲属的婚配与生育等问题提出建议与指导，供患者及其亲属参考。

遗传咨询主要是与咨询者及其亲属讨论和分析相关遗传病的发病原因、遗传方式、诊断、治疗和预后等问题，对家族中的发病率和再显危险率进行解答，并对可能采取的措施建议。遗传咨询是医院对病人及其亲属的全面服务工作的一个组成部分，遗传咨询工作需要由以下人员共同完成：临床医生和护士、医学遗传学专家、医学社会工作者、计划生育工作者、其他专门人员或辅助人员。遗传咨询的对象可以是患者及其亲属，也可以是一般的咨询者。遗传咨询的内容主要是讨论和分析相关遗传疾病的发病原因、遗传方式、诊断和治疗以及预后，遗传咨询只涉及遗传疾病和先天畸形等相关问题，不涉及具体的个人。

按照世界卫生组织制订的《关于医学遗传学与遗传服务中伦理问题的国际准则》规定，遗传咨询工作人员须在一种讲人道的、专业化的融洽关系中为接受咨询者提供准确、完整和无偏见的信息，帮助接受咨询者及其家庭成员在知情的状况下恰当地做出他们自己的正确选择。由于咨询者不一定是患者本人，因此应特别注意患者本人的隐私权问题。

从理论上说，每一个患有遗传病的家庭都应得到医学的指导和咨询。特别需要作遗传咨询的个人和家庭包括：患有某种严重的遗传病或者有遗传病家族史者（如亲属中有严重遗传病患者）；曾经分娩过有严重遗传病或者有先天缺陷儿童的夫妇；具有三次以上自发流产史；曾有不孕史、不育史、早产史、死胎史；接触有毒有害物质或者长期使用某种药物者；高龄孕妇，年龄在35周岁以上者；近亲结婚者；其他遗传疾病患者和疑似患者。

遗传咨询可以划分为三种类型：

1. 指导性遗传咨询　指导咨询者在各种可供选择的方面做出某种最为合适的建议，多出现于咨询者难以做出选择的场合。咨询师所使用的语言基本上是指导性和帮助性语言。

2. 帮助性咨询　只向咨询者提供全面信息，为咨询者了解相关情况提供帮助，不去干预咨询者自主决定的全过程，一切决定均由咨询者在知情的情况下自主做出。咨询师所使用的语言多为中性语言，对各种可能的情况有客观描述，不使用暗示性语言，但是可以建议咨询者回家同亲属商量后再作决定；

3. 劝阻性咨询　咨询者做出的决定将违反《母婴保健法》、《传染病防治法》、《人口与计划生育法》、《婚姻法》等与优生优育相关的法律法规，将可能对他人和社会造成不良影响，咨询师应对咨询者的决定给予劝阻。这种劝阻虽然不完全符合咨询者个人的意愿，但是符合全社会的整体利益，因此劝阻性咨询是必要的。劝阻性咨询中咨询师所使用的语言带有一定的强制性和严厉性。

遗传咨询所要达到的基本目标是“患者及其家庭的终生幸福和社会的可持续发展”。为此，遗传咨询应作到：对患者的疾病是否为遗传病做出正确判断；确定遗传病的遗传方式，推算出预期的风险；向患者或其家属提出可供选择的对策和方法，以便他们能自主选择。

遗传咨询是一项责任重大的工作，会影响一个家庭和咨询者一生的命运，任何结论的得出都要经过相关人员的认真研究，慎重判断。家族病史需要调查清楚，必要时进行检查访问，不可根据不确切的材料判断处理。咨询要因人而异，区别对待。要尊重咨询者的隐私权。

遗传咨询应遵循基本的伦理原则，世界卫生组织建议在遗传咨询过程中应做到：

（1）提供正确、完整、无偏见的信息，并尊重受咨询者及其家属所做出的决定。

（2）保障当事人家庭的完整性。

（3）凡有关健康的所有信息都应及时、全部提供给当事人及其家庭，包括正常的检测结果，做到毫不保留。

（4）保障当事人和家庭的隐私不受雇主、保险商和学校的不公正侵害。

（5）告知当事人和家庭，相关的遗传信息可能会被非当事的第三方所误用。

（6）告知当事人，他或她有道德义务去告知其血亲的遗传风险。

（7）告知当事人，有必要将其携带者身份透露给配偶/伴侣，尤其是他们决定生育之前，并告知当事人，公开此事对他们的婚姻所存在的伤害的可能性。

（8）告知当事人，如果会影响公共安全，他们有道德义务公开其遗传状态。

（9）尽可能以无偏见的方式客观地陈述其遗传信息。

（10）除非具有治疗的把握，在其他情况下，咨询应以非指导性原则为主。

（11）尽可能让当事的儿童和青少年介入影响他们自己的决定。

（12）咨询师有义务同咨询者保持定期联系，以便及时告诉他们最新的相关情况。

（13）遗传咨询工作应逐渐走向专业化和规范化。

三、遗传普查与遗传筛分

遗传筛查以所有对象为样本，检测其中的个体是否携带致病基因或某种疾病的易感基因型、风险基因型，以防止可能的疾病在个体身上出现或遗传给后代。针对新生儿的遗传筛查是一种简便易行的遗传普查办法。

20世纪60年代，美国医生加斯里教授发明了“细菌抑制方法”，用此法可以筛查苯丙酮尿症（Phenylketonuria，PKU）。此后遗传筛查方法很快得到普及，推动了新生儿遗传筛查工作的开展。目前世界上已有30多个国家和地区开展了新生儿遗传普查与遗传筛分工作，主要针对的病种包括：苯丙酮尿症、先天性甲状腺功能减退等20多种遗传疾病。我国已将遗传筛查工作列入法律规定的卫生保健服务的范围之中。2001年6月20日正式施行的《中华人民共和国母婴保健法实施办法》第四章第二十五条规定：“医疗、保健机构应当按照国家有关规定开展新生儿先天性、遗传性代谢病筛查、诊断、治疗和监测”。

遗传筛分，是指采用一定的方法，从某个群体中进行检测，从而确定处于遗传病高风险的无症状者。如新生儿苯丙氨酸筛检苯丙酮酸尿症、利用孕母血清生化标志筛检患有唐氏综合征的胎儿等。凡在筛分中提示有较高风险者必须为之提供明确的诊断检验。

遗传普查与遗传筛分是一种积极有效的优生学方法，可以及早发现、及时治疗并有效预防残疾的发生，促进患儿健康成长。世界卫生组织规定了遗传普查与遗传筛分的基本伦理要求是：①遗传筛查和检测必须出自自愿而非强制，除非是下列最后一种情况；②遗传筛查和检测在进行之前应首先将筛查与检测的目的、可能的后果、以及可供选择的各种可能性途径等相关信息告知当事人；③未经当事人本人同意，不得将筛查和检测结果提供给雇主、保险商、学校或其他单位或个人，以避免发生遗传歧视问题；④在少数案例中，如果公开有关的遗传信息更符合当事人个人的利益、更有利于公共安全，则有必要向当事人提供有关帮助，使其自主做出相关决定；⑤筛查和检测的结果应同遗传咨询过程相衔接，特别是筛查和检测出不良结果时，遗传咨询具有重要意义；⑥如果预防与治疗是可行的，那么不应该延误治疗；⑦如果早期诊断与治疗有利于新生儿的健康成长，那么针对新生儿的遗传筛查和检测可以是强制和免费的。

四、基因技术与遗传的伦理

基因技术是指应用现代化的生物科学和遗传学技术对基因进行操纵或改造的科学工程。它是遗传学在应用方面的重点工程，包括细胞工程、重组 DNA 技术和蛋白质工程等。在医学遗传领域，主要有人类基因分析、基因诊断和基因治疗三个方面的内容。

基因技术在医治遗传性疾病中的应用，对治疗人类顽症、提高生命质量、促进人类健康有一定的积极意义。与科技发展本身一样，科技对伦理道德的影响具有两重性。科技的迅猛发展在某一时期或某一局部可能会给社会伦理带来消极影响，但从事物发展的总趋势分析，科技的进步与社会道德的成长的基本趋向是一致的。

基因技术的不完善可能带来伤害。基因治疗既可以治疗遗传病患者，又可以使其后代不再患病，是一种使遗传病得到根治的方法。但是，技术上的不成熟和潜在危害将对人类产生的影响是不确定的。生殖细胞基因治疗改变了生殖细胞的遗传物质，传至后代，其未来效果不知，可能对后人产生危害。

由于基因技术的高投入，所带来问题是高额的治疗费用与紧缺的卫生资源之间的矛盾。目前所应用的基因转移细胞均是已分化的细胞，其生命周期有限，患者需要反复接受治疗，治疗的费用带来了使用的压力。如对一单基因性家族性高胆固醇血症患者进行基因治疗，其费用高达 75 000 美元。因此，有人对是否应该将卫生资源花费于基因治疗上提出了异议。

不可忽视的一个重要问题是，遗传信息的保密。人类基因组计划中的一个目标是通过家系分析，测量不同性状连锁遗传的频率，在整体水平上对遗传模式绘制遗传连锁图。遗传连锁图对某些家族来说可能包含预警信号，即该家族对某一种疾病具有易感性，患该种疾病的概率相对较大。如何对待遗传信息呢？有人认为应以尊重遗传信息的隐私权为前提，只有当医学上确定会出现严重的、不可避免的疾病时，才可告知。

五、严重缺陷的新生儿处置问题

根据医学遗传学定义，出生缺陷（birth defect）是指：在人类正常范围之外，任何解剖学和功能的变异，这些变异或来自孟德尔方式遗传，或新的突变，或来自任何的染色体异常，后者是由于感染、化学和物理因子作用于出生前的胚胎而引起的，但不包括出生时损伤所引起的异常。它包括了“以结构形态为主的”先天畸形等生理缺陷和“因代谢功能缺陷所致的”先天智能缺陷两大部分。出生缺陷不包括产伤性缺陷。20 世纪 70 年代世界卫生组织（WHO）组织专门成立了“国际出生缺陷监测系统信息交换所”，世界上很多国家和地区通过该组织监测和交流有关出生缺陷的情况和信息。

严重缺陷新生儿的处置，存在着正确界定和恰当处理这两个方面的问题。一些基本的伦理原则应严格遵守：应按照国务院卫生行政部门制订的有关标准，严格区分“严重缺陷”和不严重缺陷，针对不同情况做出相应处置。严重缺陷包括了患有无法存活的疾病或者存在着成人后生活无法自理的缺陷，已知的医学手段又无法治愈和矫正。

按照“生命质量标准”和“代价标准”相统一的原则，针对不同程度的缺陷情况分别采用不同的方式做出处置建议，当然，处置的最终决定权主要掌握在产妇手中。

六、智能缺陷的伦理

智能是人认识客观事物、积累经验、运用以往经验解决当前问题、适应新环境的能力。它是学习能力、概括能力、抽象思维和适应新环境能力的综合。集中表现在反映客观事物深刻、正确、完全的程度上和应用知识解决实际问题的速度和质量上，往往通过观察、记忆、想象、思考、判断和概括等表现出来。

人们设计了许多智力测验方法来确定人的智能，智商（IQ）测定便是其中常用的一种。一般认为：IQ130 以上为超常智能，IQ70 以下为智能缺陷。智能缺陷是精神发育迟滞的主要特征。精神发育迟滞的病因可有遗传缺陷，孕期母体发生风疹、病毒感染或射线影响，产前出血以及分娩时窒息、产伤等。

根据国际疾病分类第十次修订版（ICD10，1986 年草案，WHO），精神发育迟滞又分为四类：

1. IQ50 ~ 70 为轻度智能低下　语言的理解力和使用能力有不同程度的延迟，个人的生活能够自理，能从事家务劳动。接受训练后能从事非技术性的手工劳动。

2. IQ35 ~ 49 为中度智能低下　语言的理解和使用能力发展迟缓，生活自理能力亦有类似延迟、动作表现笨拙，一些病人常需监护。提供专门的教育训练可使病人获得从事简单劳动的能力。但成年时期也很难达到完全独立生活的程度。

3. IQ20 ~ 34 为重度智能低下　临床症状、器质性病因以及相关疾病方面与中度患者相似，但智力水平更低。

4. IQ < 20 为极重度智能低下　成人智龄在 3 岁以下，有时被称为“白痴”。语言理解和使用极为有限，不能自理生活和躲避危险。

减少智障缺陷的伦理要求是：

1. 加大优生优育宣传的力度　我国地域辽阔，各地经济文化发展的差异较大以及旧的传统生育观念的影响，优生工作的进展快慢不一，特别是在一些贫困落后的地方，人们对优生还不甚了解，已经出生了有严重缺陷的后代，更迫切要求再生、劣生现象十分严重。普及优生知识，加大优生意义宣传的力度，使人们树立起科学的婚姻观、生育观，在我国尤其是在贫困落后的地方显得十分重要。通过教育、宣传，让育龄夫妇自觉地实施优生，切实履行公民应尽的义务。

2. 广泛推行优生技术　要切实将优生措施转变为社会性措施，各级医疗机构和计划生育技术服务机构要投入一定的人力和财力，积极开展优生技术服务。坚持社会效益第一的原则，让贫困落后地方的育龄夫妇能够得到优生服务。在推广优生措施中，要争取各级政府在政策和经费上的支持，争取政府和社会各界及人民群众像重视科技、教育那样重视优生工作，像普及科技和教育那样普及优生。

3. 重视康复医疗保健工作　按照世界卫生组织下的定义：“健康是指在整个身心和社交的完好状态，而不仅仅是没有患病或体弱状态”。这个定义强调了全面的和功能上的健康，是与新的医学模式相适应的健康新概念。要向全社会宣传康复医学知识，动员广大群众和各界人士重视和支持康复事业。通过对轻中度智能缺陷者进行积极的矫治、训练和其他康复处理，使之掌握一定的生活能力和劳动技能，减轻社会和家庭的负担。

七、优生伦理学

英国科学家高尔顿在1883年第一次提出“优生学”一词，创立了这一研究改善人类的遗传素质，提高民族体魄和智能的科学。100多年来，优生学已成为一门综合性多学科的发展中的科学。优生学分为积极优生学（演进性优生学）和消极优生学（预防性优生学）两类。

积极优生学（演进性优生学），主要研究如何促进人类体质和智力优秀的个体繁衍，以改善婴儿的出生素质。它通过现代科学技术来限制、改造不良基因，实施健康遗传。现代医学发展中的辅助生殖技术如人工授精、体外授精、克隆技术、胚胎移植、基因工程等都可以作为积极优生学的主要手段。临床医学已证明，胎儿的健康发育和妊娠期的卫生保健有一定的关系；所以，注意孕期卫生，提高产科技术和围生期保健亦是积极优生学的一个内容。

消极优生学（预防性优生学），主要致力于如何通过采取各种措施，防止有严重遗传病和先天性疾病的个体出生。我国目前所进行的优生工作主要是预防劣生，所采取的主要措施有婚前检查、遗传咨询、产前诊断、孕期保健、选择性人工流产等，对有严重遗传性疾病的人、严重精神分裂症病人、近亲结婚者、高龄生育者等“不宜生育者”，采用社会和医学干涉的办法来限制或禁止其结婚生育。

随着人类的繁衍和世界人口的增长，缺陷基因的携带者日益增加，这些有害基因不可避免地会在人群中传播。推行优生至少对改善人类遗传学现状是有益的，其道德价值是显而易见的。优生的目的是改变人类基因的相对频率，增加有利的基因，减少不利的基因。那么什么是有利的基因？什么是不利的基因？如何判断有利的或不利的基因？根据什么标准来鉴别呢？从社会学的角度讲，这是不难回答的问题；从生物学的角度讲，这是极其复杂的问题。因为不同的有害基因有不同的鉴别标准，而同一基因携带者在不同的环境有可能显现出有利或不利的性状。所以，就优生而言，具体情况需要具体分析，才能做出科学的回答。

遗传因素的作用在人体上的宏观表现是基因与其他基因、基因与体内环境、基因与体外环境相互作用的结果。所以，既要重视遗传因素对能力低下的作用，又不能夸大遗传因素在非遗传病、行为模式、性格特征、智力水平方面的作用。在推广优生中如何处理个人与国家利益的关系。在优生工作中，个人的生殖行为要受到限制或影响，这与重视自主和自决的伦理学传统发生冲突。这就需要建立起个人对社会、未来世代负责的义务感。同时，还应该加强宣传和教育，使越来越多的人认识到优生的重要性，把国家规定的义务转变为他们自主的决定。

第三节 人类辅助生殖技术应用伦理

一、生殖权利与生育控制

生殖权利是人权的一个基本组成部分，是人的自然权利，是人类的生存和延续不可或缺的一部分。生殖权利应包括如下内容：男女平等的权利；人身自由、安全和自主的权利；结婚和组织家庭的权利；获得有关信息、咨询和教育的权利；获得生育健康和医疗保健服务的权利。这类服务包括妇婴保健、安全有效的避孕、避孕失败时安全的人工流产术及治疗并发症、绝育术、不育症的治疗、更年期疾病的预防治疗、性传播疾病（包括艾滋病）的预防治疗等全方位的服务；分享科学进步效益的权利。

在保护生殖权利与调节人口之间存在着矛盾，即保护生殖权利着眼于个人，而调节人口是为了社会经济文化的发展，着眼于社会和国家。宏观上两者应该是一致的，但在微观上可能会产生冲突。随着世界人口的日益增多、自然资源的日益匮乏，人口必须要有一个合理的数量，限制人口增多的可行办法就是控制生育。这样就必然地与个人的生殖权利发生冲突。控制生育的主要手段有避孕、人工流产、绝育手术等。

为保障妇女的权益，关于妇女是否生育或生育的多寡，妇女本人应享有最后决定权。怀孕妇女享有关于自己是否终止怀胎的决定权，此权利虽为基本权利但并非无限制。胎儿的生命是国家的重要利益，应予以重视。但只有胎儿在母体外有生存能力之阶段时，胎儿的生存权才具有强制性。在此时期之前，怀孕妇女的怀胎终止权，应不受法律的限制。不过，在此时期之后，经医生诊断确系为维护母体之生命或健康所必要者才可终止妊娠。

我国对于生育控制可有两种政策选择。一是强调个人的生殖权利，强调个人的自主和自决，但不应违反国家计划生育方面的有关法律。二是强调整个民族和社会的生存和发展，强调个人对民族和社会应尽的义务，那就要限制个人的生殖权利，以便在一个比较短的时期内控制人口膨胀。夫妻双方对生育权利和生育控制应按照男女平等的原则相互尊重和相互协调。

二、人类辅助生殖技术相关的伦理问题

人类辅助生殖技术从最初的人工授精、体外受精，到今天的克隆技术（Cloning）应用于人类辅助生殖领域，已有百余年的历史，它的发展标志着人类科学技术的历史性进步。人类辅助生殖的发展无论是从技术的深度，还是应用的广度都得到了快速的发展，为人类的生存与发展创造了许多的机会，尤其是对不孕不育的夫妇，使他们有一个完整美满的家庭，对生活充满了新的希望。但是辅助生殖技术的应用与其他新技术的应用有着本质的区别。因为它的产品是人，由此而引发的许多问题使得我们传统的伦理观念受到严重的挑战，使得我们不得不重新审视医学行为的道德标准和价值取向。

人工授精解决的是男性不育问题，体外受精解决的是女性不育的问题。无论是人工授精还是体外受精都需要在体外存储精子，于是储存精子的机构——精子库便诞生了。伴随着生殖技术和精子库的应用引出一系列伦理问题。例如：辅助生殖技术切断了婚姻与生育的纽带，改变了人的自然血缘关系，导致家庭、人际伦理关系的复杂化甚至混乱，对于由供精、供卵而产生的后代来说，原来的完全父亲分解为遗传父亲和养育父亲；完全母亲更是分解为遗传母亲、孕育母亲和养育母亲，那么谁应该对采用辅助生殖技术出生的孩子负有道义和法律的责任？代孕技术可以被商品化吗？辅助生殖技术以及供精、供卵和通过试管而产生的胚胎可以商品化吗？如果对供精、供卵技术的应用不加限制或者被滥用，将有可能造成未来的近亲婚配等不堪设想的严重后果……

为了规范人类辅助生殖技术的应用，确保其有利于相关个人和社会，2001 年 2 月，我国

原卫生部颁布了《人类辅助生殖技术管理办法》和《人类精子库管理办法》，对实施辅助生殖技术做了较为详细的规定。这两个管理条例对解决辅助生殖技术所产生的社会、伦理和法律问题提供了一个行为指南。2003 年 3 月以来，原卫生部组织有关专家对 2001 年出台的《人类辅助生殖技术管理办法》及一系列相关文件进行了修改。修改稿在原有的基础上提高了应用相关技术的机构设置标准、人员的资质要求和技术操作的技术规范，进一步明确和细化了技术实施中的伦理原则，强调了实施人类辅助生殖技术的伦理要求，从伦理角度明确提出了严格的禁止性规定：①禁止给不符合国家人口和计划生育法规和条例规定的夫妇和单身妇女实施人类辅助生殖技术；②禁止克隆人；③禁止无医学指征的性别选择；④禁止实施代孕技术；⑤禁止实施胚胎赠送；⑥禁止实施以治疗不育为目的的人卵胞浆移植及核移植技术；⑦禁止人类与异种配子的杂交，禁止人类体内移植异种配子、合子和胚胎，禁止异种体内移植人类配子、合子和胚胎；⑧禁止以生殖为目的对人类配子、合子和胚胎进行基因操作；⑨禁止实施近亲间的精子和卵子结合；⑩禁止在患者不知情和自愿的情况下，将配子、合子和胚胎转送他人或进行科学研究；⑪禁止开展人类嵌合体胚胎试验研究。

文件要求，实施人类辅助生殖技术应当遵循知情同意原则，并签署知情同意书。涉及伦理问题的，应当提交医学伦理委员会讨论；实施供精人工授精和体外受精-胚胎移植技术及其各种衍生技术的医疗机构应当与原卫生部批准的人类精子库签订供精协议；严禁私自采精，医疗机构在实施人类辅助生殖技术时应当索取精子检验合格证明；为当事人保密，不得泄露有关信息；不得进行性别选择，法律法规另有规定的除外；建立健全技术档案管理制度，供精人工授精医疗行为方面的医疗技术档案和法律文书应当永久保存；实施人类辅助生殖技术的医疗机构应当对实施人类辅助生殖技术的人员进行医学业务和伦理学知识的培训。

文件明确提出实施人类辅助生殖技术的七条伦理原则，即有利于患者、知情同意、保护后代、社会公益、保密、严防商业化、伦理监督。为了确保这七条原则的有效实施，要求开展人类辅助生殖技术的机构必须建立生殖医学伦理委员会，并在伦理委员会的指导和监督下有序规范的开展诊疗活动。

三、胚胎研究

胚胎是人体发育的必经阶段。胚胎发育成胎儿直到正常分娩，完成胚胎发育的全过程。但由于计划生育的需要，有的胚胎则需要进行人工流产，或由于体外受精常常会产生多余的胚胎。这些胚胎应如何处置？胚胎虽然不是“社会的人”，但它是“生物的人”，具有发展成为“社会的人”的潜力，因此我们不能像摆弄一瓶试剂或一片树叶那样去处理和操作胚胎。胚胎是一种极具应用价值的组织，目前干细胞研究所用材料多来自于早期胚胎，即从体外受精多余胚胎中获取胚胎干细胞，从流产胎儿中获取胚胎干细胞，以及用体细胞核移植技术创造胚胎获取胚胎干细胞。这三种干细胞来源都涉及胚胎实验问题，其涉及的伦理问题十分复杂，引起广泛关注，对此我们将在后章予以讨论。

一般对自然流产的胎儿研究不存在伦理学的困难。但是对于可存活的活的胎儿在子宫外进行研究多数人表示反对，对于死胎及其组织的研究异议不大。胎儿研究存在的主要问题是对不可存活的活的胎儿在子宫外进行研究是否符合伦理，对子宫内的胎儿是否可以进行研究。

一种观点认为，胎儿不具有自卫能力，不具有表达是否自愿参加实验的能力，因此用胎儿做实验就是剥夺了他们的生命权，是一种不人道的行为。因此，对子宫外不可存活的活胎的研究应特别慎重。对不可存活的活胎在子宫外进行研究有可能会导致对人类生命价值的冷漠，不能照顾自己的人，如婴儿、老人、重病人、智力低下者的权利和需要的漠视，对临终病人的要求和对不自愿的受试者的权利的忽视。另一方面，如果研究表明，用不可存活的活胎进行研究非常有用，就有可能使受试胎儿供不应求，就会不自觉地刺激使胎儿成为受试者的行为，进而导致人工流产标准的放宽。

对于子宫内胎儿的研究也可分为两种情况。一是治疗性研究，二是非治疗性研究。对于治疗性研究，如果对胎儿的风险很小，又能解决母亲的健康问题，则可进行研究。对于非治疗性研究，如果对胎儿和孕妇没有风险或风险很小，也可进行研究。对子宫内胎儿的研究要进行四个要素的权衡：①治疗效果；②经验和知识的获得；③孕妇的安全；④胎儿的安全。这里涉及许多方面的利益和价值，如受试孕妇、受试胎儿、其他孕妇和胎儿、社会和人类、研究者等。

1972 年，英国以妇产科专家皮尔（J. Peel）为首的顾问小组提出进行胎儿研究的如下条件：①活的胎儿不能作非治疗研究；②可存活胎儿的胎龄应定为 20 周，体重 400 ~ 500 克；③可用死胎及其组织进行研究；④有关胎儿的研究不应有金钱交易，要保持完整记录；⑤如活胎体重低于 300 克，肯定不可存活，可作研究使用，但需经伦理委员会批准；⑥不准为了弄清试剂的效应给子宫内胎儿可能有害的试剂。

本章小结

通过对世界人口状况的分析，可以发现人口问题仍旧是我国发展中所面临的重大问题之一。计划生育政策根据国民经济和社会发展计划的要求，有计划地对人口出生进行调节，达到控制人口数量，调节生育速度，达到提高人口素质的目的，是我国的一项基本国策。在实施计划生育政策时应当遵循有利原则、尊重自主原则、公正性原则、公益性原则、宏观控制原则。

医学遗传学诊断对于优生优育有着重要的意义。产前诊断是通过直接或间接的方法对孕期胎儿发育及健康状况进行检测，遗传咨询是由从事医学遗传的专门人员对遗传病、先天畸形患者（或其他咨询者）及其家属提出的有关该病的发生原因、遗传方式、诊断与防治，以及在亲属与子女中再发生此病的风险率等问题予以解答，并就患者及其亲属的婚配与生育等问题提出建议与指导，供患者及其亲属参考。遗传筛查以所有对象为样本，检测其中的个体是否携带致病基因或某种疾病的易感基因型、风险基因型，以防止可能的疾病在个体身上出现或遗传给后代。针对新生儿的遗传筛查是一种简便易行的遗传普查办法。按照“生命质量标准”和“代价标准”相统一的原则来对待缺陷新生儿的问题是医学伦理学的必然要求。掌握优生学的正确含义，了解优生学分为积极优生学（演进性优生学）和消极优生学（预防性优生学）两类。

生殖权利是人权的一个基本组成部分，是人的自然权利，是人类的生存和延续所不可缺少的。实施人类辅助生殖技术应当遵循原卫生部规定的伦理原则。禁止生殖性克隆，支持治疗性克隆的研究。熟悉胎儿研究中的伦理问题。

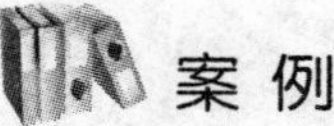

案例

八胞胎事件

广州一对L姓的富商久婚不孕，2010年初借助试管婴儿技术孕育的8个胚胎竟然全部成功，大喜望外的富商夫妇最终找来两位代孕妈妈，再加上自身共3个子宫采取“2+3+3”队型，在当年十月内先后诞下4男4女八胞胎，被称是“中国首例八胞胎”，现在天河北路一家早教中心上课，“八胞胎单独组成一个班”。目前，这个家庭共雇佣11个保姆照料八胞胎的生活起居，共同居住于番禺某小区。

据介绍，八胞胎的妈妈是一位事业型的成功商人，早年为事业打拼一直没要孩子。结婚数年后，想要孩子却一直未果，其间也曾尝试过多种现代医学技术包括试管婴儿在内但都未成功。这对夫妇求子心切，盼了多年，于是决定将8个孩子全部生下来。为此妈妈本人怀3个，2个代孕者各自怀3个、2个，在代孕期间这2位代孕妈妈也接至她家位于番禺的别墅内居住，由她家雇人照料。当年十月间8个孩子陆续出生，最早与最晚相差不超过1个月。

“8胞胎”事件引起巨大反响。广东省卫生厅召开专题会议研究事件调查处理和下一步工作，并针对此事件成立专项调查组，与省计生部门沟通，组织力量进行调查。广东省卫生厅副厅长廖新波针对八胞胎事件提出，此事件主要触及五个方面的问题：①代孕是非法的；原卫生部《人类辅助生殖技术管理办法》规定，严格禁止实施代孕行为。②人工有意多胎违反计划生育政策；③医疗机构有超范围执业、违规操作和经济犯罪之嫌；④医学伦理学问题；⑤人为多胎有损孕妇身心健康。

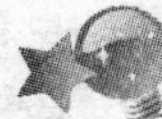

复习思考题

1. 我国计划生育政策应遵循的伦理原则是什么？
2. 人类辅助生殖技术应用的伦理原则是什么？

（万　旭）

第七章

器官移植伦理

本科学习目标

1. 掌握　我国器官移植的伦理原则和具体伦理准则。
2. 熟悉　国际有关器官移植的伦理准则的内容。
3. 了解　器官移植的伦理学。

专科学习目标

1. 掌握　我国器官移植的伦理原则。
2. 熟悉　国际有关器官移植的伦理准则的内容及我国器官移植的具体伦理准则。
3. 了解　器官移植的伦理学。

器官移植是20世纪医学发展的奇迹之一，挽救了器官衰竭病人的生命，重新燃起他们生活的希望，而且使他们以较高的生活质量继续工作和生活。半个世纪以来，这一技术使许多本来必死无疑的心、肝、肾衰竭患者获得新生，使许多难于恢复健康的患者生命质量得到提升。器官移植技术已成为脏器功能衰竭终末期的有效、常规性治疗手段。器官移植的卓越成就证明了其价值所在。但是供移植用的器官严重供不应求，人们提出了种种解决办法，对这些办法必须进行伦理学的分析和批判论证，以便做出合适的决策。器官移植的伦理问题主要集中在两个方面，如何符合伦理的收集和获取可供移植的器官，如何符合伦理的分配可供移植的器官。在解决器官供应的办法中最为引人注目的莫过于异种移植的研究。然而异种移植提出了新的伦理问题，并且需要对这种研究进行合适的管理。

器官移植不是简单地将供体器官移植到受体身体的技术过程，在其临床应用过程中引发出许多伦理问题。器官移植技术只有在恪守基本伦理原则的基础上，考量器官移植的道德价值，解决风险与受益、收益与代价权衡问题；从社会公正出发，解决可供移植器官这种稀缺医疗资源的获取、分配等问题的前提下，器官移植才能符合伦理要求并真正造福千千万万的患者。

第一节 器官移植概述

器官移植是医学高科技发展的成果之一。19 世纪的欧洲，人们为了实现用新的器官替换功能衰竭器官的愿望，开始进行器官移植的实验研究。20 世纪前半世纪，人们既进行器官移植的动物实验，也进行临床试验，既进行同种移植试验，也进行异种移植试验。虽然大都没有成功，但积累的经验成为今日器官移植临床应用的潜在基础。

临床移植首次成功的案例是 1954 年 Merrill 在一对孪生儿之间进行的肾移植，移植后肾脏立即发挥其功能，这是人体器官移植划时代的标志。随后，1963 年 Hardy 的肺移植，1967 年 Starzl 的肝移植和 1967 年 Barnard 的心脏移植都取得成功。20 世纪 60 年代开始向临床提供免疫抑制疗法，最初是试用 X 线照射和用骨髓移植的方法。1960 年开始使用药物免疫法。免疫抑制是器官移植成功的重要因素。

使器官移植得到扎实而长足进步的关键因素是：克服组织配型的障碍，突破“脑死亡”概念，以及研制出新的免疫抑制剂。1956 年法国科学家、诺贝尔奖获得者 Dausset 发现每个人的器官组织表面都有不同的蛋白抗原，而且存在于白细胞表面，称之为组织相容性抗原。事实表明，活的亲属供体和尸体供体移植的结果，与直接由组织配型确定的供体与受体组织抗原的相似度密切相关。组织配型不符的器官移植，会引起严重的排斥反应，导致移植失败。1968 年美国医学会提出了“脑死亡就是人死亡”的新概念，并从医学角度确定了“脑死亡”的诊断标准。其后，美国法律协会和美国 50 个州的立法机构都通过和承认“脑死亡”的法律和实施程序，并制订出统一的“死亡确定法案”，把“脑死亡”用法律的形式确定下来。英国、法国、加拿大、意大利、西班牙等国家以及我国香港和台湾地区也相继接受了“脑死亡”概念，日本在抵制多年后也于 1998 年接受脑死亡概念，使之与传统的心脏呼吸死亡概念并存。我国目前还未在法律上确认脑死亡概念和标准。由于医药技术的发展，不断研制出新的免疫抑制药物。环孢霉素在临床上的应用，强有力地支持了器官移植，使得移植外科开始摆脱 20 世纪 50 年代初以来肾移植一枝独放的局面，心脏移植、心肺移植、骨髓移植，肝移植，胰腺移植等急剧增加，使得临床成绩有了不同程度的提高。1994 年美国 FDA 批准的 FK-506 比环孢霉素更有效，服用该药后肝移植的成年病人存活率比服用环孢霉素的更有所提高。

第二节 器官移植的伦理问题

器官移植在 20 世纪世界医学史和人类文明史上开创了新的一页。外科技术的发展、器官保存技术的改进、新的免疫抑制药物问世，使器官移植成为标准的外科疗法，挽救了成千上万人的生命。但在移植外科的奇迹后面，存在着令人困扰的问题，对可供移植的器官的需要严重地和长期地超过供应，医务人员不得不做出使一些人有机会活下去，而另一些不得不死去的困难决定。以美国为例，20 世纪末平均每一个移植器官的人，就有多个人进入等待名单，而在等待名单上的人每天以 10 人的速率死亡。这是一个“求”大大超过“供”的问题。

第二个大问题是费用昂贵问题，许多人无力支付器官移植及其相关的费用。以美国为例，肾移植的费用是4万美元，心脏移植的费用是15万美元，肝移植的费用是20万~30万美元。抑制免疫的药物每年花费1万~2万美元，病人需要终身服用。我国民众更无力支付器官移植这种治疗，如肾移植需15万元人民币，肺移植需30万元人民币，心脏移植需50万元人民币，肝移植需60万~70万元人民币，术后还有一系列的护理、监测、服用免疫抑制药物等费用。这两个问题都使得器官移植这一当代医学高科技的成果不能为更多的人享用。如果这两个问题不能得到解决，就有可能导致高技术应用引发的社会不公正问题。

解决可供移植的器官的供应问题可以有四种办法：一是扩大人体可供器官来源。在中国这种来源大有潜力可挖。二是制造人工器官。至少从目前来看，人工器官功能不佳，费用昂贵。三是异种移植，其难处我们将在下面详细讨论。四是通过干细胞定向发育自身器官。这一途径也许是彻底解决器官供应的根本办法，但也存在相应的伦理问题。

从医学的角度来说，人体供体器官是最佳的器官。人体器官可以来源于尸体，也可以来源于活体。在许多国家，至今仍以尸体供体器官为主，活体供体器官为辅。以美国为例，1995年活体器官肾移植3000例，46%来自兄弟姐妹，22%来自父母，其他来自夫妻、子女以及其他亲属。此外，还有来自胎儿的组织。在我国儒家的影响根深蒂固，儒家认为“身体发肤，受之父母，不敢毁伤，孝之始也”（《孝经》），以及即使火葬也要全尸的陈规陋俗，人们对捐献遗体器官的观念还相当淡薄，捐献遗体器官的社会风气也未形成，捐献遗体器官事宜也未列入行政和立法机构的议事日程，从而缺乏全社会的理解和支持。即使如此，活体捐赠器官却已有不少，当然这种活体捐赠主要是在家庭成员或亲属之间，这种行为也可以从儒家对家庭价值的重视来理解。但活体器官的来源有限，成对的器官（如肾、肺）可以来自活体，但单一器官（如心脏）不能。不过，单一器官肝可以部分来自活体，因为肝脏有再生能力。利用活体器官存在着伦理问题。例如，有人认为，从活体上摘取单个器官无疑等于杀死一个人去救另一个人，因此应该禁止活体器官移植。但活体肾移植的历史表明对供体的危险不大，由于移植而使供体死亡的人数比约为3/10 000。肝、肺的活体移植做得不多，初步资料表明对供体的危险也不太大。而且活体器官移植后成功率要比尸体的高。

下面将与器官获取和器官分配相关的伦理问题从几个方面来讨论：尸体器官捐献的伦理问题、活体器官捐献的伦理问题、流产胚胎和胎儿组织供移植的伦理问题、器官买卖和商业化的伦理问题、器官分配的伦理问题。由于问题特殊，异种移植将在第三节专门加以讨论。

一、尸体器官捐献的伦理问题

移植器官主要还是来自尸体。由于尸体器官捐献不存在是否允许为了一个人的健康而损害另一个无辜的人的健康的道德难题，风险与受益评估比较明确。但供移植的器官从切取时切断血管到植入时接通血管期间，必须始终保持着活力。正因为如此，就存在一个及时摘取器官的问题，就不可避免地引发伦理争议。此外，为了缓解移植器官供求严重失衡的现状，鼓励捐献的合理补偿和激励措施是否在伦理上可辩护呢？

（一）脑死亡概念和脑死亡标准

中国大陆至今尚未在法律上承认脑死亡概念，有关部门正在制订脑死亡临床诊断标准，反复经过多次讨论。反对脑死亡概念的可能理由是，由于中国儒家思想影响较大，公众难以接受脑死亡概念。如果引入脑死亡概念，可能发生争论，引起社会不安定。这一理由难以成立。因为既然像火葬那样与儒家思想冲突较大的做法，已经在中国推广，没有理由认为经过适当的教育，中国公众会不接受脑死亡概念。日本的经验也说明，虽然日本公众在长时期内不接受脑死亡概念，最后他们还是放弃了抵制态度，承认脑死亡就是人死，与心肺死亡标准并列。许多中国公众并不了解脑死亡是什么，由于媒体的误导，他们往往将脑死亡与“植物人”混为一谈。脑死亡是全脑死亡，即脑皮质和脑干均死亡，但由于生命维持技术的发展，能够利用呼吸器和人工喂饲使脑死亡病人维持呼吸、心跳、循环，但不能治愈疾病，挽救病人生命。脑死亡病人即使靠呼吸器和人工喂饲维持，一般也不会超过两个星期。因此这是一种无效、无用的治疗，却占用了不少资源，使许多本来可以治愈康复的病人因资源缺乏而死亡。而所谓的“植物人”，是指脑皮质死亡、脑干还活着，处于持续性或永久性植物状态（PVS）的病人，实际上在我国的媒体上还指一部分昏迷可以逆转的病人。脑死亡标准是个科学或医学问题（哈佛医学院专门为脑死亡标准成立了一个特设委员会来制订脑死亡标准，这个标准在原则上已经得到世界的公认），但从脑死亡推导到人死，还存在一个哲学问题：即人是一个什么样的实体（entity）？人是一个有心跳、有呼吸的实体，还是一个有自我意识的实体？如果承认人应该是一个有自我意识的实体，那么由机器维持的心跳不能作为这个人还活着的理由。包括康德在内的道义论者认为，人的本质在于理性，理性以自我意识为前提。从后果论看，维持脑死亡病人产生资源分配的不公正，而接受脑死亡概念可正当使用资源并在一定程度上缓解移植器官供应的严重不足，基于以上讨论，脑死亡概念的接受和脑死亡标准的制订在中国不但是在伦理上可辩护的，而且应该积极去做。

（二）自愿捐献和推定同意

在器官移植的过程中，知情同意的原则必须贯彻。在知情同意基础上获得可供移植的器官，目前有两个基本的办法：自愿捐献和推定同意。这两种办法都要求贯彻知情同意原则，但基本不同点在于，前者需要明确表示同意捐献器官或组织，而后者则需要明确表示不同意捐献器官或组织，由病人或家属采取主动行动来撤销推定的同意。

自愿在死后捐献器官在伦理学上可以得到辩护，这是一种利他主义行动。包括美国、荷兰、英国等许多国家为促进自愿捐献做了许多工作，例如在驾驶执照上注明是否愿意死后捐献器官。然而问题是，医生和医院管理人员不愿意在家属悲痛时唐突地询问他们是否愿意将刚去世病人的器官供移植用。在大多数情况下，即使签署了器官捐献卡，在摘除器官之前仍要求得到家属的允许。为了克服医生这种不愿意在家属悲痛时询问器官捐献问题，美国制订联邦法律要求接受 Medicare（老年人口医疗补助计划）和 Medicaid（贫困人口医疗补助计划）的医院确定死后能成为器官捐献者的病人，要求医院与家属讨论器官捐献问题，并告知他们有批准捐献的法律权力。但即使如此，医生仍然不愿意这样做。结果，这项法律执行了10 年，器官供应只增加了 10%。因此，从后果论的观点来看，目前自愿捐献的做法不足以缩小供求之间的鸿沟，甚至也许会使这个鸿沟扩大。

推定同意是，一个国家推定，所有公民都同意在死后捐献器官。这种推定必须由立法机构通过法律认定。这样医院就被允许假定，即将去世或刚刚去世的病人同意死后摘除他的器官以供移植，除非该病人在生前或在遗嘱中明确表示不同意或家属明确表示反对。这就意味着，由病人或家属采取主动行动来撤销这种推定的同意，不必由医务人员负责来征求他们的同意。若干欧洲国家采取这种政策。

对这个政策的反对意见有两点。其一，一些人认为，推定同意不能真正体现知情同意原则。器官是人体一个重要组成部分，人对其有自主决定权，自主决定权意味着他可以在任何时候表示愿意捐献器官，在任何时候重新考虑这个决定，包括撤销捐献的意愿，因此不能推定公民都会同意在死后捐献器官。这个反对意见有一定道理，的确在贯彻知情同意原则上，自愿捐献比推定同意更为理想。但如果病人及其家属仍然有机会说“不”，那样他们就仍然握有最后自主决定权，并没有违反知情同意原则。其二，有更多的人认为，在欧洲这些国家的实践表明，推定同意并没有缓解移植器官的匮乏。虽然法律授权医生摘除去世病人的器官，无需家属允许，医务人员仍然不愿意这样做。而且，如果要给家属有机会表示拒绝同意，就必须通知他们病人已经死亡，并询问他们是否拒绝捐献，这不仅会有实际安排上的困难，而且会花费许多时间，使器官不能得到及时保存和利用。这种反对意见也是有道理的。但这更多地反映了推定同意的做法问题。例如说服医务人员这样做的必要性，以及如何更及时通知家属病人已经死亡等。

（三）合理补偿和激励措施

在美国每年因车祸以及其他原因，潜在的死后器官供体约为6900～10 700个不等，由于种种原因仅有37%～57%的潜在供体成为实际的供体。尤其在中国，汽车工业方兴未艾，交通事故急剧增加，潜在的供体也会急剧增加。但实际捐献的器官微乎其微。除了要尽快确认脑死亡概念和制订脑死亡标准外，就是要一方面对公民进行教育，鼓励人们捐献器官。例如捐献器官者家庭可以减税；如果家庭内有人捐献器官，当这个家庭需要移植器官时，可优先供应；以及捐献器官者理应得到一定量的补偿。这些鼓励办法遭到反对，有人认为这些鼓励措施是一种利诱，会使当事人丧失自主决定能力；还有人认为这会导致器官商业化。但也可以提出这样的反论证：其一，根据回报公正（retributive justice），“来而不往非礼也”，“知恩不报非君子”，人家做了贡献，不给予任何回报是不公正的。而上述这些鼓励措施也不足以构成利诱。现在由于没有补偿，器官捐献者或其家属往往自掏腰包来付与捐献有关的费用。在中国已经报道过这样的案例，一个人愿意捐献器官，但要这位潜在器官捐献者支付检查费用，而这个费用之高为他无法承担。所以有人说，除了供体以外，在器官移植中每个人都赚了钱。在美国允许与摘除、保存、运输和贮存人类器官有关的支付费用。结果，围绕器官移植发展出一大工业。69家获取器官的组织从供体那里收集器官，运输到278家能做器官移植的医院。每移植一次器官支付给器官获取组织的服务费用为25 000美元，包括紧急提取和运送器官、付给医院摘除器官时使用手术室的费用、组织配型费、血液检测费、该组织的一般管理费和人员工资费。移植中的费用还包括：付给当地外科医生为摘除器官做准备的费用、付给外科手术组来摘除器官的费用。这些费用一般要数千美元。医院为一个肾或心脏付出16 000～18 000美元，为一个肝付出20 000～22 000美元。但医院要病人付出200%的费用。因此，病人无力支付，或超过了可向政府报销的数额。所以一个供体为医院和其他相关单位创造可观的收入，但供者都什么也没有。所以，美国肾脏基金会建议国会委员会同意给予供者家庭例如2000美元的补偿，以便他们安葬供者。但这个建议没有被采纳。其二，买卖（商业化）与补偿在概念上有基本的差异，商业化或器官买卖过程中，器官是被作为商品对待，商品必须进行等价交换，它追求的是利润。而在补偿中器官是利他主义的礼物，供者及其家庭助人为乐，既不是为了利润，也不讲究等价交换。这种补偿是象征意义的，表示社会对捐献行为的认可和表彰。

根据以上分析，在我国需要大力进行器官移植方面的教育，树立积极捐献器官拯救人类生命的社会风气，建立确认自愿捐献器官的制度，采取一系列鼓励捐献器官的措施，在必要时不排除实行推定同意的政策。

二、活体器官捐献的伦理问题

2000年，全球所有移植的肾脏有近一半来自活体捐献者，低收入或中等收入国家中的比例更高，超过80%。捐献血液、骨髓和部分皮肤，对身体健康基本没有大的影响，因此不但是可允许的，而且被鼓励。有争议的问题是，对于活体捐献一个肾、肝或肺的一部分，在伦理上是否可接受？

赞成的理由有：①医学实践已经证明，亲属间活体器官移植组织相容性好，术后排斥少，存活率高；②因为活体捐献的“冷缺血时间”（器官从供体体内取出到移植给受者体内的时间长度）比尸体捐献短，所以成功率较高；③即便是非亲属活体捐献，也体现了仁爱和利他主义精神。因此，只要遵循自愿的原则，在伦理上是可以接受的。

反对的理由有：①许多活体供体捐献自己的器官给亲属，是在家庭和社会的压力下作出的决定，并非真正的自愿；②非亲属之间的活体捐献常常是为了金钱或利益，是一种变相的器官买卖；③从风险与受益分析来看，不值得这样做，因为受体接受一个肾或一叶肝后不一定能保证生命质量和健康，却增加了供体的健康风险。例如如果捐肾者患了肾结石或肾肿瘤，独肾就会有生命危险。再者，捐献手术发生意外的可能性及术后并发症的可能性也不能排除；④活体捐献并非真正的有利无伤，毫无风险；⑤随着器官移植技术的进步，尤其是免疫抑制剂的发展，活体器官在组织配型好、术后排异少等方面的优势正在消失。目前，非亲属尸体肾移植的存活率已经提高到与活体亲属肾移植的存活率相当。

活体器官移植面临的主要伦理问题是：为挽救患者的生命，使一个健康人接受一项复杂的大手术，而且这一手术不能给供者带来身体或健康上的任何益处，供者还要面临并发症，甚至可能失去生命的威胁。因此，活体器官捐献必须经过严格的风险与受益分析，如果弊大于利是禁止实施的。目前无法完全禁止活体捐献的情况下，必须对活体捐献加以严格限制。

1987年5月13日世界卫生组织第40届世界卫生大会发布的9条人体器官移植指导原则中，涉及活体器官捐献的条款指出：活着的成人也可以捐献器官，但这类捐献者与接受者应有遗传学上的联系，骨髓和其他可以接受的再生组织的移植除外。其次，活体捐献者不应受到任何不正当的影响和压力，同时应该充分理解并权衡捐献器官后的危险、好处和后果。此外，不能从活着的未成年人身上摘取移植用的器官，在国家法律允许的情况下对再生组织进行移植可以例外。

2000年6月1日，美国肾脏基金会以及美国移植外科和肾病协会在堪萨斯州组织了一次国际会议，会后发表了一个关于活体器官移植的伦理原则的共识报告，主要内容如下：①活体供体应该是有行为能力的、自愿且没有受到强迫的、医学及社会心理学方面处于健康状态的人；②活体供体应该完全了解自己捐献器官所面临的风险和利益，以及器官移植受体所面临的风险和利益，还有可行的治疗方式；③供体所捐献的器官不能用于临床上已没有希望的患者；④供体、受体的利益必须超过活体器官捐献和移植的风险，即要符合风险与受益原则。

我国2007年颁布的《人体器官移植条例》第十条规定，活体器官的接受人限于活体器官捐献人的配偶、直系血亲或者三代以内旁系血亲，或者有证据证明与活体器官捐献人存在因帮扶等形成亲情关系的人员。

上述伦理原则强调了活体器官捐献的以下几个方面：第一，活体器官捐献以对供体不造成实质性伤害为首要原则；第二，供者必须是真正自愿和知情同意的；第三，供体必须是有行为能力的成年人；第四，必须符合合理的风险与受益评估；第五，禁止活体器官买卖，活体器官买卖是社会不公正的表现，允许活体器官买卖会加剧这种不公正；第六，将活体器官捐献限于亲属和有帮扶关系的人之间是可行的选择，可以在一定程度上避免活体器官买卖。

国际器官移植学会前主席、英国剑桥大学教授罗伊·卡内（Roy Calne）提出了活体器官捐献中尚待解决的几个伦理问题。第一，活体亲属器官的捐献必须考虑“捐献极限”问题。也就是说，一位活体器官提供体最多可以捐献多少种器官，或一个器官的多大部分？从伦理学上说，医疗部门可以接受一个人捐献一个以上器官，但对捐献者的健康是否会造成损害，必须做出认真严格的判断。另一方面，如果一位器官接受者移植屡遭失败，那么这位患者最多可以从多少位亲属那里获得多少个器官？这样的极限如何界定？第二，父母捐献器官给子女容易接受，而子女捐献给父母则应该慎重。因为子女比亲代有更长的人生道路，其健康状况更重要，只有在迫不得已的情况下才允许子代捐献器官给亲代。这是否能得到辩护？第三，非亲属活体器官捐献更应该慎重，由此极易导致活体器官买卖。

三、流产胚胎和胎儿组织供移植的伦理问题

胎儿组织可以用来有效地治疗某些疾病，由于胚胎组织细胞及免疫系统发育不成熟，免疫反应性差，容易形成免疫耐受及血型未定型等因素，决定了胚胎组织抗原性低的特点。1990年2月，瑞典Lund大学医院Ole Lindvall在Science上报告，他们将胎儿脑细胞植入一位49岁患严重帕金森病的病人脑内有无数多巴胺通路的左核区，结果手术3个月后病人的症状有显著改善，脑影像图显示胎儿脑细胞继续有功能活动，产生多巴胺。美国科罗拉多大学用胎儿脑组织治疗16位帕金森病患者，1/3有显著改善，1/3有所改善，1/3没有变化。Lindvall用的神经细胞取自8~9周的胎儿。胎儿神经组织不大可能引起免疫反应，导致排斥移植物。胎儿组织还可能用于治疗其他疾病，如胎儿心脏组织可用来代替损伤的心肌，胎儿胰脏组织中的胰岛细胞治疗糖尿病，胎儿脊髓组织治疗脊髓损伤病人等。胎儿组织可能帮助治疗千千万万的病人，但同时产生一系列的伦理问题。

1. 胎儿组织来自流产胎儿　胎儿组织如果来自自发性流产，多半不能利用，因为自发性流产60%是染色体异常或其他缺陷所致。因此，必须来自选择性流产或人工流产。反对利用胎儿组织治疗疾病的人认为，这样做就是鼓励人工流产，而人工流产就是“杀人”。不同文化关于“胎儿是否是人”存在争议，不同伦理学理论关于胚胎和胎儿的本体论地位和道德地位的界定差异也很大。儒家文化为主导的社会内，人们似乎普遍接受“人始于生”（《荀子》、《韩非子》）的论断，因此胎儿不是人。在西方，由于法律和伦理原因，中晚期人工流产是被禁止的。胎儿组织及细胞移植主要来源于早孕流产。其次，什么样的胚胎或胎儿应该被流产掉？这个问题涉及胚胎或胎儿的道德地位。在西方，能够获得可供移植的实质性器官的胎儿供体几乎只能来源于无脑儿。由于无脑儿在医学上不可能正常存活，利用引产死胎或

严重畸形儿作为器官移植供体可以避免相关的伦理争议。支持利用无脑儿的国家主要有德国、英国、日本、荷兰、加拿大等。德国法律规定任何无脑儿均视作死胎，可在任何时候终止妊娠。

2. 胎儿组织来自人为怀孕　一些妇女可能故意怀一个孩子，其目的是为了流产后获得胎儿组织，这些组织也许用来帮助她的家庭成员治疗疾病，也许作为商品出卖给他人。对于买卖胎儿组织应该严格禁止，很多国家都有明文规定。对于前者，则有不同意见。一种意见认为，如果一个妇女怀孩子是为了救治另一个孩子，这有什么不对？另一种意见认为，孩子本身是目的，不能仅仅作为达成其他目的的手段，不能带着把他流产掉的动机来怀一个孩子。为了救治他人的疾病流产掉胎儿是否伦理上可接受的？为了胎儿以外的理由，让胎儿去做利他主义的牺牲品是否可以得到辩护？支持者认为，每年数百万例人工流产不都是为了胎儿以外的理由（避孕失败、母亲非意愿妊娠、家庭经济负担、国家计划生育）吗？为什么不能让胎儿为了治疗他人的疾病而再做一次牺牲呢？胎儿还不是人，本身还不能成为目的。什么是胎儿的“最佳利益”？如何判断一个孩子最好出生还是不出生？由谁做决定？

3. 妇女可能因此而受到压力甚至剥削　妇女会在社会期望或丈夫、家庭、亲友压力下进行人工流产，以提供胎儿组织来治疗家庭成员或亲友。尤其在妇女社会地位十分低下的社会里，这种可能性是实际存在的。如果有一个胎儿组织的市场，妇女可能为了供养自己或家庭而流产胎儿以换取金钱。还有研究人员认为移植用的胎儿组织最好是 8 ~ 9 周的，这样妇女可能受到压力，延迟人工流产时间，从而对妇女健康不利。由于移植胎儿组织后免疫反应问题不是很大，可以设法将人工流产与获取胎儿组织分开，即做人工流产的医生不能直接由此获得流产后的胎儿组织。任何需要胎儿组织者需向指定机构申请。

胎儿组织器官的利用应注意以下问题：第一，禁止买卖交易。2003 年我国原卫生部颁布的《人类辅助生殖技术和人类精子库伦理原则》规定：患者的配子和胚胎在未征得知情同意情况下，不得进行任何处理，更不得进行买卖。2004 年我国科技部和原卫生部颁布的《人胚胎干细胞研究伦理指导原则》第七条规定：禁止买卖人类配子、受精卵、胚胎或胎儿组织。第二，使用流产胎儿的组织应取得夫妇双方同意，并经过医院伦理委员会的审查和认可。第三，供体、受体和医疗卫生单位三方应协商达成一致意见。第四，公布胎儿组织移植的过程，以便在公开监督下防止违法行为发生。

四、器官买卖和商业化的伦理问题

增加器官供应的另一个可能是允许器官在公开市场出售。在死亡前，病人可以出售他的一个或多个器官，死后可以摘除，钱付给他的家庭；活体器官供体则可以在市场上出售自己的器官，自己获得购买器官者支付的钱。可以有两个理由支持这一做法。其一，人们有处理自己身体的自由，有权利用自己身体做他愿意做的事。这是极端自由派的观点。尤其在美国，血液、血浆、骨髓、卵子和精子都可以买卖，为什么器官不能买卖？其二，商业化可以解决目前器官移植方面供求关系严重失衡的局面，使供求趋于平衡。这两个理由都难以成立。

首先，人处理自己身体的自由有两个限制，一是不能伤害他人，二是不能损害人的尊严。如果一个人出于利他主义的高尚动机，捐献自己的器官，那么既有利于他人，又维护了人的尊严。但人能不能自由出卖自己去做他人的奴隶，或出卖自己的肉体去卖淫？上述论证就可能导致这个结论：做人奴隶或卖淫是他（她）的自由，别人无权干涉。但这个结论违背人们的道德直觉。伦理学家一致认为，人的尊严不允许任何人出卖自己去做他人奴隶。女性主义者指出，卖淫是社会性别不平等的结果，而卖淫本身又加剧了这种不平等。器官买卖同样会有损人的尊严。器官买卖是否能真正有利于人呢？器官买卖可能直接有利于能够用钱买到器官因而可进行移植的病人，因而缓解了一部分器官短缺的情况，但同时它也可能带来许多弊端。因为，器官买卖不能保证器官的质量，供体为了出售器官很可能会隐瞒他的真实病况、遗传病史、家族病史等。而且，它会加剧人们在生死面前出现的不平等，有钱人可以购买器官而获得再生机会，而贫穷的人只能在绝望条件下去出售自己的器官。设想一个母亲为了自己的孩子生存下去，出卖了自己一个器官。这样做应该允许吗？主张器官买卖的人说，她出卖了器官，不就改善了她孩子的境遇了吗？如果一个社会竟然让一个家庭只能用出卖器官来改善境遇的话，那么这个社会本身就成了问题。所以器官买卖加剧社会本来存在的不平等以及贫富之间的鸿沟。由于器官商品化，就可能有人用不正当的手段摘取器官，并出现一些以金钱为目的残害人类生命以攫取器官的黑社会。

反对器官商业化的理由和论证主要有以下几个：第一，器官买卖有损人的尊严。第二，器官买卖有损社会公正。第三，器官商业化不能保证器官质量。接受器官者往往不了解其所购器官的供体是否有遗传病史，器官供体和买卖中间人会故意隐瞒供体的疾病从而造成某种疾病的传染。以往就有对精子、血液的买卖导致各型肝炎乃至艾滋病蔓延的教训，器官买卖同样如此。第四，人体器官商业化必然引发犯罪。现今世界已经出现了许多此类犯罪行为，如监狱犯人通过出售器官减刑、高利贷组织通过逼债方式强行摘除器官以抵债、人体器官地下交易市场，以及通过所谓器官旅游到发展中国家购买器官进行移植等罪恶行为，从而使其社会危害性远远超出器官买卖本身。第五，器官商业化可能导致一些人因为当下的金钱需要而一时冲动，出售自己的器官，作出日后会后悔的非理性选择。第六，器官商业化导致有的不具备条件的医疗机构以赢利为目的开展器官移植，损害供者和受者的利益。

反对器官商业化的第一个论证更适用于活体器官买卖，是否适用于尸体器官买卖存在争议。这些争议包括了以下问题：活人的身体和尸体的性质是等同的吗？活体器官和尸体器官的属性相同吗？人格和尊严同活人和尸体的关系一样密切吗？尸体和尸体器官与死者的人格和尊严之间是什么关系？通常认为，人体器官权是一种身体权，而身体权是公民维护其身体的完整并支配其肢体、器官和其他组织的权利。但关于身体权的归属问题存在争议。一种观点认为，身体权归属人身权中的人格权，具有人格属性。这种观点认为，如果任意买卖和转让人体器官，就相当于把人体器官降格为物，有损人的尊严。只有基于利他主义的无偿捐献是可以接受的。另一种观点认为，器官移植使身体部分地变成了物权的客体，法律必须承认摘除的、已经脱离人体的、可用于移植的器官为物。这些器官可以成为所有权的客体，属于提供它们的自然人所有，其所有权转移，适用于有关动产所有权转移的规则。人体器官同动产一样，具有物的可流通性，因而也可以自由买卖。还有一种观点认为，身体权兼有人格权和物权的属性，身体具有某种物权的属性并不影响它的人格权属性。因此可以视人体器官为物，但不同于一般动产，因为其同时具有一定的人格性。人体器官不能和一般的自然物相提并论，不能进行自由买卖，但可以有偿捐献。

第二个论证也更适用于活体器官买卖，贫富分化和不公正的社会环境会限制人的自主选择，影响人的理性判断。活体器官买卖主要是社会不公正的产物，也会进一步加剧社会不公正和贫富分化，应该严格加以禁止。尸体器官买卖却并非如此，因为尸体器官摘取不会造成实质性的伤害，符合风险/受益分析，不会加剧社会不公正。

第三、四、五、六个论证提出的问题可以通过规范管理的有效措施加以解决，如严格的检测手段、医疗机构的严格准入制、对医疗机构的有效监督、做决定的冷静思考期和撤销机制等。近年来，一些西方的伦理学家尝试辩护由国家规范管理和监督的尸体器官市场，伊朗也在尝试实施这一模式，但其中的伦理争议仍很激烈。

目前大多数国家都明文禁止一切形式的器官买卖。即使商品经济最发达的美国也于1984年发布《全国器官移植法》，宣布器官买卖为非法。至少有20个国家，包括加拿大、英国和大多数欧洲国家都有类似的法律。1989年5月世界卫生组织呼吁制定一个有关人体器官交易的全球禁令，敦促其成员国制定限制器官买卖的法律。我国原卫生部2006年7月1日颁布的《器官移植技术临床应用管理暂行办法》和国务院2007年5月颁布的《人体器官移植条例》也禁止器官买卖。

五、器官分配的伦理问题

（一）宏观分配的伦理问题

临床上可供移植的器官是稀缺的医疗资源，稀有资源的分配有两个层次：宏观分配和微观分配。宏观分配涉及一个国家分配多少资源用于医疗卫生，以及在医疗卫生资源中分配多少于器官移植？资源总是有限的，这有限的资源如何更有效的使用，使这种高技术能够让尽可能多的人受益？是否可以制订一些政策来限制器官移植的使用？一类限制与费用有关。例如社会可以规定这样一种政策：社会仅负担需要器官移植而支付不起费用的病人或至少负担其一部分。这种政策可以解决高技术造福人类中的不公正问题。正如器官移植专家Starzl所说，在检查器官之前，先得检查“钱包”。现在需要移植器官才能挽救生命的病人没有钱就不能获得供移植的器官，这是不公正的。另一类限制是，制订一项政策使真正因为疾病而器官衰竭的病人得到移植，而拒绝给因酗酒、吸烟、暴饮暴食等行为因素而使器官衰竭的人移植。问题是，行为有缺陷与治疗不能混为一谈。在艾滋病防治中产生歧视的一个原因是，将艾滋病病毒感染者的有争议（被人们认为不道德或违法）的行为与感染艾滋病病毒混为一谈。行为有缺陷应进行教育，使之改变不健康行为，而作为病人，他有权得到应有的治疗。但国家应该考虑如何在预防器官功能衰竭与提供器官移植之间进行平衡。目前，对预防和改变酗酒、吸烟、暴饮暴食等不健康行为的投入太少了，相反由于市场和一些公司追求利润的驱使，助长了这种不健康行为。如果能大力加强这方面的教育，也许能相对减少对移植器官的需求。

（二）微观分配的伦理问题

宏观分配决策是大范围的决策，并不直接影响个人。而微观分配决策则直接影响到个人。当有一个供体心脏可供移植，而6个病人需要这个心脏，决定给谁就是一个微观分配决定。这涉及一个分配是否公平的问题。微观分配问题有两类：一即由谁做出决定？在做出分配决定时应该运用什么标准？

目前在临床上通用的移植器官微观分配标准有两个：一个是医学标准，另一个是社会标准。医学标准是由医务人员根据医学发展的水平和自身医学知识经验做出判断，主要根据适应证和禁忌证，如免疫相容性、病情的严重性、并发症对治疗和恢复的可能影响、身体条件及心理社会调整能力等。同济医科大学制定的《器官移植的伦理原则》中对医学标准的界定为：①是原发疾病，在生命器官功能衰竭而又无其他治疗方法可以治愈，短期内不进行器官移植将终结生命者；②受者健康状况相对较好，有器官移植手术适应证，患者心态和整体功能好，对移植手术耐受性强，且无禁忌证；③免疫相容性相对较好，移植手术后有良好的存活前景。一般要求 ABO 血型相同或相配合，HLA 配型点位相配较多，交叉配合及淋巴毒试验为阴性等。

所谓社会标准，涉及从有器官移植适应证的病人中优先选择谁的问题，即根据有关社会因素加以选择：如年龄、已经做出的社会贡献（社会价值）、未来可能对社会做出的贡献（社会价值）、应付能力、病人配合治疗的能力、经济的支付能力、社会应付能力—主要指病人与治疗有关的日常生活条件、家庭生活环境（即在家庭和工作环境中听从指导的能力以及得到他人多大程度的支持等）。这些标准往往还取决于不同社会不同的价值观念。上述标准是否要考虑，如何排序，取决于一个国家或地区通行的社会规范和价值观念。就目前大多数国家的移植中心而言，除了支付能力外依照医学标准、个人应付能力、社会价值的优先次序排列来进行微观分配。

有学者提出应该区分两类标准：人选标准（选择候选人）和比较标准（选择受体）。确定候选人应考虑三个方面：①选区（这个人是否是医院本来要服务的社区的成员）；②科学的进步（从该案例能否获得新的知识）；③成功（对该病人的治疗是否很可能有效）。

在决定选择或服务的受体时应考虑 5 个因素：①与该组其他人比较治疗成功的可能性；②病人的预期寿命；③病人在家庭中的角色；④病人作出未来贡献的潜力；⑤病人服务或贡献的记录。

第三节　异种移植及其伦理问题

1984 年 10 月 14 日，一名患有左心发育不全综合征的女婴诞生在南加利福尼亚的一家社区医院。患有此综合征的婴儿，心脏的左侧比右侧小得多，输送的血液不足，只能维持几周的生命。这种病的发生率约为 1/12 000，占全部新生儿的心脏病死亡数的 1/4。10 月 26 日，这个女婴被送往 Loma Linda 大学医学中心，由 L. Bailey 医生领导的医学小组摘除了婴儿有缺陷的心脏，代之以一颗狒狒的心脏，这种手术叫做异种（狒狒-人）器官移植。20 天以后，即 11 月 5 日，这个世界闻名的第一个接受狒狒心脏的婴儿死了。

世界各国的新闻媒介对 Baby Fae 的异种器官移植作了广泛的报道。我国的报纸、电台和电视台也作了报道。但人们对此次手术提出了许多问题，包括：这种异种器官移植的实验性质；这种手术能提供更大的活命机会；此次手术缺乏事先的审查；Baby Fae 在自然和社会环境中的生命质量；医院拒绝提供研究计划和家长签署的同意书；向家长提供的有关其他治疗选择、手术的危险和预后的信息的质量和范围；医院对进行这种手术的理由解释混乱以及提供给公众的信息错误；重要资源分配给只有利于少数人的移植术和人工器官；“哗众取宠”或“投机取巧”地把正在研究的东西说成是已经成功的成果以吸引新闻媒介对医院和医生的注意；仅由医学家来审查涉及人体实验的研究的适宜性；对把一个动物器官植入人体从而破坏自然物种（人种）的整体性表示担心；在研究中利用和牺牲动物的可接受性等。

一、异种移植概念

简单地说，异种移植（xenotransplantation）是将器官、组织或细胞从一个物种的机体内取出，植入另一物种的机体内的技术。但随着技术的发展，对这种传统的定义开始出现异议。美国公共卫生局（PHS）将异种移植从两方面定义为：（A）将非人的动物活细胞、组织或器官移植，植入或灌注进人类受体；（B）将人的体液、细胞、组织或器官在体外与活的非人动物的细胞、组织或器官进行接触。此定义包含了在异种移植的所有操作中使用的活质。“异种移植物”指的是异种移植中使用的（人的或非人的）活细胞、组织或器官。

二、异种移植技术的历史和现状

荷马史诗《奥德赛》中女巫瑟茜（Circe）给奥德修斯（Odysseus）手下的人喝了一种奶酪、蜂蜜和葡萄酒的混合物，他们长出了猪的脑袋和猪鬃。这里包含人类早期对异种移植的幻想。可直到20世纪这个幻想才成为现实。1905年，法国医生Princeteau进行了世界上第一例临床异种移植的手术。如果说，过去对异种移植只是一种纯粹的幻想，而现在发展异种移植则是应付日益紧张的供需失衡的不得已而为之的手段。近些年来，同种器官移植的飞速发展一方面为解除病痛提供了更多的希望，可另一方面也造成了一个严重的问题，即供体器官严重短缺。在美国、加拿大、英国以及欧洲议会所做的统计中，我们都会看到一个共同点：随着移植手术的逐年增长，等待器官移植的病人的数目也以更大的比例成倍增长，使供需之间的差距越来越大。在设法扩大人体器官来源、开发机械装置与人工器官来解决移植器官供不应求的问题时，遇到了许多困难，于是人们自然想到利用动物器官。动物器官来源方便、价格低廉，可以缓解移植器官稀缺的现状。美国匹兹堡大学Strarzl等预测，器官移植的最终发展趋势将逐渐走向使用动物器官，通过基因工程和其他调节供体器官的方法，将使异种移植的广泛开展成为可能。

紧随在法国的初次尝试之后，在1920～1930年之间，在欧洲进行了数百例将猩猩的睾丸移植于人的手术。20世纪60～70年代，异种移植再次掀起热潮，大多数都是用猩猩或狒狒作为动物源，并且集中于器官移植，均以失败告终，存活效果极差。比较成功的只有两例，一个是1964年Reemtsma所做的异种肾移植，6个病人接受黑猩猩肾，其中一位年轻的妇女存活9个月；另一个就是著名的Baby Fae，狒狒的心脏在她体内发挥了20天的功能。近20年来，临床上进行了约200例猪的各种活组织和细胞的异种移植，许多病人接受了猪心瓣膜、猪胎神经组织、猪胎胰岛细胞、猪骨等。与早期的临床试验不同，20世纪90年代的案例主要集中于异种细胞移植领域。并且早期的试验都是由研究者发起和进行的，现在的大多数研究则都是由公司赞助的。在整个20世纪90年代，几百个病人接受了临床异种移植试验，集中在细胞移植和体外治疗领域。猪的神经细胞被植入患退化性神经疾病的病人体内，如帕金森症和亨廷顿舞蹈病；将急性肝衰竭病人的血液灌注进盛有猪的肝细胞的装置；将人的表皮细胞在鼠的细胞系中进行体外培养，用于取代严重烧伤病人的皮肤；所有这三种类型的异种移植物的受体都已存活多年。异种器官移植只有几例，并且到目前为止，表达人的补体调节蛋白的转基因猪的器官还未被植入人体。只是将转基因猪的肝用人的血液进行体外灌注，来治疗肝功能不全，停留在人—猪的模型。加拿大西安大略大学多种脏器移植中心的研究者从1993年开始研究狒狒—猴的肝肾移植，在环孢素A、雷帕霉素与环磷酰胺的联合治疗下，异种肾移植1年存活率达80%，最长的异种肝移植已存活3年。

我国也已在异种移植领域开展了多年的研究。天津医科大学第二医院、华中科技大学附属同济医院、四川大学华西医院及中南大学湘雅医学院都曾进行过尝试。

当评价这些治疗的安全性和有效性时，答案是模糊的。大多数研究仍然停留在初期阶段，即使个别病人的症状得到改善，截止到目前的研究都没有能力为治疗的安全性和有效性提供充足的数据。而且，更为关键的是异种移植还面临着两个严重的问题，即免疫排斥和跨物种感染。

1. 免疫排斥是异种移植面临的首要问题　交换组织、器官的物种之间的距离越远，排斥问题就越大，解决起来就更难。目前猪被视作最适合的异种器官供源。但猪与人之间的物种差异很大，猪器官移植进人体后会立即产生超急性排斥（hyperacute rejection）。目前，克服超急性排斥的方法之一是敲除（knock-out）“排斥基因”。2002年2月8日的Science杂志上，美国密苏里大学的科学家报告了他们利用核转移克隆技术成功地敲除了猪一条染色体中的“排斥基因”，但另一条染色体中仍然存在这一基因。迟发性排斥发生在临床移植之后的几周、几个月或几年内，导致移植器官的坏死，目前对这些类型的排斥的免疫机制还不是很清楚。

2. 跨物种感染可能是更为严重的问题　现在已知猪体内带有的人兽互传的微生物有18种，还有其他的细菌和寄生虫，而病毒感染的问题更为麻烦。许多病原可以通过供体猪的培育过程排除，但有一种猪的内生反转录病毒PERV（Porcine Endogenous Retrovirus）存在于每一头猪的每一个细胞中，并插入猪的遗传物质，这使得几乎不可能从用来提供器官的猪中消灭这种病毒。移植后，这种病毒会从动物器官出来插入人类细胞的遗传物质中，这种插入可引起人类遗传物质突变，增加癌症危险。现在人们已经知道猪身上存在有至少三种内生反转录病毒，它们对猪无害。研究表明，有两种PERV的变体可以在体外感染人的细胞和细胞系。

三、异种移植的伦理问题

（一）风险与受益评估

异种移植的提出源于移植器官的严重不足。异种移植技术有可能缓解人类供体器官严重不足的问题，然而，将动物的器官、组织、细胞移植进人体内，除了要克服免疫排斥的几道障碍外，更为严重的问题是跨物种感染。我们不可忘却历史的教训：曾在欧洲中世纪毁灭数千万人的“黑死病”（鼠疫）是从啮齿动物传染到人的。目前有证据表明，艾滋病很可能是从灵长类传染到人的；Creutzfeldt-Jacob（克-雅病）与疯牛病的可能联系已经有很多讨论；1999年美国疾病预防与控制中心（CDC）报告了在马来西亚和新加坡Nipah病毒在饲养猪的工人中爆发，导致了严重致命的脑炎；2003年在我国肆虐的SARS病毒也极可能来自于动物。病毒感染难以用药物治疗；常常有很长的潜伏期，多年没有症状，许多年后却发现病毒已经悄悄传播到广泛的区域、大量的人群；病毒能迅速发生突变，使之更加容易感染人，更易抵抗人类免疫系统的攻击；不同物种的病毒可互相重组，形成新的更加危险的病毒。在通常情况下，动物病毒难以进入人体内，但异种移植提供了动物和人类病毒重组的良好机会。并且，这些病毒可以从受体传播至公众。人类在进化过程中，没有发展出抵御动物病毒感染的免疫机制，一旦跨物种病毒感染有机会发生，其后果是不堪设想的。人类有一个艾滋病已经够难应对了！

（二）群己关系

帮助个人解除病痛是否能为带给公众的潜在巨大风险提供充足的伦理辩护，目前我们不能给这个风险定量，但知道它确实存在。这个问题归根结底还是一个伦理问题，而不是技术问题。这涉及如何处理人类的群己关系问题。如果不能合理地解决这个问题，异种移植技术的发展会失去正确方向，甚至会将人类和自然引向灾难和毁灭。

怎样认识个人幸福与公共幸福的关系？个人利益与社会利益的关系如何？这都是伦理学中经常被争论的问题。但一直以来，个体论在西方社会被视为占主导地位的价值准则，也是西方文化的主要价值原则。其合理性在于对每一个人利益的肯定与维护。在这种理论指导下，个人是道德考虑和伦理关注的中心点。在异种移植的情况下引发出新的伦理问题是，在研究给公共卫生带来潜在的巨大风险的情况下，我们该如何处理这两者之间的关系和可能的冲突？是否应该给参加研究的受试者的自由加上诸种限制？如：剥夺受试者随时退出研究的自由、规定受试者必须接受终生的公共卫生监测、不能进行无保护的性活动、不允许捐献血液或其他组织等。

（三）人与动物的关系

虽然目前普遍认为医学研究中的动物实验是伦理上可接受的，异种移植中对动物的利用还是会引发特定的伦理难题，需要进一步深入的讨论。如：利用动物为人类提供器官和组织是否是道德上可接受的；利用灵长类动物为人类提供器官和组织的伦理上的可接受性；利用基因改良动物为人类提供移植器官所引发的伦理问题等。

异种移植向我们提出了这样的问题：以何种方式、在多大程度上人类把其他动物作为器官和组织移植的来源是合理的？从笛卡尔的时代开始，人们就一直在思考动物地位的问题。笛卡尔把动物看作自动机，不能感受疼痛，没有自我意识，因此可用于任何目的；康德认为动物不是合理性的行动者，因此人类对动物不承担任何直接义务，我们以人道的方式对待它是因为我们的仁慈；后来的伦理学家逐渐意识到这种人类中心主义的错误，认为动物虽然没有绝对的权利，但它们有自己的利益及内在的价值，因此不应该给它们施加不必要的伤害和过多的痛苦。

即使人们对食用动物、将动物用于医学研究已习以为常，但将它们用于异种移植，大规模培育转基因猪为人类提供器官还是会引发特定的伦理困境。从免疫来考虑，似乎利用灵长类动物比猪或其他动物要优。但灵长类在进化过程中与人类有亲缘关系，我们能够为了器官杀死自己的“远亲”吗？如果猪用于异种移植，因为猪已被广泛饲养用作各种用途，不会遭到很大的反对，但为了克服超急性排斥则必须利用基因改良猪，而转基因或基因敲除，都会使动物对疾病的天然抵抗力降低或者行为异常。如果把转基因或基因敲除猪作为异种移植的器官来源，在伦理上是可接受的，那么如何对它们的福利给予充分考虑，以避免不必要的、更多的伤害？

（四）人的同一性和完整性问题

在高新生命技术的发展和应用过程中，越来越凸现出一种人的客体化的倾向。异种移植除了对个体的同一性和完整性的潜在影响，更重要的是，它对整个人类基本的完整性和内在价值提出了挑战。异种移植可被看作使人及其身体进一步“去人化”（dehumanization）或“人工化”。因为异种移植是将其他物种的细胞、组织、器官植入人体，它对“使人之所以为人”的内在本质提出疑问。如果异种移植被视作“违背自然”或“违背宗教信仰”，那么人类受体必然会受到社会的歧视。一个植有猪心的人在就业、保险、婚姻问题上都会遭受一定程度的歧视。并且要使猪能够为人类提供器官，需要使用转基因技术，将人的补体调节蛋白转入猪的基因组。转基因技术打破了物种间的天然屏障，使不同物种间的基因可以进行前所未有的新组合。这种物种之间的基因转移对“我们是什么”及“在进化过程中我们处于何种位置”更是提出了根本性的挑战。既然DNA可以在物种之间互相共享，那么人、动物、植物的区分就只不过是一个感觉的问题。反对者认为跨物种的基因转移是对自然的人为干预，是“反进化”、“破坏生物多样性”、“违背自然”，是在“扮演上帝”。

实际上，只是在和组成人类基因组的所有其他基因的相互结合中，在与环境相互作用的过程中，特定的基因决定了人类物种的特征。所以，将一些人类的基因转入转基因猪体内，并不必然使猪的完整性发生重大改变。也就是说，转基因猪虽然能够为人类提供器官，但它不能被看作人或人的杂合体。物种的界限并不是神圣不可侵犯的，而是通过许多其他过程一直在改变。我们与其他物种之间的同源关系、共同演化和相互依赖在生物学上是显而易见的，但这也并不是说，鼓励这项技术的发展在伦理上是可接受的，对人与动物之间的这种基因转移不加任何限制。

人是一种从进化中产生的、与其他物种在自然历史上有着亲缘关系的生物，在高度发展的社会中仍然保持着同自然界的物质代谢关系。我们要把人理解为自然属性和超越自然属性的社会和精神属性的统一整体，为技术干预和实践确立界限，即人与自然的动态和谐，自然系统本身的承载力和恢复力，人性系统的完整性、独特性和丰富性。当代人类的生存危机，不只是体现在社会发展的历史过程中，在当今科技手段干预“自然生命”的存在中，同样也包含了发展与危机的双重性。人类要求更好地生存与发展导致两种指向：或向外求得生存的空间、物质、能量，是经济的、政治的、社会的、文明的历史过程与现实要求；或向内改变人类自身的生命体征与质量，涉及人类本身生命的进化过程。前者是人类社会发展的外显标志，而后者则是人类内在的本质与同一性。无论是向内还是向外，必定都要以人的自然生命作为起点与归宿。在人类发展高速功能化的今天，尤其是越来越多的高新生物医学技术直接干预人的基因组，人类日益有能力把进化掌握在自己手中时，我们应该注意不要通过抬高人生存的超越性及社会文化属性而漠视其生物性与自然性。

第四节 人体器官移植伦理准则

一、概 述

器官移植延长和改善了世界范围内成千上万患者的生命及其质量。医务工作者在科学和临床领域的贡献、器官捐献者及其家庭的无私奉献，使器官移植不仅仅是挽救生命的治疗手段，也是人类互助精神的完美体现。但器官移植技术发展的过程中也引发出许多伦理问题，近年来围绕可供移植器官的获取和分配的伦理争议日趋激烈，相关国际组织发布了一系列伦理准则和规范。根据这些国际准则，我国也出台了相关管理办法和法律条例，但仍需进一步完善和落实。

二、国际伦理准则

（一）世界卫生组织指导原则

世界卫生组织在第40届和第44届世界卫生大会通过了WHA40.13号和WHA40.25号决议，发布了人体器官移植指导原则，主要内容包括：

指导原则1：可从死者身上摘取移植用的器官，但要得到法律要求的认可；获得同意的意见（根据不同国家的要求，是明确的还是推测的），以及没有理由相信死者反对这类摘取。

指导原则2：可能的捐献者已经死亡，但确定其死亡的医生不应直接参与该捐献者的器官摘取或以后的移植工作，或者不应负责照看这类器官的可能受体。

指导原则3：供移植用的器官最好从死者身上摘取，不过活着的成人也可捐献器官。但总的来说，这类捐献者与受体应有遗传上的联系，骨髓和其他可接受的再生组织的移植是一个例外。如果活着的成人同意免费提供，则移植用的器官可从其身上摘取。这类捐献者不应受到任何不正当的影响和压力，同时应使其充分理解并权衡捐献器官的风险、受益和后果。

指导原则4：不得从活着的未成年人身上摘取移植用的器官。在国家法律允许的情况下对再生组织进行移植可以例外。

指导原则5：人体及其部分不得作为商品交易的对象。因此，对捐献的器官给予或接受报酬（包括任何其他补偿或奖赏）应予禁止。

指导原则6：为提供报酬或收受报酬而对需要的或可得的器官进行广告宣传应予禁止。

指导原则7：如果医生和医疗专业人员有理由相信器官是从商业交易所得，则禁止这类器官的移植。

指导原则8：对任何从事器官移植的个人或单位接受超出合理的服务费用的任何支出应加以禁止。

指导原则9：给病人提供捐献的器官，应根据公平和平等的分配原则以及按医疗需要而不是从钱财或其他方面考虑；人等10余条原则。

（二）国际移植学会有关活体捐献的准则

1986年国际移植学会公布了有关活体捐献、捐献肾脏的伦理准则：

（1）只有在找不到合适的尸体捐献者，或有血缘关系的捐献者时，才可以接受无血缘关系的捐献者捐献的肾脏。

（2）受者及相关医生应确认捐献者系出于利他动机，而且应该确定捐献者的知情同意书不是在压力下签字的。也应该向捐献者保证，若摘除器官后发生任何问题，均会给予帮助。

（3）不能为了个人利益，向没有血缘关系者恳求，或利诱其捐出肾脏。

（4）捐献者应该已经达到法定年龄。

(5) 活体无血缘关系之捐献者应和有血缘关系之捐献者一样，都应该符合伦理、医学与心理学方面的捐献标准。

(6) 受者本人或家属或支持捐献的机构，不可付钱给捐献者，以免误导器官是可以买卖的。不过补偿捐献者在手术与住院期间因无法工作所造成的损失，与其他有关的开支是可以的。

(7) 捐献者与接受者的诊断和手术，必须在有经验的医院中进行。医院中非进行移植手术的医护人员应该给捐献者提供帮助和支持。

要特别说明，我国2007年颁布的《人体器官移植条例》明确禁止非亲属之间的活体器官捐献。

(三)《伊斯坦布尔宣言》

国际移植学会和国际肾病学会2008年4月30日至5月2日在土耳其伊斯坦布尔召开了国际峰会，发布了《伊斯坦布尔宣言》。该宣言是在阿姆斯特丹和温哥华论坛的基础上，进一步规范尸体和活体器官捐献以应对器官买卖和交易，呼吁该领域的国际合作。

该宣言首先界定了如下概念：

1. 器官移植旅游　器官、供体、受体或移植专业人员跨国（或跨越司法管辖范围）进行的移植活动，这种活动或者在供体、受体或移植专业人员所在的国家是非法的，或者在进行移植手术的国家是非法的；这种活动或者涉及器官交易或商业化移植，或者提供给境外患者移植的资源（器官、移植专业人员和移植中心）实质上影响了给本国患者提供移植服务的能力。这种活动不包括双重国籍的受体在非常住但拥有国籍的国家进行移植手术。此外，任何涉及双边或多边器官共享的官方项目如果基于互惠的移植资源共享目的也不属于这种活动。

2. 器官移植交易　通过威胁、使用强迫或其他形式的强制、引诱、欺诈、欺骗、滥用权力或利用弱势群体、或为获得个人的同意给予或接受报酬或利益，为了剥削的目的招募受体或收集、运输、转移、贮存可供移植的器官、组织或细胞。

3. 器官移植商业化　器官成为商品的政策或实践，这种政策或实践将财政收益优先于对供体和受体健康、福利的考量。

该宣言的主要伦理原则如下：

(1) 为预防和治疗器官衰竭应开展综合性项目（包括临床和基础领域的研究）。

(2) 应该给晚期肾病患者提供有效的透析治疗以减少等待肾移植患者的发病率和死亡率。

(3) 尸体和活体供体器官移植应该作为医学标准上适合的受体器官衰竭的更佳治疗。

(4) 每个国家或司法体系应该立法规范尸体供体器官的获取和利用。

(5) 可供移植的器官应该分配给所有适合的受体，不考虑性别、民族、宗教、社会和经济地位等因素。

(6) 与移植相关的政策应该将为供体和受体提供最佳医疗照顾为首要目标。

(7) 政策和相关程序的制定和实施应该使可供移植的器官数量最大化。

(8) 器官交易、旅游和商业化违背了器官移植应遵循的平等和公正原则。

(9) 每个国家的卫生主管部门应该监管器官移植临床实践以确保公开透明和安全有效。

（10）建立全国范围的尸体和活体供体移植注册登记制度是监管的核心环节。

（11）每个国家或司法体系应努力实现器官捐献的自足，即为需要移植的居民提供充足数量的器官。

（12）只要国家之间的器官共享合作保护弱者、促进供体和受体的平等并且不违背以上的原则，这种合作就不会影响本国器官供应自足。

（13）利用弱势个人或群体并且引诱他们捐献的活动违背了打击器官交易、旅游和商业化的战略。弱势群体包括但并不仅限于文盲、贫困、非法移民和政治或经济难民等人群。

三、我国伦理准则

2006 年我国原卫生部制定并颁布了《人体器官移植技术临床应用暂行规定》；2007 年我国国务院制定并颁布了《人体器官移植条例》。以上两个文件，在我国人体器官移植中具有法规性质，在器官移植当中应当遵照执行。为规范人体器官移植的管理和行为，根据上述两个文件的精神，并参考人体器官移植的国际伦理准则，提出我国人体器官移植的伦理原则和具体伦理准则。

（一）器官移植的伦理原则

1. 安全/有效原则　应努力防止对供体和受体可能造成的伤害，救治器官功能衰竭病人。摘除和移植器官都要考虑风险/受益比，使效益大大超过可能的伤害。为使更多的人从器官移植中受益，必须缩小供求之间的鸿沟，扩大移植器官的供应。对尸体器官捐献，要注意保护家庭利益。对活体器官捐献，不能摘取他（她）唯一的、不可再生或不能分割的器官或组织。未成年的家庭成员不应成为器官的供体。胎儿组织的获得要注意维护妇女利益。总之，要认真权衡对捐献者和接受者的利弊得失，务使不致引起致命的伤害，同时又能救助病人的生命。

2. 知情同意原则　必须获得供体的知情同意或捐献是他（她）知情选择的结果。供体必须是自愿捐献的，不受任何威胁利诱的外在强迫性压力。

3. 保密原则　供体和受体之间应互相保密，做器官移植的外科医生和其他有关医务人员也不应知道供体身份。

4. 公正原则　在可供移植器官少而需求多的情况下，器官分配要保证公正透明，应制订相应的医学和社会标准来分配器官，并建立伦理委员会来作出分配的决定。应努力尽可能使最合适和最迫切需要移植器官的病人得到移植，避免仅考虑有无支付能力和社会地位高低。在世界范围内可供移植器官资源普遍短缺的情况下，优先满足国内的临床需求是伦理上可辩护的，禁止各种形式的跨国器官交易和“移植旅游”。

5. 互助原则　对器官功能衰竭、不移植他人器官无法存活的病人，社会应该提供帮助。其他人也有可能需要依靠他人的器官来存活。社会应考虑建立有效机制，鼓励器官捐献，使社会成员可以彼此互助。

6. 非商业化原则　基于对人类生命尊严的尊重以及商业化的可能消极后果，禁止将人类的器官和组织作为商品买卖，尤其是活体器官和组织，违者应追究其刑事责任。

（二）器官移植的具体伦理准则

1. 人体器官移植有可能挽救患者的生命，提高生命质量，为人类造福，使患者、家庭和社会受益，国家和社会理应推广和支持。但是，由于器官移植还可能对器官捐赠者和接受者有诸多风险，因此开展人体器官移植的医疗机构要向有关单位申请办理人体器官移植诊疗科目登记，已办理登记的医疗机构对移植治疗还应慎重选择；当不再具备应具备的人体器官移植条件或在专家评估时不合格者应停止人体器官移植。

2. 推广应用人体器官移植，国家和社会应积极鼓励公民发扬团结互助精神、死后捐献器官，以利于他人、社会和人类，促进社会和谐。

3. 器官的捐赠必须坚持自愿的原则。死者器官的捐赠者，必须有死者的生前书面意愿或遗嘱；或者死者生前无反对捐赠器官的表示，而家属或监护人又知情同意的前提下，才能作为摘取器官的对象。对自愿的活体捐赠者主要限于配偶、直系血亲或者三代以内旁系血亲，否则必须有证据表明供者与接受者因帮扶等形成的亲情关系，而且捐赠者已达法定成人年龄（年满 18 岁）和具有完全民事行为能力，以及医务人员确认无不正当压力的情况下，才能作为摘取器官的对象。任何人无权强迫、欺骗、诱使他人生前或死后捐赠器官或器官的一部分。

4. 在器官捐赠者决定进行捐赠之前，医务人员必须明确告知捐赠的意义、过程和后果，特别是活体捐赠者可能发生的并发症和意外。在捐赠者充分理解之后，捐赠者或死者的家属（或监护人）在知情同意书上签字和对活体捐赠者严格的术前检查后，才能摘取器官。在没有摘取器官以前，捐赠者或死者的家属（或监护人）有随时取消捐赠的权利。

5. 在分配捐赠的器官时，医务人员必须坚持公正和公开的原则，即要严格根据制定的分配标准进行分配，其优先顺序不应受经济或其他考虑的影响。各省、市、自治区应建立器官协调分配系统或网络，达到公正分配，并使所捐赠的器官尽可能最佳利用，而不浪费可供使用的器官。

6. 在器官移植前，医务人员对捐赠者和接受者的风险/受益要认真评估，尤其是要考虑对活体捐赠者可能带来的伤害和接受者的可能受益，努力使风险最小化和受益最大化。如果评估风险大于受益，那么，不应选择器官移植治疗；如果风险与受益相当，除非不得已的情况下才可选择器官移植治疗。

7. 对死后器官的捐赠者，医务人员要尊重其生前对死亡标准的选择权利，并且得到家属或监护人的认可。同时，还要尊重器官捐赠者生前或死后家属（或监护人）对尸体处理的正当意愿，并保护摘取器官的尸体外观形象和维护死者的尊严。

8. 在器官移植过程中，医务人员进行手术要努力做到优质、安全和有效。对活体捐赠器官者要尽力避免或减少并发症，并且一旦发生并发症而医疗机构和医务人员要及时给予医疗救助。

9、在器官移植手术后，医务人员对患者和活体器官捐赠者要建立不良反应和不良事件的报告制度，以及跟踪和随访制度。在随访中，一旦发现异常应及时予以指导或治疗，以保障患者和活体器官捐赠者的安全，并不断地提高器官移植的质量。

10. 医务人员对器官捐赠者、接受者和申请人体器官移植的患者的个人信息和病情资料要保密，包括对捐赠者与接受者之间的保密，对接受者的雇主、保险公司以及医药厂商等不得随意泄露，除非事先征得他（她）们的同意或法律需要。

11. 从事器官移植的医务人员不能从事有关器官移植的广告宣传；不能参与死后捐赠器官者的死亡判定；不能接受器官受体与提供器官移植器械、药品的厂家或公司的“红包”或任何馈赠；如果是伦理委员会成员要回避自己参与的器官移植的伦理审查等，以防止利益冲突。

12. 禁止任何组织、个人买卖器官用于器官移植，否则将导致对穷人和脆弱人群的剥削、牟取暴利、贩卖和残害人口。医务人员不能直接或间接参与器官买卖、也不应利用器官移植收取远超出合理服务的成本而谋取高额利润或暴利。任何胁迫、欺骗、介绍、组织他人买卖器官的行为都是违背伦理的，也是违法的。不过补偿死后捐赠器官者的丧葬费或活体器官捐赠者的医疗、交通、营养等费用是合理的。

13. 临床开展器官移植要经过伦理委员会审查并随时接受其检查和监督，特别是试验性人体器官移植、活体供肾配对交换以及利用胎儿、儿童死后的器官、多器官、生殖器官、转基因器官、嵌合体器官等进行移植，伦理委员会更要慎重进行审查和论证；在超急排斥反应和人-动物共患传染病未能得到确实控制之前，禁止任何形式的临床异种移植试验。

本章小结

器官移植技术引发的伦理问题主要集中在两方面：如何符合伦理地收集和获取可供移植的器官，如何符合伦理地分配可供移植的器官。

制约器官移植发展的最大因素是供体短缺。当前，器官供体的来源有活体器官、尸体器官、流产胚胎和胎儿组织以及异种器官。获取器官的方式主要有捐献、作为商品和推定同意三种，每一种方式的背后都涉及伦理问题。不管是活体器官、尸体器官，捐献是最符合伦理的获得方式，目前获取人体器官的主要方式是通过捐献来实现的。

器官作为商品是一种充满争议的获取方式。在市场经济条件下，有人试图用商品化来缓解器官短缺的矛盾，但由此可能并实际引发道德和法律等问题。1989 年 5 月世界卫生组织呼吁制定有关人体器官交易的全球禁令，敦促其成员国制定限制器官买卖的法律。至今绝大多数国家仍严格禁止器官买卖。

推定同意有两种方式，第一种是推定所有公民都同意在死后捐献器官，除非死者生前或死后其家属反对。这种推定由立法机关通过法律认定。医院则被允许在人去世后摘取他的器官以供移植，除非死者生前或死后其家属反对。第二种是推定所有公民都同意在死后捐献器官，而不需考虑死者及其家属的意愿。由政府授权给医生，允许医生在尸体上收集所需要的组织器官。

器官是一种非常稀缺的医疗资源，如何公正分配是一个伦理难题，应按什么标准分配给等待器官移植的病患是公正的。医学标准和社会标准如何评估？何者优先？当前基本的原则和共识是：先考虑医学标准，再酌情考虑社会标准。但评估社会标准也是一个复杂的问题，如一个人社会贡献的大小和未来可能的社会贡献是难以衡量和比较的。可接受的办法是将效率、公平和尊重生命价值结合在一起，区分入选标准（选择候选人）和比较标准（选择受体），兼顾效用原则和分配公正原则。

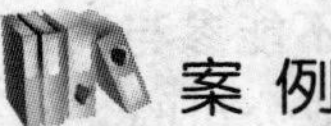

案例

案例1：角膜移植

1998年10月北京某医院眼科博士，在准备为两位失去视力的眼疾病人移植角膜时，发现储存的角膜已经坏死。于是他进入停尸房将一女性尸体的角膜摘除，换上异眼，未告知死者家属，未获得家属同意。在火葬前家属发现死者角膜已被摘除，将医生告上法庭，控告他犯盗尸罪。1999年3月初北京市西城区人民检察院作出了对这位医生摘取尸体眼球一案不予起诉的决定。

问题：

1. 该医生为了救治病人摘除尸体角膜对不对？如有不对，错在哪里？
2. 如果征求家属同意。很可能遭拒绝，这样岂不对两位等待移植角膜的病人造成伤害？
3. 如何解决获得可供移植的器官或组织以救治病人与尊重家属决定之间的矛盾？
4. 检察院作出不予起诉的决定是否正确？

案例2：稀缺资源的微观分配

有一个病人甲因多年酗酒，肝脏功能衰竭，急需移植肝。另一青年乙因抓歹徒被歹徒刺伤肝脏，也急需移植。正好有一肝可供移植，而且组织配型与这两位病人也正好相容。甲是大款，付得起肝移植费用。而乙是待业青年，无力负担移植费用。

问题：

1. 应该将这只肝移植给谁？有钱而酗酒致病的甲，还是没有钱而见义勇为的乙？
2. 应该不应该因病人酗酒致病而不给做移植？
3. 应该不应该因病人无力支付而不给做移植？
4. 如果大家分一半，乙负担不起费用应如何解决？

案例3：器官买卖

1988年夏一位英国人Benton在肾移植失败后死于肾病。他的妻子后来透露，供体肾取自一位土耳其公民，他到伦敦来动手术。付给供体3000英镑。当问这位土耳其人为什么出卖肾时，他需要钱付他女儿的医药费。由于这个案例，英国国会通过使器官买卖成为非法的法律。

问题：

1. 我们的身体是自己的，根据什么理由认为出卖自己的肾是错误的？
2. 出于做善事的动机而捐献肾与为了钱出卖肾，有无伦理上的区别？
3. 如果一位父亲没有钱养活他的孩子，伦理上是否允许他出卖器官？如果他不出卖肾，因而他的孩子活不下去，我们是否会在伦理上责备他？
4. 出卖肾与在恶劣条件下出卖劳动在伦理上有无区别？

复习思考题

1. 围绕器官买卖和商业化的主要伦理争议是什么？如何评价？

2. 活人的身体和尸体的性质是等同的吗？活体器官和尸体器官的属性相同吗？人格和尊严同活人和尸体的关系一样密切吗？尸体和尸体器官与死者的人格和尊严之间是什么关系？

3. 鼓励捐献的各种措施是否能得到伦理辩护？自愿有偿的尸体器官捐献是伦理上可接受的吗？

4. 将年龄、行为缺陷、国籍作为器官移植受体的排除标准是否能得到伦理辩护？

5. 针对活体器官捐献提出支持和反对的伦理论证，并分别对这些论证进行分析，提出自己的反论证；在明确自己的态度的基础上，为自己的立场提供可以得到辩护的伦理论证，并为目前的伦理困境尝试着提出一些解决方案。

（雷瑞鹏）

第八章

死亡干预伦理

本科学习目标

1. 掌握　脑死亡标准的伦理意义，临终关怀的含义、特点及其伦理意义、伦理要求，安乐死的含义、实质。
2. 熟悉　心肺死亡及脑死亡标准，临终关怀的必要性，安乐死的分类及对象的界定。
3. 了解　人体死亡标准的历史演变，传统死亡标准的局限性及伦理问题，临终关怀的历史发展，安乐死的伦理争论。

专科学习目标

1. 掌握　脑死亡标准的道德意义，临终关怀的道德意义和要求，安乐死的含义和实质。
2. 熟悉　脑死亡标准，临终关怀的必要性，安乐死的分类及对象的界定。
3. 了解　人体死亡标准的历史演变，临终关怀的历史发展，安乐死的伦理争论。

万物有生就有死，这是生命的自然规律。正如老子在《道德经》中所言“天地尚不能久，而况于人乎?”人也是一样，经历了生命的灿烂，最终要走向死亡。虽然死亡对于每一个活着的人而言都是一个十分沉重的话题，却是无法选择和不能改变的事实。但是，人们可以在临终时得到无微不至的关怀和照顾，可以选择无痛苦、有尊严、无憾地走完生命旅程。本章将对死亡标准、临终关怀和安乐死等有关死亡的伦理问题进行分析和探索。

第一节　死亡标准及其伦理意义

一、传统的死亡标准

（一）传统死亡标准概述

什么是死亡？死亡的本质是什么？从不同的角度可以对死亡作出不同的界定。一般而言，人们把死亡理解为生命的结束、终止或消失。《辞海》把死亡解释为机体生命活动和新陈代谢的终止。人体生物学认为，死亡就是人体的器官、组织、细胞等整体衰亡，是人的生命的终结。死亡不可逆转，不能"死而复生"。

如何界定死亡，涉及死亡标准问题。从医学视角，死亡是一个过程，确定生与死的分水岭，或称为死亡临界点的就是死亡标准，它标志着生命的结束。

人类历史上一直致力于探寻死亡标准。原始人通过日常的观察和狩猎活动，形成了死亡是心脏停止跳动的模糊观念。数千年来，人类社会一直沿袭以心脏跳动停止和呼吸停止来判断死亡，形成了以心肺功能消失作为判断死亡的标准。

美国布莱克法律词典和英国牛津法律大词典都认为，死亡的最主要标准是心跳、脉搏和呼吸的停止。我国也一直是以心跳呼吸停止、反射消失作为判定个体死亡的标准。"心之官则思"，正是将心脏作为主宰人体一切活动中心的传统观念，为心肺死亡标准的形成及确立奠定了坚实的文化基础而延续至今。在医学临床上也一直是以心跳停止、呼吸和血压消失以及体温下降作为宣告死亡的依据。这一标准非常直观，它不仅是医学认可的标准，也是大众的标准。

（二）传统死亡标准的局限性及伦理问题

1. 传统死亡标准的局限性　现代医学科学技术的发展，使传统的心肺死亡标准在现实中经常会遇到挑战。

（1）临床实践中，经常出现这样的病例，心跳、呼吸停止之后的"死者"，经过紧急抢救后还能"生还"。尤其是心脏移植手术和人工心脏的临床应用，使原来心肺死亡的人获得重生。这说明心肺死不完全等同于人死。

（2）脑死亡者，虽然借助先进医疗设备仍然可以维持心跳和呼吸，按照传统死亡标准判断是活人，但其实已经死亡。因为科学证明，脑细胞的死亡是不可逆的，脑死必然导致人体整体功能的丧失。上述现象撼动了传统心肺死亡标准，迫使人类对传统死亡标准进行科学和伦理的反思。

2. 传统死亡标准带来的伦理问题

（1）医务人员何时停止对濒死病人的抢救陷入伦理困境：因传统死亡标准不能准确判定死亡，故依据传统死亡标准而停止抢救，可能意味着患者失去生存机会，而对于失去抢救价值的脑死患者一味施行抢救，既浪费医疗卫生资源，也会增加患者家属的经济和心理负担。可见，传统的心肺死亡标准面临着伦理和法律上的严峻挑战。

（2）传统死亡标准不利于某些医学新技术的采用：科学的发展，高新医学技术在临床上的应用，给许多濒临死亡的患者带来生的希望。但是，传统死亡标准对某些技术的应用却构成了障碍，例如器官移植供体主要来源于尸体，在传统死亡标准下的尸体器官成活率太低。而现代医学研究表明，完全靠机械来维持心肺功能的脑死亡者，作为器官移植的供者将有可能提供更有价值的器官供体，而这是传统死亡标准不允许的。

二、现代脑死亡标准

（一）脑死亡标准的涵义及鉴定标准

随着医学科学技术的不断进步，特别是1967年南非医生 Barnard 首次成功地实行了心脏移植手术，人们更加深刻地认识到传统死亡标准的局限，必须寻找新标准。

1968年，在美国哈佛大学医学院，以比彻尔（H·K·Bee-cher）教授为主席，由医生、神学家、律师和哲学家共同组成的死亡定义特别委员会发表报告，提出了脑死亡定义和脑死亡诊断标准，即著名的哈佛标准。他们把死亡定义为“不可逆的昏迷”或“脑死”，脑死亡鉴定标准包括4条：①对外部刺激和内部需要无接受性和反应性，即病人处于不可逆的深度昏迷，完全丧失了对外界刺激和内部需要的所有感受能力，以及由此引起的反应性全部消失；②自主的肌肉运动和自主呼吸消失；③反射，主要是诱导反射消失；④脑电波平直或等电位。上述四条标准还要持续观察24小时，反复测试其结果无变化，并排除体温低于32.2℃或刚服用过巴比妥类药等中枢神经系统抑制剂两种情况，即可宣布病人死亡。同年，世界卫生组织也公布了类似标准，强调死亡包括大脑、小脑和脑干在内的整个脑功能的不可逆丧失，即使在医疗设备维持下仍有心跳和呼吸，也可判定死亡。

（二）生命、死亡本质对脑死亡标准的佐证

每个人的生命都经历了从出生到死亡的过程。那么，生命的本质是什么？死亡的本质又是什么？弄清这些问题有助于我们对于脑死亡标准的认识。

人是有意识的生命个体，是自然属性和社会属性的统一体。人首先具有自然属性，以个体生命即生物体的方式存在，有生命力和自然力，有自然需要。自然的生命机体是人生命本质及其活动的物质载体，是人得以生存和发展的自然前提。就这一点而言，人与动物有相同点，否认了这一点，就否定了人存在的客观现实性。

但是人的自然属性并不表现人的现实本质，马克思主义哲学认为，人之所以为人，人与动物的根本区别在于人的社会属性，人的现实本质是社会关系的总和。人的社会属性表现在人类的实践活动中，人只有结成一定的社会关系，构成能够同自然力量并存的社会力量，才能进行生产劳动，才能获取物质生活资料满足自身生存发展需要。人类的实践活动是在意识指导下的能动性的活动，虽然动物也会获取食物，甚至灵长类动物会运用简单工具，但究其实质仍是一种本能活动。而人的活动是在意识指导之下的有目的、有计划地改造客观世界的实践活动，即具有意识能动性的活动。因此，从人的社会属性上看，意识是人的生命的本质显现，意识消失，则标志着人的生命死亡。

那么，什么是意识？马克思主义认为，意识是人脑的功能和属性，是对客观世界的反映。人的大脑是意识活动的生理基础，意识（包括自我意识）的产生离不开人脑这一物质器官。脑科学、神经生理学和病理学的研究表明，人的身体受伤只要不涉及大脑，仍能正常思维；大脑功能受损，有关意识活动就会失常；若大脑死亡，意识消失。当个体全脑功能和自我意识丧失这一死亡的本质显现时，也就证明了该个体已经脑死亡。因此从生命本质与死亡本质的内涵中，也可以透析脑死亡作为死亡标准的科学性和准确性。

目前，世界上已有80余个国家承认了脑死亡标准，14个国家为此立法。我国对脑死亡标准研究起步较晚，1986年医学界开始探讨脑死亡问题，1995年在武汉召开的全国器官移植法律问题专家研讨会上，与会专家提出了脑死亡标准及实施办法（草案），1998年在武汉召开了全国脑死亡标准专家研讨会，初步制定了脑死亡临床诊断标准条例（讨论稿），随后，由国家卫生部脑死亡法起草小组制定了《脑死亡判定标准（成人）（修订稿）》和《脑死亡判定技术规范（成人）（修订稿）》，受到医学、法学、伦理学专家和社会各界的极大关注。目前已六易其稿，但仍然没有进入立法程序，还在广泛征求意见及修改中。

（三）脑死亡标准的伦理意义

1. 有利于科学地判定死亡　相对于传统的心肺死亡标准，脑死亡标准确定死亡更为准确。因为心肺复苏、体外循环等医疗设备的临床应用，不断创造“死而复生”的奇迹，患者虽然全脑死亡，意识消失，但在医疗设备的支持下仍然存在心跳和呼吸。对此，传统死亡标准无法判断死亡；而依据脑死亡标准，即可判定其为死亡。从临床实践上看，截止目前，采用脑死亡标准诊断死亡还没有出现误判的。英国曾有十六位学者撰写的研究报告显示：对1036名临床确诊为脑死亡的患者，虽经全力抢救但无一生还。可见，脑死亡标准更为科学、准确。

2. 有利于维护患者的生命尊严　现代医学科学技术发展的目标之一，是尽量延长生命有机体存在的时间，这使得人的自然属性得到更多关注，而社会属性和人的尊严则被忽视了。如对脑死亡患者进行抢救，应用人工器械使之保持心肺功能，任人摆布，维持着毫无生命质量、毫无尊严的生命状态。而依据脑死亡标准，一个走到生命尽头的人，可以避免心脏按压、气管插管、呼吸机辅助呼吸、心脏电击以及心内注射等毫无意义的急救措施，在家人、亲友的关爱中安详而有尊严地离世。

3. 有利于合理有效地利用医疗资源　采用现代医学高新技术能够维持心跳和呼吸，可以让“脑死”的人“生存”，但这种维持会消耗大量的医疗资源。据资料显示：维持一个脑死亡病人的花费每天可达5000～6000元，抢救一个脑死亡病人一天的费用可以治疗上百个普通病人，对于用世界上1%的卫生资源为22%的人口服务的我国而言，很显然是医疗资源的巨大浪费，同时也加重了社会、患者家庭及亲友的负担。脑死亡标准的确立，使医院可以合理地终止对脑死亡患者的抢救，把有限的医疗卫生资源向有价值的生命方向流动，因而有利于合理地利用医疗资源。

4. 有利于器官移植的发展　器官移植技术给器官功能衰竭的终末期患者带来生的希望，实施脑死亡标准，更有可能最大限度地把“生的希望”变成“生的现实”。因为按照传统心肺死亡标准摘取的供体器官为时已晚，错过了最佳时期，移植后成活率低；若“过早”摘取器官就成了故意杀人。而按照脑死亡标准，从心跳、呼吸和血压都存在、但已经脑死亡的死者体内摘取的供体器官是鲜活的，器官移植成活率高。因此，脑死亡标准确立，有利于促进器官移植技术的发展，挽救器官功能衰竭患者的生命。

5. 有利于道德和法律责任的认定　确定一个人死亡，即生与死的临界点是死亡标准。临界点后为死，应停止抢救，否则于生命毫无意义且浪费医疗资源；临界点前为生，应施以抢救，否则涉嫌见死不救或故意杀人（安乐死除外），应追究法律及伦理责任。脑死亡标准的确立，有利于确认医疗救治中的道德和法律责任。

脑死亡标准有重要意义，但要确立脑死亡标准，需要立法并加强死亡教育。

三、死亡教育

在生命力旺盛时期，很少有人思考死亡问题，但其实死亡是每个人生命的终点，无论我们是否愿意，迟早有一天要面对它。谈及死亡，人们恐惧、焦虑和排斥，使死亡带上了阴沉浓重的黑色面纱，这是源于对生的眷恋和死亡的无知。认识死亡，从容而有尊严地走完人生最后一程，关系到如何认识生命、如何珍惜生命的重大问题，要求人们确立积极的人生态度和科学的死亡观，其有效途径是死亡教育。

（一）死亡教育概述

1. 死亡教育概念　死亡教育是关于正确认识和对待死亡的教育。它以死亡为主题，从医学、哲学、心理学、伦理学、社会学、经济学、护理学和法学等不同视角，探究死亡和濒死与生命的关系，考察死亡的道德价值和伦理意义，帮助人们树立对待死亡的正确态度，促使人们更加珍惜生命，更好地把握生命意义。

2. 国外死亡教育　死亡教育源于美国，最早可追溯到 1928 年，正式兴起则是在 20 世纪 50 年代末。法伊费尔于 1959 年发表第一部死亡教育的代表著作《死亡的意义》。此后，死亡便引起社会学、心理学、伦理学和法学等专家学者的广泛兴趣，死亡教育的理论探索与实践创新逐步展开，发展到现在，关于死亡教育的理论研究不断丰富、完善，逐步成熟，死亡教育的实践也取得了明显的成效。1973 年美国已有六百所大学开设死亡教育课程，有的大学设立了相关的硕士学位，甚至还创办了专门的死亡学院或系。截止 1976 年，已有 1500 所中小学设置死亡教育课程，死亡教育已经成为学校教育和社会教育的重要内容，引起整个社会的关注。

除美国外，其他国家也开展了死亡教育。在日本，上智大学自 1982 年以来一直坚持举办死亡教育讲座，倡导人们珍惜生命、热爱生活，提高自己的生命质量。英国在以前死亡教育发展的基础上在大中小学广泛开展死亡教育。除此之外，德国、法国、荷兰等国家的死亡教育在近几年也有明显发展。

3. 我国的死亡教育　我国的死亡教育起步于 80 年代，香港、台湾和内地的死亡教育发展速度不一。香港与台湾从 19 世纪 80 年代起，死亡教育迅速发展，目前所有大学都开设了生死教育课程。

在我国内地，死亡教育与临终关怀融合发展。1988 年在天津医学院成立了“临终关怀研究中心”，1991 年由天津医学院院长崔以泰教授和台湾学者黄天中合编的《临终关怀学：理论与实践》正式问世，1996 年召开了以死亡及死亡教育为主题的第三次全国临终关怀学术会议，之后，许多有关死亡学、死亡教育的论文、译文、著作、译著也相继问世，并建立了临终关怀研究机构，一部分医学院校结合医学伦理学课程，设置了死亡教育的内容。目前广州大学、华南农业大学、武汉大学、南昌大学、广东药学院等高校，已经将死亡教育作为选修课程。天津、南京、北京、上海、广州等地还建立了关怀医院和病房。但是，从全国情况来看，死亡教育和临终关怀事业正处在初步探索阶段。

（二）死亡教育的对象和内容

1. 死亡教育的对象

（1）对医护人员的教育：医护人员是帮助人类与死亡作斗争的重要群体，对他们进行死亡教育，使之在医疗实践中，从生理上心理上给予病人更多的关怀照顾，提高病人的生命质量。

（2）对病人及其亲友的教育：患不治之症的病人面临死亡的威胁，承受着死亡恐惧和忧虑的压力，迫切需要从心理、精神层面获得解脱，接纳面临死亡的现实。而亲友也需要了解如何减轻临终病人及自己的巨大心理压力，以便坦然面对病人的死亡，平稳度过居丧期。

（3）对大众进行普及教育：通过科学的死亡教育，使社会公众正确认识死亡，正确处理自己及亲友面临死亡时的各种问题，形成尊重生命、坦然接受死亡的社会风尚，提高社会文明程度。

2. 死亡教育的内容

（1）死亡的基本知识教育：死亡的基本知识主要是指死亡的概念、定义和死亡判断标准，死亡的原因与过程，死亡的不同方式及死亡方式的选择，人类死亡的机制，死亡的社会价值与意义。

(2) 死亡与生命的辩证关系教育：生命与死亡是一对矛盾，两者是辩证统一的关系。诞生人类生命的那一刻，就注定了必死的命运，任何人都无法逃脱。

(3) 死亡的心理教育：让人们了解在临近死亡时心理的变化过程，帮助人们顺利走完人生的最后旅程，树立正确的死亡态度。同时帮助死者家属尽快摆脱失去亲人的阴影，恢复正常的社会生活。

(4) 优死教育：死亡是生命的终端，应像对待生命一样对待死亡。优死教育能够帮助人们消除对死亡的恐惧，树立正确的死亡观。

(5) 死亡权利教育：生命应该受到尊重和保护，人们不能随意放弃生命。但在特殊情况下，人们拥有死亡或选择死亡方式的权利，如选择安乐死。

(三) 死亡教育的伦理意义

1. 有利于树立正确的死亡观　死亡观是人们对死亡的根本看法和观点。死亡教育的核心是珍惜生命、正视死亡。死亡教育帮助人们树立正确的死亡观，既珍惜生命，热爱生活，又能正视死亡、接受死亡。

2. 有利于缓解人们对死亡的恐惧和悲伤　人类恐惧死亡而产生沉重的心理压力，死亡教育帮助临终者坦然面对死亡，帮助死者亲友获得缓解悲伤的力量，以尽快度过居丧期。

3. 有利于提高生命质量　死亡教育可以帮助人们认识到生命有限，时间宝贵，因而必须珍惜时间，好好规划人生，努力奋斗，实现人生价值，使生命质量得以提高。

4. 有利于医学科学的发展　死亡教育可以改变人们的死亡观念，促进尸体及尸体器官的捐献，推动器官移植事业的发展和医学科学的进步。

第二节　临终关怀伦理

一、临终关怀概述

(一) 临终关怀的含义

1. 临终　临终是指由于各种原因，造成人体主要器官生理功能衰竭不能治愈，死亡即将发生的过程。对临终的时限各国标准不一，美国对估计只能存活 6 个月以内的患者称为临终患者，而英国将预计能存活一年以内的患者称为临终患者，我国则将能存活 3 ~ 6 个月的患者称为临终患者。

2. 临终关怀　临终关怀一词源于英文 hospice care，是指为临终病人及其家属提供全面的照护。具体而言，临终关怀包括两方面含义：

(1) 临终关怀是对临终病人及其家属提供的一种"特殊服务"，包括医疗、护理、心理和社会等各方面的照护。这是对临终病人全方位实行人道主义的服务，目的是控制临终患者的症状，减轻痛苦，体现生命价值，尊重生命尊严，使其能够无遗憾地安详地告别亲友，走完人生最后旅程，同时使家属也能得到慰藉和居丧关照。

(2) 临终关怀又是一门新兴的边缘学科。它以临终病人及其家属为研究对象，探索其生理、心理特征和临终照护实践规律。运用对规律的认识，正确指导临终关怀实践，以实现对临终者及其家属的全面关怀和照护。临终关怀的兴起，反映了生物-心理-社会医学模式对传统生物医学模式的超越，也是人类文明的巨大进步。

（二）临终关怀的内容

1. 生理关怀　通过医护人员、家属及社会志愿者的照护，使临终病人减轻病痛。

2. 心理关怀　通过对临终患者的心理疏导和生命价值及死亡教育，回顾人生，寻求生命意义，减轻临终病人的恐惧、不安、焦虑、牵挂等心理，令其安心、宽心、放心地走完人生最后阶段。同时，对临终病人家属给予生理及心理上的关怀和照护。

（三）临终关怀的对象

1. 临终关怀的实施对象　临终期的危重病人及其家属、老年人、意外死亡者及其家属。

2. 临终关怀教育层面对象　学校教育及成人教育。

（四）临终关怀的特点

1. 临终关怀的主要对象为临终病人　临终病人是指由于疾病或意外事故而造成人体主要器官的生理功能趋于衰竭，生命活动趋向终结，濒临死亡但尚未死亡者。

2. 临终关怀的目的是提高临终病人的生命质量　临终关怀不是要延长患者的生存时间，不以治疗为主，而是支持疗法、姑息治疗，控制症状、减轻病痛。

3. 临终关怀的照护方式是注重整体护理　临终关怀不仅对临终者生理上、心理上施以无微不至的关怀和照护，而且对其家属给予精神上的支撑和服务，倡导整体护理。

4. 临终关怀的宗旨是人道主义　临终关怀以临终病人为中心，精心照护并给予心理、精神上的慰藉，让临终病人在享受人间温暖中走完生命旅程，体现生命价值和尊严。

（五）临终关怀的目标

临终关怀的目标是提高患者的生命质量，通过消除或减轻病痛与其他生理症状，排解心理问题和精神烦恐，令病人内心宁静地面对死亡。同时，临终关怀还能够帮助病患家人承担劳累，减轻压力。

二、临终关怀的必要性及其伦理意义

（一）临终患者的特点

1. 临终患者的生理特点　临终患者身体上出现这样或那样的不适，有的是剧烈疼痛，有的是憋闷难忍，有的是生活不能自理带来的极度不便，这些生理特点决定了临终患者特有的心理特点。

2. 临终患者的心理特点　临终患者生理上的变化反映在心理上，呈现出与一般病人不同的心理特点，如焦虑、抑郁、孤独、消极、恐惧、绝望等。美国医学博士库布勒·罗斯将多数临终病人的心理反应分为五个阶段，即否认期、愤怒期、协议期、忧郁期和接受期。

（1）否认期：临终患者刚知道自己处于临终期时，震惊、恐惧，拒绝接受现实，并伴有强烈的求生欲，总希望有治疗的奇迹出现以避免死亡。

（2）愤怒期：气愤命运不公，哀叹为什么死亡降临在自己身上，常迁怒于医务人员或家属，以发泄内心的不满与怨恨。

（3）协议期：临终患者接受事实，不再怨天尤人，而是积极配合治疗，希望奇迹出现，延长生命。

（4）抑郁期：治疗无望后，病情日益恶化，患者表现出一种强烈的失落心理，如悲哀、沉默、压抑、哭泣等，希望亲人陪伴、照顾，并交代后事。

（5）接受期：一切努力挣扎无望后，病人平静下来，准备接受死亡，不再恐惧、悲伤，已经认命，只要求安静离去。

（二）临终关怀的必要性

临终关怀反映了现代医学模式的转变，反映了医疗卫生事业多层次、多渠道发展及全社会参与的趋势，也反映了人类物质文明与精神文明的巨大进步。

1. 解除临终病人的身心痛苦需要临终关怀　临终者各脏器功能相继衰竭，身体疼痛难以忍受，而医疗技术不能挽救他们的生命，面临死亡的威胁，他们产生无奈、无助和强烈的恐惧心理，在度日如年的煎熬中慢慢走向死亡，这时急需他人的帮助。临终关怀正是以全方位的、人性化的照护使临终者得到关怀和慰藉，获得情感上的满足，安详无遗憾地走完生命的最后旅程。

2. 我国家庭结构的现实需要临终关怀　计划生育政策实施至今，独生子女已纷纷步入婚姻殿堂，“四二一”结构的家庭越来越多，即：四位老人，父母双亲，一个孩子。要照顾四个老人，一个孩子，对于事业处于爬坡奋斗阶段的父母双亲，精力显然不够，若再有一位临终病人，时间、精力、金钱等因素都将成为家庭的负担，推广临终关怀事业很有必要。

3. 我国卫生保健体系的发展离不开临终关怀　卫生保健体系包括三个基本组成部分：预防、治疗和临终关怀。无病预防，有病治疗，治不了则提供临终关怀。由于传统生物医学模式的指导及医疗资源的匮乏，我国卫生保健系统是落后而低效的纺锤形模式，即治疗为主，而预防和临终关怀还远远不够。随着医学模式的转换、卫生需求的发展，卫生保健系统应向两头大的哑铃型模式转变，即大力加强预防医学和临终关怀，提高卫生服务效率。因此，发展临终关怀是建设高效的卫生保健体系的需要。

（三）临终关怀的伦理意义

1. 临终关怀彰显了人道主义精神　随着我国“空巢家庭”的大量涌现，家庭照护成为一个家庭的艰巨任务，也是很多家庭面临的难题。临终关怀是解决濒危病人家庭照料困难的一个重要途径。同时对于一些家庭，特别是一些低收入的家庭来说，临终关怀可以让老人走得安详，让病人家属摆脱沉重的医疗负担，实质上彰显了对病人及大多数人真正的人道主义精神。

2. 临终关怀体现了生命的价值、尊严　临终关怀就是通过运用心理支持和慰藉的方法、安宁护理的手段，最大限度地减少临终者及其家属的心理负担和生理痛苦，让弥留之际的病人尽可能安适坦然地、有尊严地告别人生。它的核心命题是尊重生命，使临终者的生命有质量、有价值，从而提升整个社会的道德文明水平。

3. 临终关怀顺应了老龄化社会发展需要　我国自1999年已经进入老龄化社会，“十二五”时期，将迎来第一个老年人口增长高峰，年均增加860万左右。预计到“十二五”期末，全国老年人口将增加到2.21亿，占全国总人口的16%。而到2020年，老年人口将达到2.48亿。日益严重的老龄化社会，给养老、社会保障带来巨大压力，使医疗、保健任务更加繁重，社会发展因老龄化带来的一系列问题陷入困境。临终关怀提供对临终者和家属全方位照护，以适应老龄化社会发展的需要，是帮助社会走出困境的重要方式之一。对老年人的关怀照护不仅仅是家庭责任，更多地成为社会责任，从而促进社会尊老、敬老道德风尚的传扬。

4. 临终关怀显示了对死者家属的道德价值　逝去的没有把痛苦悲伤带走，而是留给了亲友尤其是家属。家属眼睁睁看着亲人从身边消失，忍受着强烈的离别哀痛，他们比临终者更难接受死亡的事实。临终关怀对死者家属的慰藉和各种形式的关怀帮助，使家属深切感到人间的关爱和温暖，帮助他们尽快摆脱悲伤情绪，走进正常生活，因而彰显其道德价值。

5. 临终关怀提高了工作人员的道德水准　临终关怀要求工作人员必须接受过专门训练，具有高尚的职业道德，富有同情心、责任感，懂得尊重生命的价值，使临终病人在充满亲情的氛围中，安详舒适有尊严地离开人间，并使家属得以关怀慰藉。这项特殊的照护工作不仅对工作人员提出很高的专业技术要求，而且提出高水准的道德要求，发挥着陶冶医护人员道德情操的作用。

三、临终关怀的道德原则及伦理要求

（一）临终关怀的道德原则

1. 人道主义的原则　较之普通病人，临终病人更应得到人道主义的关怀与照顾。对临终病人要充满爱心、关心、同情心，理解临终病人，尊重他们的生命、人格与尊严。使其生如夏花般绚烂，死如秋叶般静美。这是人道主义的体现。

2. 照护为主、适度治疗的原则　对临终病人要以照护为主，帮助临终病人至死保持人的尊严，提高其生命质量、生命价值。同时辅之不以延长其生命为目的的适度治疗，采用解除或缓解临终病人痛苦的姑息性和支持性医护措施，满足临终病人的基本生理需求，使其在尊严、友爱与平静中告别人生。

3. 全方位照护的原则　对临终病人进行生理、心理、社会等方面的全面照护，提供24小时的服务。既关心临终者，又关心其家属，既为临终者在临终时期提供服务，又为其死后提供居丧服务等。

（二）临终关怀的伦理要求

1. 认识和理解临终病人　认识临终病人的生理、心理需求，了解临终病人的心境和生活需要，设身处地为临终病人着想，要以真挚、慈爱、亲切的态度和语言对待他们，尽量满足他们的要求和愿望，使他们在精神上得到宽慰和安抚，在温暖的关爱中走完人生最后旅程。

2. 保护临终病人的权利　医护人员要维护临终病人的权利，允许保留其生活方式，保密隐私，选择死亡方式等。每个人都有生命选择权，尤其是临终病人，如何度过最后的时光，决定权在于病人本身，对于生命是否应该延续这种严肃的问题，更应该尊重临终病人的选择。

3. 维护临终病人的生命尊严　生命的质量和生命的长度同等重要，临终关怀也被称为“优逝”或“优死”，即优雅离世，旨在让人走得安详，着力改善走向尽头的生命的质量。因此，如何提高临终病人的生命质量，维护其生命尊严，最大限度地体现其生命价值，是医护人员要解决的重大课题。

4. 照顾好临终患者的生活　尽量减轻临终病人身体痛苦，并为他们提供舒适、安静、清洁的环境和良好的饮食起居服务，满足其生理需要。还要对临终病人耐心护理，减轻他们的精神痛苦，满足他们的心理需要。总之，对临终病人要给予周到的护理和必要的治疗，使其安详地离开人世。

5. 同情和关心临终患者的家属　病人安静地、有尊严地逝去，是临终关怀的结果，但不是结束。临终关怀要使去者能善终，留者能善留。家属因照顾临终病人而身心疲惫，当病人死后，家属又忍受着巨大的哀伤和悲恸，医护人员应给予关心和慰藉，让他们正视并接受亲人逝去的现实，减轻其精神痛苦，帮助他们早日摆脱悲伤心境，回到正常生活轨道。

第三节　安乐死伦理

面对一个病魔缠身，治疗无望，痛苦难忍，濒临死亡的患者，是令其继续忍受疾病折磨、不惜代价维持生命，还是安乐地死去，这是选择如何死亡的问题。它不仅是医学而且也是法学、社会学、伦理学探讨的重要课题。

一、安乐死的定义及分类

（一）安乐死定义

安乐死一词源于希腊文“euthanasia”，原义是指“快乐”的“幸福”的或“无痛苦”的死亡，有时也译为“无痛苦致死术”。截止到目前，世界上尚没有对安乐死统一的定义。从医学伦理学角度可对安乐死做如下简要的定义：患有不治之症的病人在危重濒死状态时，由于躯体和精神的极端痛苦，在本人和亲属的强烈要求下，经过医生、权威的医学专家机构鉴定确认，符合法律规定，按照法律程序，用人为的仁慈的医学方法使患者在无痛苦状态下渡过死亡阶段而终结生命的全过程。

（二）安乐死分类

1. 主动安乐死和被动安乐死　这是以安乐死的执行方式为划分依据的。主动安乐死是指根据濒死患者或者家属的要求，有意识地对不可逆转的患者采取某种人为的措施加速其死亡的过程。这是主动结束患者生命，让其安详死去，迅速完成的死亡过程，也称积极安乐死或“仁慈助死”，所采取的措施称为“无痛致死术”。被动安乐死是指对于确定无法挽救其生命的患者，根据濒死患者或者家属的要求，停止无望的救治，终止使用维持生命的治疗措施，任其自行死亡的过程，也称消极安乐死或“听任死亡”，国内不少医疗单位实际上都在实施。

2. 自愿安乐死和非自愿安乐死　这是以患者同意方式为划分依据的。自愿安乐死是指濒死患者有过或表达过同意安乐死的愿望，患者本人要求安乐死。非自愿安乐死是指濒死患者没有表达过同意安乐死，这种情况主要是针对无行为能力的患者（如婴儿、昏迷不醒的患者、精神疾病患者和认知能力严重低下者）实行安乐死，因这些患者无法表达自己的愿望，只能根据患者家属意见，由医生依据实际情况决定给予安乐死，有人把非自愿安乐死称为“仁慈杀死”。

目前，主动安乐死和非自愿安乐死备受争议。

二、安乐死的实质及对象界定

（一）安乐死的实质

1. 安乐死是对死亡方式的选择　是安乐死亡？还是痛苦死亡？这是对死亡方式的选择，而不是生与死的选择，安乐死选择前一种死亡方式。

2. 安乐死追求死亡过程的良好状态　死亡过程是痛苦、煎熬、折磨的过程，安乐死能够帮助濒死患者摆脱这种状态，使其在舒适良好的状态中结束自己的生命，维护死亡的尊严。

3. 安乐死的首要目的是解除病人痛苦　安乐死不是选择放弃生命，而是选择死亡过程的感受——痛苦还是快乐，安乐死选择了安逸，避免肉体和精神的痛苦折磨。

（二）安乐死的对象

实施安乐死的前提是确定安乐死的对象，截止到目前，在临床实践中还没有对安乐死对象的统一规定。一般认为，界定安乐死对象应该遵循如下三个原则：

1. 病人处于濒死期　依据一定的医学标准判断患者无法救治即将死亡，也就是说，实施安乐死的时间需十分接近患者因病自然死亡的时间。

2. 死亡过程极度痛苦　患者病痛已到不堪忍受的程度，每一分钟的生命延续对患者都是难以忍受的折磨与煎熬。

3. 必须出于本人的意愿　基于患者自己真诚的愿望和明确的表示，其他人（包括家属或监护人）都不能代替患者本人提出安乐死请求，神志不清者在神志清醒时须有预嘱。

当然，除了这三个原则，还有一些要求，如执行者应该出于对患者的同情和帮助，其意图是善的；必须经过权威的医学专家机构鉴定确认，符合法律程序等，但上述三原则是最基本原则。

以上三个原则，前两个是界定安乐死对象的客观条件，第三个是主观条件。安乐死的实施对象必须同时具备客观条件和主观条件，只具备客观条件或者只具备主观条件，都不能成为安乐死的实施对象。

三、安乐死的伦理争论

安乐死从提出到现在，始终处于争论之中。对于被动安乐死，虽然有争议，但容易得到人们理解宽容。主动安乐死则是人们争论的焦点，支持方与反对方针锋相对，其间交织着情感与法律、个体与社会、传统观念与时代精神等多方面的复杂矛盾和冲突。

（一）支持安乐死的伦理依据

1. 人权主义的观点　生命是神圣的、不可侵犯的，生命属于个人，每个人都有生的权力，即生命权，也有死的权力即死亡权，包括死亡选择权。安乐死体现了死亡选择权，对于忍受巨大痛苦折磨又不可避免死亡的患者来说，放弃无价值的治疗，选择体面、舒适的死亡方式以求善终，完全出于自己的意愿和自主选择，这是他们应有的自主选择权。因此，安乐死彰显为一种人格权益，是对死亡方式选择权的尊重，也是医学道德的升华，它标志着人类对生与死更理性的认识和选择，是人类文明进步的表现。

2. 功利主义的观点　功利主义主张人应该提倡追求"最大幸福"，一种行为如有助于增进幸福，则为正确的，若导致产生和幸福相反的东西，则为错误的。需要强调的是，此处的幸福并非行为者一己的幸福，而是与此有关系的人的幸福。依此观点，安乐死是合理的：一是可以解脱濒死病人在精神和身体上遭受的极大痛苦，对患者本人有益；二是可以解除病人家属的经济负担和心理负担，对病人的家属有益；三是可以将有限的医疗卫生资源在全社会合理配置，有利于更多的受益群体和受益领域，提高人类生存质量。

3. 医学人道主义观点　靠先进的医疗设备延长的生命，没有给病人带来生命的欢乐，而是痛苦的延续。安乐死可以解除病人肉体和精神的痛苦，使其免受临终前痛苦的折磨，维护其生命的尊严，因而是实现"优死"。因此，对病人来说，安乐死不是伤害，而是痛苦的解脱，因而是人道主义的，符合伦理的。

4. 生命质量论和生命价值论的观点　人不仅要活着，还要活得有尊严、有质量、有价值、有意义。依靠先进的医疗手段，延长质量和价值极低的痛苦的生命，维持失去社会属性的躯体存在，并不是真正意义上的挽救和善待生命。安乐死是无痛苦的、安详的、有尊严的死亡，它是患者在病情不可逆转，生命失去质量和价值的情况下做出的选择，既尊重了“生的意义”，又维护了“死的尊严”。

（二）反对安乐死的伦理依据

1. 安乐死违背了人道主义原则　人有生的权力，生命权是人的首要权力，在任何情况下都不能促其死亡。死亡是不可逆的，医护人员对病人施以致死术，实际上是变相杀人，违背了人道主义原则。

2. 安乐死遵守的自愿原则有时难以确定　一个病人在疼痛期或意识不清醒状态，或因服用药物而精神恍惚状态，表示的安乐死心愿是否真的是自愿的有待于商榷，因为一旦痛苦相对缓解，就不一定真想去死。另外，患者智力低下或意识丧失，不能表示或来不及表示，如何做到自愿无法判定。

3. 安乐死可能丧失救治的机会　安乐死的实行，可能错过三个机会：病人机体可能慢慢自行改善的机会，继续治疗可能好转的机会，使用新技术、新方法使该病可能好转的机会。

4. 安乐死阻碍了医学科学的发展　只有在医疗实践中不断摸索，攻克所谓“绝症”难关，才有希望治愈现在人们眼中的“不治之症”，医学科学才能发展。而对濒死患者放弃最后的抢救，实施安乐死，等于错过了探索医治这些疾病的机会，阻碍了医学科学的发展。

5. 安乐死不符合我国法律　尽管对安乐死有非常严格的规定，但实际操作很难掌握，容易给一些别有用心的人所利用，如拒绝赡养义务或谋取遗产继承。在我国，只有司法部门才有量罪结束他人生命的权力，其他任何部门都没有这个权力。

6. 实施安乐死可能给社会带来许多消极后果　一是可能为一些不孝子孙、亲属逃避赡养义务甚至谋财害命打开方便之门；二是个别医务人员可能会以安乐死的名义掩盖医疗事故；三是对步入暮年的老年人及绝症患者心中残存的一点生的希望造成心理打击；四是有可能为实施安乐死以外其他情况下结束人的生命提供了借口。

（三）安乐死的伦理评价

围绕安乐死的争论已长达半个多世纪，支持者与反对者各持己见，都认为自己的理由十分充足，但对安乐死的伦理评价，应遵循如下原则。

1. 有利原则　对安乐死的道德评价，首先应遵循有利原则，这是居于支配地位的道德原则。有利原则强调的是必须符合患者的最佳利益，符合患者的最佳利益，即为善的，相反则为恶。当然，有利原则的前提是不危害他人和社会。

2. 自主原则　即必须是患者本人自主、自愿做出的决定，处于昏迷状态的病人在清醒时有过明确的安乐死表述，并委托给家属或他人，这是评价安乐死的基本原则。违反自主原则，即使解脱了病人的痛苦，但也是违背伦理甚至是违法的。

3. 公正原则　以“给每个人以其应得”为表现形式的公正原则是社会权利的基础。社会上的每一个人都具有平等、合理享受卫生资源或享有公平分配的权利，享有参与卫生资源的分配和使用的权利，评价安乐死是否合乎伦理，应该考虑社会公正原则。

4. 合法原则　道德与法律不可分割，道德是法律的意识形态支撑，而法律是道德的制度保障后盾。对安乐死的伦理评价不仅要合情合理，还要合法。

四、安乐死立法

安乐死的执行，离不开安乐死立法，以保证有法可依。但是，为了保证患者要求安乐死的权利，监督、限制医务人员执行安乐死的行为，世界各国均对安乐死合法化问题持审慎态度。截止现在，世界上将安乐死合法化的国家，有荷兰和比利时，瑞典、美国、丹麦、英国、新西兰和以色列等国家，在特殊情况下，通过司法程序裁决，被动安乐死才具合法性。

（一）国外安乐死立法

1. 荷兰　荷兰通常被认为是对“安乐死”最为宽容的国家。2001 年 4 月 10 日，荷兰议会上议院通过了安乐死法——《根据请求终止生命和帮助自杀（审查程序）法》，标志着荷兰将安乐死合法化。该法律规定，请求安乐死的病人年龄需在 12 岁以上，医生必须按照严格法律程序，在符合如下非常严格的条件时实施安乐死：一是医生必须确信，病人在意识清醒时，完全出于自愿、反复思考过并再三要求的；二是病人的病情已令其无法忍受，痛苦折磨到了极点，任何安慰均无济于事；三是医生必须将诊断与病情告诉病人，并和他取得共识，他的病已不再有其他办法可以治疗；四是医生至少应向一个具有独立观点的其他医生咨询；五是已经用适当的医疗护理帮助了病人；六是必须向政府提交一份提供病人病情及实施安乐死或协助自杀的条件已经满足的报告。

2. 美国　1976 年 9 月 30 日，加利福尼亚州颁布了人类历史上第一个有关安乐死的法案——《自然死亡法》，首次为被动安乐死的实施确定合法地位，揭开了人类安乐死立法的序幕。该法案规定：晚期不治之症患者可以签署一项对医生的指令，指令医生撤销维持其生命的措施，听任其自然死亡。这部法律的规定实际上是让医生在治疗绝症患者时主动地实行放弃治疗的手段。目前在美国 40 多个州制订了类似的自然死亡法。然而，直到目前，在全美的 50 个州，任何形式的主动安乐死都被视为非法。

3. 澳大利亚　这是一个历史上较早在个别地域通过了安乐死立法的国家之一。1996 年 2 月 21 日，澳洲北部领土议会对 1995 年的 12 号法律——《临终患者权利法》修正案表决通过，这是世界上第一部由立法机构通过的准许临终患者享有主动要求其诊治医生以主动性作为为病患直接实施安乐死的法案。该法案于 1996 年 7 月 1 日生效。这一法律豁免了医生的刑事责任，并在医生的专业职责内，赋予医生权限，可以用药物或注射的方式结束病患的生命。由于澳大利亚医学会反对这一法律，1997 年 3 月，澳大利亚参议院以 38 票对 33 票推翻了北方领土的安乐死法案，北部领地的《临终患者权利法》自此失效。

4. 其他国家　1976 年，在日本东京举行了“国际安乐死的讨论会”，会议宣称要尊重人“尊严的死”的权利。2000 年 10 月 26 日，瑞士苏黎世市政府通过决定，自 2001 年 1 月 1 日起允许为养老院中选择以“安乐死”方式自行结束生命的老人提供协助。比利时众议院于 2002 年 5 月 16 日通过了“安乐死法案”，允许医生在特殊情况下对病人实行安乐死，从而成为继荷兰之后第二个使安乐死合法化的国家。西班牙也正在酝酿就此问题立法。卢森堡、法国、英国、意大利、韩国等国家也都有相应的允许“安乐死”的法院判例。

（二）我国安乐死立法

我国对安乐死的广泛关注，起始于 1986 年陕西汉中“我国首例安乐死案件”。截止到目前，我国对安乐死仍处于讨论阶段，但一些专家学者从 20 世纪 80 年代开始就奔走呼吁为安乐死立法。从1998年七届人大会议至2011年“两会”的十三年间，代表们先后九次提交有关安乐死立法议案。一些治疗无望的患者也表达安乐死意愿，2001年4月，西安市9名尿毒症病人联名写信给当地媒体，要求安乐死。消息见报后，又有40名尿毒症患者公开提出了相同的要求。2003年，已是癌症晚期患者的王明成躺在医院里，三次为自己递上了要求安乐死的申请书，因为痛苦也因为贫穷，在被医院拒绝后王明成放弃治疗出院回家。

在我国有很多人接受了被动安乐死，医疗临床实践中，有相当多的医院，在患者的强烈要求下，医生放弃对临终患者的治疗。在我国司法实践中，实施主动安乐死是一种违法行为，一旦有人控告，实施者就要受到法律制裁。

安乐死是复杂的医学问题、法律问题，也是伦理学问题，因其关涉人的生命权与死亡选择权，它的重要性、特殊性和严肃性不言而喻。所以，安乐死一提出，围绕其是否合情、合理、合法，即情与理、情与法展开激烈争论，时间虽已长达半个世纪，但是人们对它的认识才刚刚开始，需要一个较长的过程，同样，关于这方面法律的制定完善也需要一个过程。

本章小结

死亡标准有传统死亡标准和脑死亡标准。用心肺功能消失判定死亡，这一传统死亡标准受到现代医学挑战，有很大局限性，也陷入伦理困境。脑死亡标准更符合生命的本质。脑死亡标准的伦理意义表现为：有利于科学地判定死亡，有利于维护患者生命尊严，有利于合理有效利用医疗资源，有利于促进器官移植的发展，有利于道德与法律责任的认定。树立脑死亡标准，必须加强死亡教育。

临终关怀既是对临终病人及其家属提供的一种包括医疗、护理、心理和社会等各方面照护的“特殊服务”，又是以临终病人及其家属为研究对象，探索其生理、心理特征和临终照护实践规律的一门新兴的边缘学科。其特点为：以临终病人为照护对象，以提高临终病人生命质量为目的，以整体护理为照护方式，充分体现人道主义宗旨。临终关怀的伦理意义是：彰显了人道主义精神，体现了生命的价值、尊严，顺应了我国老龄化社会发展需要，显示了对死者家属的道德价值，提高了工作人员的道德水准。临终关怀要遵循人道主义原则，照护为主、适度治疗及全方位照护的原则。临终关怀的伦理要求有：认识和理解临终病人，保护临终病人的权利，维护临终病人的生命尊严，照顾好临终患者的生活，同情和关心临终患者的家属。

安乐死是指患有不治之症的病人在危重濒死状态时，由于躯体和精神的极端痛苦，在本人和亲属的强烈要求下，经过医生、权威的医学专家机构鉴定确认，符合法律规定，按照法律程序，用人为的仁慈的医学方法使患者在无痛苦状态下渡过死亡阶段而终结生命的全过程。安乐死可以分为主动安乐死和被动安乐死，自愿安乐死和非自愿安乐死。安乐死的实质是对死亡方式的选择，追求的是死亡过程的良好状态，首要目的是解除病人痛苦。安乐死的对象界定必须遵循如下三原则：一是病人处于濒死期，二是死亡过程极度痛苦，三是出于本人意愿。安乐死自提出就引起激烈争论，支持者与反对者围绕着安乐死是否违背人道主义、功利主义，是否坚持自主原则、有利原则，是否符合法律等问题针锋相对，在我国安乐死立法还需要一个过程。

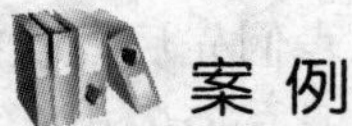

案 例

我国安乐死第一案

1986 年 6 月 20 日，陕西省汉中市传染病医院接收了一位患有肝硬化腹水的 59 岁女性患者夏素文，在夏素文的儿子王明成得知母亲无法救治后，不忍心见到母亲受病痛折磨，便向医生蒲连升提出，是否可以采取措施，让其母亲早点咽气，以少受些痛苦。在他们的一再央求并签字表示愿意承担一切责任后，蒲连升为夏素文开了氯丙嗪处方注射（总量为 87.5mg），14 小时后夏素文死去。后来夏素文的大女儿、二女儿上诉法院，检察院曾以故意杀人罪逮捕其子王明成，后经被告多次申诉及社会舆论影响，陕西省汉中市法院判决：被告人王明成的行为属剥夺其母生命权利的故意行为，但情节显著轻微，不构成犯罪；被告人蒲连升在王明成的再三要求下实行的行为，对夏素文的死亡起了一定促进作用，但用药剂量在正常范围内，不直接造成夏素文的死亡，亦属剥夺公民生命权利的故意行为，但情节较轻，不构成犯罪。

1986 年，母亲因身患绝症被儿子要求实施了安乐死。17 年后，儿子也因身患绝症多次向医院要求安乐死。

王明成于 2000 年 11 月被确诊患了胃癌，并做了四分之三的胃部切除手术。除此之外，他还患有心脏病、乙肝、哮喘、心力衰竭等多种疾病，身体免疫力非常差，加上家庭经济条件不好，做完胃切除手术后王明成就坚持不做化、放疗。2003 年 8 月 3 日凌晨，人称我国第一个“安乐死”案的当事人王明成，在经历了长时间的痛苦以后，终于带着无限的遗憾告别了 49 岁的人生。王明成生前喟叹：“不能实施安乐死，我很遗憾啊!”

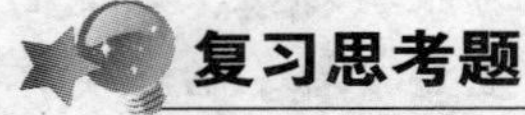

复习思考题

1. 脑死亡标准的伦理意义。
2. 临终关怀的特点、伦理原则及伦理意义。
3. 安乐死的实质及争论的焦点。

（翟丽艳）

第九章

医学高新技术应用伦理

本科学习目标

1. 掌握　高新技术应用过程中的伦理问题及相应的伦理要求；基因治疗过程中的伦理问题及相应的伦理要求；第三类医疗技术的伦理问题及伦理要求。
2. 熟悉　临床高新技术的价值观。
3. 了解　医学高新技术的概念及其特点；基因治疗的相关概念及其发展；第三类医疗技术的含义。

专科学习目标

1. 掌握　高新技术应用过程中的伦理问题及相应的伦理要求；基因治疗过程中的伦理问题及相应的伦理要求；第三类医疗技术的伦理问题及伦理要求。
2. 熟悉　临床高新技术的价值观。
3. 了解　医学高新技术的概念及其特点；基因治疗的相关概念及其发展；第三类医疗技术的含义。

现代医疗技术的发展和应用，无疑开创了征服疾病、维护人类健康的奇迹，但同时也带来了众多前所未有的伦理新问题。任何一项医疗技术本身都存在利弊两重性，任何一项医疗技术的应用都需要审慎的伦理与价值的评价和选择。因此，如何评价医疗技术的价值、如何正确选择和应用医疗技术是医学和伦理学所关注的。

第一节　临床高新技术应用的伦理挑战与要求

一、临床高新技术释义

（一）何谓临床高新技术

1. 临床高新技术的概念　临床高新技术是现代医学发展到一定程度的必然产物，主要指应用于临床的高新医学技术，它是综合利用生物学、物理学、化学等现代科学的最新成果，在人体器官、组织细胞、分子或基因水平对疾病病因和机制、形态和功能的变化等进行系统研究，从而达到对某种疾病进行有效诊断或治疗的新方法。临床高新医学技术主要包括高级诊断技术和治疗技术、生命维持技术、辅助生殖技术、加强医疗技术、遗传学和基因技术、心肺监测仪、新生儿监测仪、治疗用加速器、移植技术等。

2. 临床高新技术的特点

（1）高效性：现应用于临床的高新医学技术的效果是十分明显的。高效性是高医学技术得以应用的前提。高新诊断技术不仅能达到早期、准确，而且快速、方便；高新治疗技术往往能有效控制疾病和根除疾病。

（2）多学科合作：高新医学技术的研究和应用，往往是多技术、多学科综合作用的产物和结晶。

（3）费用昂贵：由于这类技术的技术含量高，应用的难度和风险大。因此，目前在临床应用的各种高新医学技术的费用都是十分昂贵的，如在美国心脏移植要花费 15 万 ~20 万美元，在美国一个患腺苷脱氨酶（ADA）缺乏症的儿童一个月的基因治疗高达 2 万美元。

（二）临床高新技术的价值

高新医学技术的发明和运用以更有效的防病治病为目的。这类技术对有效诊断疾病、预防疾病、弄清许多疑难性疾病的机制、攻克多种顽症疑难病症发挥了很大作用，对维护生命、增进健康、提高生命质量和生活质量及其体现生存价值起到了不可替代的作用。实践已经证明了高新医学技术的巨大价值。小儿麻痹症疫苗、病毒性肝炎疫苗的应用，使得千百万人直接受益、终身受益；CT、PCR 等诊断技术以其早期、准确、高效、安全的特征为医生和公众欢迎；人工心肺呼吸机、心脏起搏器等生命急救技术、维持技术使一个又一个濒临死亡的病人逃离了死亡线；体外授精、胚胎移植技术给众多不育症患者带来了福音；人工脏器、器官移植的开展也使许多原本必死无疑的病人获得了第二次生命；基因工程领域将为诊治人类疾病提供更为有效的手段……这是有目共睹的事实。高新医学技术的发展和应用，带动和促进了医学整体的发展。高新医学技术已成为现代医学重要的、不可缺少的组成部分，是医学发展的重要标志。越来越多的医院和病人把疾病的治疗和健康的保证寄希望于高新医学技术的进一步发展。

现代高新医学技术体现出很高的价值，包括：

（1）科学价值：高新医学技术的研究和运用都是严格按医学科学的规律和疾病发生发展规律进行的，其用于临床而表现出来的诊断、治疗方法、结果的科学合理性、有效性、精确性和有序性正是这种科学价值的体现。高新尖的现代化医疗技术的不断问世，加快了我国卫生事业的发展步伐，为实现临床医学现代化做出了贡献，其主要表现是：第一，为疾病诊断提供了更准确的依据。如 CT 成像时间从 270 秒缩短到 2 秒；电镜的直观诊断代替了以往对体腔内不少猜测性的诊断。第二，为疾病诊断提供了新的技术手段。如动态心电图，可了解 12 ~24 小时内心电的变化情况；磁共振可对人体进行透视，检测和诊断包括早期恶性肿瘤在内的组织器官的病变等。第三，为临床治疗开辟了新的途径。如体外震波碎石机改变了长期以来对结石病人的手术创伤和由此而带来的术后麻烦。总之，医疗高新技术的应用，提高了医疗质量，促进了医学科学的进步，为实现医学现代化提供了重要条件。

（2）社会价值：人们在享受高新医学技术中得到了真正的好处和实惠，促进了人们的健康，提高了生活质量，对最终促进社会经济的发展和文明的进步，提高劳动生产率起了积极促进作用。

（3）道德价值：高新医学技术的运用以防病治病、维护健康、提高人的生命质量为道德目的。任何科学技术都具有两重性，高新医学技术也不例外，并表现得更为突出。某一技术对某种疾病的救治越有效，存在的风险可能越大；技术越复杂，对机体的损害可能越明显；技术越高级，相对的费用越高，所涉及的社会伦理问题就越多，越尖锐。技术的高度发展和应用经常会引发道德的难题和分歧。当前为人们所关注的医学道德新难题的出现，很多都是与高新医学技术发展和运用相关。因此，我们必须以严谨的科学态度，崇高的道德精神和重视社会利益大局作为基本要求，强调合理正确地运用高新医学技术。同时，把这些技术的运用同制度、经济水平、观念、宗教、心理、生命质量等密切联系起来。例如，在一个国家和制度下能顺利应用、普遍应用的技术在另一个国家和制度下则可能被禁用。只有充分考虑了与技术运用有关的社会、经济和文化因素，才能最大范围、最大限度地提高高新医学技术使用的实际价值。

科学价值是高新医学技术的内在特征和前提价值；社会价值是高新医学技术应用的目的价值；道德价值是使科学价值和社会价值得以实现的价值保证。三者是协调一致的。真正具有科学价值的高新医学技术必定有明确的社会和道德的目的；符合社会需要的高新医学技术应该是科学的和道德的；符合道德的高新医学技术运用，必定能体现科学价值和社会价值。现代高新医学技术的价值应该是在实践应用中科学价值、社会价值和道德价值三者的统一。

二、临床高新技术应用的伦理挑战

高新医学技术引起的伦理社会问题很多，但最引人关注的问题集中在下述几个方面：

（一）医疗资源的公平分配

医疗资源的分配包括卫生资源的宏观分配和微观分配。卫生资源的宏观分配主要体现在政府对高医学技术发展制定的政策中，如在医学发展的总体规划中如何确定高技术与适宜技术发展的比例等。医疗资源的微观分配则表现为高新医学技术具体应用的道德合理性。例如，谁有资格优先受用作为稀有资源的高医学技术？其标准是什么？

我国是一个发展中国家，卫生经费有限，应着力于满足群众的基本医疗服务需求。如果一味追求医疗高新技术的应用，会使社会公平原则受到侵害。由于医疗高新技术的检查治疗费用昂贵，因而不同支付能力的人享有的权利和能力会有所区别，从而加大了城乡之间、发达地区与落后地区之间、阶层之间、公费与自费之间在医疗资源的占有、卫生服务的享用及地位上的不平等，使社会的公平性原则受到侵害；同时，也影响了高新医学技术应用的效果。

（二）代价与生命质量

高新医疗技术的应用，提出了人们非常关切的伦理学问题。生命维持技术、加强医疗技术在大多数情况下的应用，往往只能单纯延长临终病人的存活时间，或使永久性失去意识的病人维持生物学生命，甚至只是在延长濒死患者的死亡过程，并不能逆转他们致命的病情和死亡走向。同时也往往置医务人员、病人、家属和社会于伦理困境之中。高新医学技术的运用要不要考虑被救治者生命的质量以及为之付出的多方面的代价？什么是病人的最佳利益？如何尊重病人的自主权和自我决定权？我们是否要去延长那些濒于死亡的病人的生命？延长不治之症病人的生命到何种程度才合适？如何判断哪些死亡方式更人道？

用高新医学技术去维持一个无价值或负价值的生命，不可能提高其生活质量，而又要占用原来本可发挥更大效益、使更多人受益的巨额的卫生资源，这是高新医学技术运用的悲哀，并不足取。

（三）医疗高新技术可能被滥用

部分医疗单位和医务人员出于本位主义和单纯追求个人私利的目的。不管患者病情需要与否，滥行检查，增加了患者的经济负担，引起社会各界不满，影响了医院的声誉，也浪费了宝贵的医疗资源。尤其是个别医务人员技术水平不高，盲目应用高新技术，造成医疗事故，损害了病人的利益。

（四）医患关系的物化趋势

高新医学技术的应用在一定程度上将人与人的对话变为人与机的对话，医生忽视了心理、社会因素对病人的影响。病人则过分相信高新技术，而不是尽可能多地向医务人员提供自己的社会、心理和生活信息，以供其分析，从而使医患双方的心理距离拉大，情感交流减少，推进了医患关系的物化趋势。

（五）医疗行为客观化的趋势

物化的医疗技术往往把整体的人分解成一个个器官或局部，而很少把患者作为一个有独特生活目的的人来理解。这种分离人的整体性的医学降低了人的价值和尊严，也削弱了医生不可缺少的临床思维能力。

（六）现代医学迷信

现代医学迷信主要是指对医学技术的盲目崇拜。人类健康需要医学技术，人类文明和发展离不开医学技术，因此我们崇尚医学、信仰医学。但是，如果让这种信仰走向极端变成盲目，那么这种原来对医学真诚和善良的愿望就会走向反面。现代医学迷信最具代表性的两种表现形式是医学万能和唯医学技术论。究其实质是把医学技术看成是保障健康的唯一手段；把医学仅仅理解成技术，一切疾病都可以通过技术得到根治。因而，医疗实践中过分地迷信医学的技术性，忽视医学的社会性和人文性；过分迷信仪器设备、进口药物和实验室结果，以医学技术取代人的作用，其后果是远离了医学和技术的原本意义，损害了病人和公众的健康利益，也影响了医学的发展。医学的物化、非人格化就是这种迷信的必然结果。

高新医学技术还涉及其他方面的伦理学问题，尤其是与文化和传统观念发生冲突。如试管婴儿技术涉及婚姻与生育传统、家庭亲子关系、胚胎地位等；器官移植涉及死亡时间的确定和死亡标准；无性繁殖技术可能走向极端而给人类带来新的困惑。

三、临床高新技术应用的伦理要求

（一）最优化原则

医疗的最优化原则是指在诊疗方案的选择和实施中以最小的代价获取最大效果的决策，也叫最佳方案原则。如药物配伍中首选药物的最优化、外科手术方案的最优化、晚期肿瘤病人治疗的最优化等。就临床医疗而言，最优化原则是最普通，也是最基本的诊疗原则。这一原则既有技术性的规定，也有临床思维能力方面的要求。

临床最优化原则的伦理意义和价值在于使临床诊疗中的医学判断与伦理取向协调统一，

实现对病人最完美的诊疗结果，既包括对疾病治疗的最优方案，也包括减轻病人的痛苦和经济负担。在保证治疗效果的前提下，在医疗技术允许的范围内选择给病人收益最大、代价最小的诊疗手段。真正实现医疗行为技术性和伦理性的统一。

（二）知情同意原则

临床医生在为病人作出诊断和治疗方案后，必须向病人提供包括诊断结论、治疗决策、高新医学技术的适用程度，病情预后及诊治费用等方面真实、充分的信息，尤其是诊疗方案的性质、作用、依据、损伤、风险、不可预测的意外及其他可供选择的诊疗方案及其利弊等信息，病人或家属经深思熟虑自主作出选择，并以相应方式表达其接受或拒绝此种诊疗方案的意愿；在得到患方明确同意后，才可最终确定和实施由其确认的诊治方案。在涉及高新医学技术研究或试验的内容，一定要说清楚是研究试验而不是治疗，病人有拒绝的权利，同时有参加后随时退出的权利。

（三）公正分配原则

医疗上的公正原则指社会上的每一个人都具有平等享有卫生资源的合理或公平分配的权利，而且也具有参与决定对卫生资源的使用和分配的权利。

高新技术应用的特点是价格昂贵、受益人群相对较少、资源缺乏，因此公正分配问题十分突出。包括宏观分配和微观分配。前者是指由立法和行政机关所进行的分配，是确定卫生保健投入在国民总支出中的合理比例，以及此项总投入在各级医疗部门以及医疗部门的不同层次的合理比例；微观分配是指由医院和医生在临床诊治中进行的针对特定病人的分配。目前在我国主要是指住院床位、手术机会以及贵重、稀有医疗资源的分配。稀有资源的公正分配，应该依次按照医学标准、社会价值标准、家庭角色标准、科研价值标准、余年寿命标准来综合权衡。其中，医学标准是优先保证的首要标准。

（四）人道主义原则

人道主义原则是社会主义道德的最基本的原则。在医疗高新技术的应用中坚持人道主义原则，就是要求医务人员要同情、关心、爱护病人，以善良、诚实的态度服务于病人，最大限度地满足广大人民群众的医疗保健需求。如果在医疗高新技术的应用中，不以善良、诚实为基点指导医疗行为，则会给病人造成痛苦，甚至危及生命，这是不道德的。即使在某些特殊情况下，患者暂时无力支付医疗费用，也应对急救中的危重患者必要的医疗高新技术需求予以力所能及的满足。

第二节　基因治疗伦理

科学技术是一把双刃剑，正如核技术可以用于发电造福人类，同时也可以用于战争毁灭人类，基因技术也是如此。

一、基因治疗伦理释义

（一）基因治疗

1993 年美国食品和药物管理局（FDA）给“基因治疗”下的定义为：“一种基于修饰活

细胞遗传物质而进行的医学干预。细胞可以体外修饰，随后再注入患者体内；或将外源基因直接注入患者体内，使细胞内发生遗传学改变。这种基因操纵可能会达到预防、治疗、治愈、诊断或缓解人类疾病的目的"。具体来说，基因治疗就是将具有治疗价值的基因，即"治疗基因"装配于特定的载体中，然后导入人体内的靶细胞，它们或与宿主细胞染色体整合成为宿主遗传物质的一部分，或不与染色体整合而位于染色体外，但都能在细胞中得到表达，达到治疗疾病的目的。因此基因治疗包含有治疗和预防两层含义。

基因治疗的实质是将具有治疗作用的基因简便、安全、靶向地转入病变组织细胞中，因而基因转移技术是决定基因治疗成败的关键。基因治疗的根本目的是治疗人类疾病，不是增强人类的某些功能，因此转移的目的基因都是疾病相关基因。目前所采用的基因转移方法是转移基因在受体细胞基因组随机整合，使整合部位被取代的基因失去功能，这种方法有可能影响相邻基因的表达。如果受体细胞是生殖细胞，这种随机整合的转移基因还会遗传给后代，对相关个体以及人类基因库都会产生持续的影响。因此，生殖细胞的基因治疗在当前还不被人们所接受。用于治疗的生殖细胞基因工程涉及可遗传至未来世代的不确定性改变，而且不能确定这种改变是否符合我们后代的最佳利益，不能确定他们是否会同意这种改变。其中所存在的伦理问题是：我们对未来世代负有什么责任？是否允许我们将这种不确定性的改变留在我们未来世代的体内？显然没有充分的理由允许我们这样去做。

（二）基因治疗的发展

从基因论的角度出发，遗传病的治疗只能通过纠正有缺陷的基因才能真正奏效。从1980年美国马丁·克莱恩（Martin Cline）教授进行了人类第一例真正的基因治疗的尝试开始，截止1993年，58个积极的基因治疗计划已经开始被激活或者被批准。2000年4月28日法国巴黎纳德尔医院宣布，由玛丽娜·卡瓦扎那·卡沃尔博士和阿兰·费切教授领导的医疗小组用基因疗法治愈了患有遗传性免疫缺乏症的孩子，使他们能够与正常孩子一样地生活，不再生活在无菌玻璃罩中了。法国研究人员也利用基因疗法成功治愈了患有罕见的免疫系统紊乱症的两名男婴。据基因疗法杂志公布的最新发现称，通过对已感染上艾滋病病毒的细胞进行研究，科学家已经能够降低"tat"基因80%～90%病毒复制能力，这使得新的基因疗法成为可能。现在科学家认为肿瘤、糖尿病、心脑血管疾病等都与基因有关。

1986年，著名生物学家、诺贝尔奖获得者雷纳托杜尔贝科（Renato Dulbecco）在《科学》（Science）杂志上率先提出"人类基因组计划"（Human Genomic Project，简称HGP），旨在阐明人类基因组30亿个碱基对的序列，发现所有人类基因并搞清其在染色体上的位置，破译人类全部遗传信息，使人类第一次在分子水平上全面地认识自我。1990年10月，美国政府决定出资30亿美元正式启动"人类基因组计划"，预期到2005年拿到人体的全部基因序列（共约30亿个碱基对全序列）；随后研究其相互作用和基因功能，从而揭开人类全部遗传信息之谜。人类基因组计划可以说是人类有史以来最为伟大的认识自身的世纪工程。此项计划的实现，将对全人类的健康，生命的繁衍产生无止境的影响。

1999年9月，中国获准加入人类基因组计划，负责测定人类基因组全部序列的1%。中国是继美、英、日、德、法之后第6个国际人类基因组计划参与国，也是参与这一计划的唯一发展中国家；2000年4月底，中国科学家按照国际人类基因组计划的部署，完成了1%人类基因组的工作框架图；6月26日，科学家公布人类基因组工作草图，标志着人类在解读自身"生命之书"的路上迈出了重要一步；2001年2月12日，中、美、日、德、法、英等6

国科学家和美国塞莱拉公司联合公布人类基因组图谱及初步分析结果。2006 年 5 月 18 日英美科学家公布了人类第一号染色体的基因测序图，这个染色体是人类“生命之书”中最长也是最后被破解的一章。科学家这次测序确定了这些基因中存在的缺陷与 350 种疾病有关，其中包括癌症、帕金森病、早老性痴呆等。公布第一号染色体的基因测序图为人类基因组计划 16 年来的努力画上了句号。美国北卡罗来纳州杜克大学的西蒙·格雷戈里说：“公布最后一个人类染色体的基因测序图，不仅标志着人类基因组计划的任务已经完成，而且也标志着建立在人类基因组测序图基础上的生物和医学研究的浪潮将日益高涨”。2006 年 11 月 22 日，由美国科学家领导的一个国际科研小组宣布，他们已成功绘制基因复制过程中出现不同突变的复制变异（CNV）图，补充了先前得到的人类基因图谱。在多国科学家的共同努力下，人类终于完成了对自身基因组序列的解码，从而依稀看到了一扇通向分子医学的大门，也为人类基因干预研究提供了关键的技术支持。

“人类基因组计划”与“曼哈顿”原子弹计划、“阿波罗”登月计划，并称为自然科学史上的“三计划”，但“人类基因组计划”对人类自身的影响，将远远超过另两项计划。这是人类对自身本质的科学认知的新起点。人类破译基因图谱，为人类对自身的生物性的认识提供了科学基础，从分子水平上进一步证明了生命的统一性和人类生命的物质本性，也为理解人在遗传因素与环境因素的相互作用中发展起来的社会行为和文化系统提供了物质线索。

二、基因治疗的伦理风险

（一）非医学目的的基因增强

“基因增强”是将外源基因（如所谓的“长寿基因”或“智力基因”）转移到人体特定的组织细胞并实现基因表达，从而增强正常人的性状和能力的一种干预手段。人类希望按照自己的意愿，设计后代，使他们更加强壮，更加聪明，更加美丽并更加长寿。基因增强就是实现人类这一心愿的技术设想。由于基因增强与基因治疗并无不可逾越的界限，基因增强往往打着基因治疗的幌子。基因增强在其目的上受到伦理质疑。基因增强的目的不是治病救人，而是根据人的特殊偏好，改变正常人的性状和能力。而且，这种改变会不会降低人类的遗传多样性？会不会对未能获得基因增强的人相对地变成能力上的“弱势人群”而遭受歧视？会不会助长新的种族主义和道德滑坡？面对这些问题基因增强是否值得追求应当慎重考虑。

（二）选择“优良人种”的基因优化

基因治疗技术有可能做到使生殖细胞优化，这就使得某些人希望通过基因治疗技术使自己的后代更加完美。在历史上希特勒曾经实施过这种所谓的“优化”人种，早已遭到人们的唾弃。而基因治疗技术的发展，又使我们面临着同一个问题。特别是人类基因组图谱的绘制，给人们带来设计优良人种的希望，同时也容易将优生学的发展引向一个极端。这应当引起我们的重视：我们在大力发展优生工作时，要防止历史悲剧的重演。

生殖系的基因治疗会引起人们片面追求生物学意义上的最优化。这样，可能会导致人类为组装出“超级基因片段”（即集所有所谓“优良性状”于一身的基因片段）导入生殖细胞，创造“十全十美”的后代或“超人”而努力改进遗传性能。提高遗传性能不仅会浪费大量的人力和财力，而且会导致对“正常基因”概念的重新定义。人们不断地进行基因优化或改进遗传学性质，促使原来正常的人也谋求通过“基因治疗”而优化基因，而真正的优化标准却并不确定。最终人类将陷入一个不断人为改变基因的可怕怪圈。

（三）技术不成熟

基因疗法与具有百年历史的药物疗法相比尚处在“婴儿期”，还有许多有待解决的难题。此类问题表现为：①目前的基因导入系统尚不成熟，结构不稳定，需要构建更有效的病毒载体。②临床有用的治疗基因数量有限，对大部分多基因遗传病（如恶性肿瘤）尚无相关的治疗基因，对整个基因网络进行干预，未知的因素太多，甚至有可能引起基因的变异。③治疗基因达到患者靶细胞的盲目性大，表达的可控性差，有激活患者致癌基因产生野生型病毒的潜在危害。④干预生殖细胞基因可能对后代产生医源性伤害。比如有可能使后代成为某些疾病的易感者，甚至会改变某些人类所特有的基因，出现非人类的特征。⑤基因治疗的安全性。当前，在巨大的市场利益驱动下，基因治疗研究已经从简单的单基因缺陷病发展到更加复杂的多种基因相关性疾病。在这种情况下增强基因治疗的安全性，提高临床试验的严密性及合理性尤为重要。

（四）隐私的侵犯

基因涉及一个人、一个家族甚至一个民族的基本遗传特征，在有些情况下关涉其重要的利益，在一定条件下，属于当事人的隐私。而基因治疗却有可能因为各种原因造成对这类隐私的暴露和侵犯，给当事人带来各种压力、社会歧视、利益损失甚至潜在危险。

（五）挑战人类尊严

基因治疗对传统生命神圣信仰和人类尊严信念形成了挑战。当下，生物技术对人体基因的干预，使人成了被技术操纵的对象；人的尊严逐渐沦丧，人类存在所系的“自然性”受到了彻底的摧残。“在新时代的技术中，源于宗教和哲学的人的尊严感、荣誉感正在日趋式微，人仅被看作是一种纯粹的物质存在，只是利用和操纵的对象”。当基因技术把人类性状的优劣完全归结为基因的优劣，把人的快乐感归结到快乐基因时，当基因技术把人的性格归结到某种基因的有无、多少和排序的不同时，我们怎能找到生命特有的纯真和价值呢？人的尊严和人类文化的价值也将沦落到令人尴尬的境地。如果基因治疗变成片面地追求生物学意义上的优化，忽视人的社会文化特质，抹杀人的情感等心理差异，最终人就会如同机器一样被随意地拆卸和组装，人的一切就会完全被基因所决定。

1990 年在人类基因组计划启动之初，美国国家人类基因组研究中心主任沃森就对要求分享其成果的日本人说，你们有钱，我们有基因，拿你们的钱来换基因吧。为了获取高额经济利益，美国人热衷于对基因研究的每一项成果申请专利。1992 年，美国人找到并确定红细胞生成素的基因并申请了专利。之后短短几年就获利数亿美元。对此，世界上一些科学家提出了批评和指责。第一例完成人类基因组草图的法国科学家丹尼尔·科恩就认为，基因研究“首先是道义上的，你不能把不属于某个人的东西申请专利，就像天空中的星星。其次是经济上的，在知道用途之前就有专利保护，实际上是禁止了工业上的实践，其后果是灾难性的”。我国人类基因组计划学术委员会秘书长杨焕明教授也认为：“我们的观点是在基因序列上不能有专利，因为这是人类共有的财富，应该共享信息，但是在某一具体基因的使用上，可以有专利”。如果专利权被滥用，将使人类的基因资源无法得以公正的分配。一些科技发展水平低的穷国由于没有及时拥有基因的专利而不能独立进行基因治疗，只能支付巨额资金购买“使用权”，最终导致穷国更穷，富国更富，扩大两极分化。

三、伦理规约

（一）技术安全性原则

一方面指目前患者个体的安全，另一方面指子孙后代乃至全人类的安全。由于目前基因治疗技术存在着技术上的安全性问题，因此要求我们对患者进行基因治疗的安全性进行评估，只有在保证患者的生命安全的情况下，才能够实施相应的治疗。另一方面，全人类的整体利益更应当引起人们的重视。当我们并不知道基因治疗会对后代产生什么样的影响，这种不确定的影响是否符合后代的最佳利益，并且我们更无从得知后代是否同意我们所做的影响他们改变的选择时，我们就不应该使用基因治疗技术，不应该代替后人做出决定。科学的本质不仅是求真，而且要扬善。因此，对有可能涉及人类未来的基因治疗必须遵循安全性原则。

（二）审慎和最后选择原则

所谓审慎是指人们的意愿以及形成的计划都要经过理性的过滤，接受道德理性的审察，然后决定是否实施。由于基因治疗是一个新的医学领域，基因治疗效果尚无确定的安全性。因此，对基因治疗应该严格遵循安全性原则，采取审慎的态度。同时，基因治疗必须遵循最后选择的原则，即只有当某种疾病在采用现有的一切办法治疗后仍然无效或微效时，才考虑使用基因治疗，谨防滥用。

那种把患者当成个人谋取名利的手段来进行的基因治疗技术研究，应该为医研人员所耻。同时也应该受到社会舆论的谴责，甚至是法律的制裁。

（三）知情同意原则

根据知情权主体的不同，可以将基因知情权分为基因隐私主体对自己基因信息的知情权和其他社会公众对某人基因隐私要求知情的权利。这里的基因知情权属于个人信息知情权的特殊内容，是指基因所有者有了解其自身基因的权利及是否准许他人利用其基因的权利。

基因知情权包括个人对自己的基因有知情的权利和不去知情的权利。在许多国家的隐私权保护中都贯彻着这样一个原则，即每个人都有权知道自己的基因隐私，其中包括自己已经知道的和自己不曾知道或不能凭自己的能力获得的隐私。在后一种情况下，个人要了解自己的基因状况必须经过专门机构的检测才能获得。作为个人，他有权利向专门机构提出申请，了解自己的基因。当主体决定进行基因检测后，检测机构即负有应其要求如实告知其基因信息以及对外保密的义务。同时，基于基因作为个人资源的特殊性，主体所享有的知情权还表现为，当有些人为了不影响自己的生活质量，不想过多地知道自己的未来而不愿意知道自己的基因信息时，民事法律有必要保证主体享有根据自己的意愿决定是否进行基因检测的权利，其他主体不得在本人不知道的情况下为一定的目的而进行基因检测。

基因知情权的主体是基因提供者，个人对自身基因信息享有知情同意权。但是某些基因特征是一个家庭、一个家族甚至是一个民族或种族的共同基因特征，在这种情况下，知情权的主体可能扩大。以群体为主体的知情权是基因研究中落实知情同意的难点问题。是寻求相关群体中每一个个体的知情同意，还是征求族群领导人的同意即可？对于可以造福于国家全体国民，甚至是造福于全世界医疗科技进步的基因研究中，国家公权力是否可以要求该特定族群中的个人必须接受检验？原则上，对个人身体进行组织采样，必须要取得每个个人的知情同意，而且每一次采样都必须寻求一次同意，不可对于基于不同研究目的的多次采样加以概括同意。即使以公益为名，获得相关个人同意的条件也不可以省略，这涉及强度极高的人格权保障的考量。

（四）专利

基因专利（gene-relatedpatents），泛指依照法律规定的条件及程序，对以基因为基础的基因序列、基因技术方法、转基因生物、基因类制品等所涉及的基因问题实行的一种垄断性保护。

在研究基因专利权的工作中，基因属于一种“发明”还是一种“发现”是讨论较多的问题。如对人类基因组图谱的测定和绘制，仅仅是揭示了客观世界的存在，无疑是属于科学发现而不能被授予专利权。有人以此为理由反对以基因申请专利。但是基因有其特殊性，如从客观存在的基因组序列中选择出特定的片断，第一次用技术的手段将其分离出来或克隆出来，使其显示出明确的应用价值，这就不再是科学发现而是属于改造客观世界的发明了。在基因问题中，发明与发现的界限有时难以界定，因此讨论基因专利权，应淡化发明与发现的界限。欧盟的《保护生物技术指令》中明确规定，通过技术方法获得的脱离自然状态的基因可构成发明，即使是科学发现，只要满足可专利性的条件，也可取得专利保护。当然，对基因专利保护的具体范围应当进行法律限制。基因专利的对象并非所有的自然状态的基因，而是分离后、经过提纯并研究出其性能的基因；基因专利作为保护专利的一种，应当具有时效性，超过时效界定之后，该专利保护的对象不再受保护，任何组织和个人都可以自由利用。

美国、欧洲、日本等发达国家已经对一些基因技术领域采用专利法律保护，并且对基因技术采用专利法律保护的领域正逐步拓宽。从目前来看，我国人体基因专利申请的形势已相当严峻。借鉴西方国家的法律规定和判例，结合我国的基因技术研究和产业应用实践，我国的基因技术专利的客体应当包括基因序列单位、基因技术方法、转基因生物以及生物类制品。

在明确基因专利权的同时，也要谨防基因的垄断。通过法律建立一套专门的基因专利申请程序，以法律手段对基因专利权的申请进行严格的规范和限制。

第一，对申请对象的可操作性进行审查。获取专利要求的一系列支撑实验条件必须是真实的；实验结果具有可行性、预见性，其标准使本专业技术人员在实施该技术的时候可以准确地揭示出其实施的结果和变化；专利申请者的权利要求必须是在一定合理期限内可行，没有过度的要求。

第二，应符合实质性审查的标准，即符合以下三条标准：

（1）新颖性：我国专利法第22条第2款规定：新颖性是指在申请日以前没有同样的发明在国内公开使用过或者以其他方式为公众所知，也没有同样的发明由他人向国务院行政部门提出申请并且记载在申请日以前公布的专利申请文件中。基因专利新颖性的审查可以参照各种期刊杂志及一些公共或商业基因数据库中公布的信息，如申请中宣称的序列已经部分或全部被公开过，则申请的序列就缺乏所谓的新颖性。

（2）创造性：我国专利法第22条第3款规定：创造性，是指同申请日以前已有的技术相比，该发明有突出的实质性特点和显著的进步。对创造性的判断最大的分歧在于对发明和发现的界定。《关于生物技术发明法律保护的欧洲指令》第5条规定：“对生物物质的简单发现，如基因的DNA序列，不具有可专利性，但若该生物物质是从人体中分离出来或由技术方法生产而得。即它们对于公众来说是不易得或非显而易见的，则不应排除其可专利性。即使其结构与自然状态中此生物物质的结构完全相同”。专利法所保护的对象可以是“太阳下的任何人为的事物”，这是美国法院大幅度放宽专利法对发明创造性要求的最好解释。可见，国际社会显然接受了自然提纯物具有可专利性的观点。从此，人们只要对自然物质进行了一定程度的纯化与分离。使其不再处于原来的自然状态，就可以对该物质申请专利权。在我国，依据《中华人民共和国专利法实施细则》第 25 条的规定：新的微生物、微生物学方法或者其产品是公众不易得到的，就具有可专利性。既然自然提纯物具有创造性被接受，那么基因作为一特殊的自然提纯物，其创造性也就不能被否认了，只不过其提纯的技术更复杂一些罢了。

（3）实用性：专利申请的实用性是指“该发明或者实用新型能够制造或者使用，并且能够产生积极效果”，通常又称作“工业实用性”。1995 年，美国专利与商标局发布新的《实用性审查指南》，要求专利审查员不要对实用性作过度要求。认为一项发明方案在本领域普通技术人员看来是可信的或其实用性是显而易见的，就算满足了实用性的要求。

我国关于专利申请权的归属在《中华人民共和国合同法》中第 340 条规定：“合作开发完成的发明创造，除当事人另有约定的以外，申请专利的权利属于合作开发的当事人共有……”《合同法》对合作开发的专利权归属明确，可以通过当事人自主约定来决定。只有当事人未约定之时，才按法定为共有。关于中外基因合作项目的专利权归属。国务院 1998 年 6 月 10 日颁布的《人类遗传资源管理暂行办法》第 17 条规定：“我国境内的遗传资源信息，我国研究机构享有特有专属持有权。外方合作单位和个人未经许可不得以申请专利或其他形式对外披露”。概括上述规定可知，对于中外合作开发基因技术，对我国基因资源进行研究的情况下：①我国机构在境内对资源享有特有专属持有权，未经同意，外方合作单位和个人不得向外披露。②应由中外双方共同申请专利，专利权为双方共同所有。③各方可在本国实施专利，但不得擅自转让给第三方。由此可知，对中外基因合作项目的专利权归属，国务院《人类遗传资源管理暂行办法》规定只能是共有。

（五）明确关民共享利益权

关民理论是美国威廉·M·伊文教授和 R·爱德华·佛里曼教授提出的著名经济伦理理论，其内容为：利益应由利益创造者和创造利益相关的贡献者共享。

基因专利权的提出侧重于对基因研究者研究成果的保护，忽略了基因样本提供者的利益。而在一般情况下，基因研究者与基因样本提供者并非是同样身份的人。基因专利与普通专利不同，其供体是人，而且作为基因的提供者，一旦其基因序列被专利所有者获得，他就失去了对专利方的价值。更糟糕的是，专利方的专利权可能会限制到提供者的权利，甚至出现基因垄断的局面。如亨廷顿舞蹈症是一种家族性遗传病，其疾病的基因序列片段已被美国一家研究机构发现，并且获得专利。而该病的基因序列片段是由亨廷顿病家族成员无偿捐血而获得的。但是这一发现获得专利之后，首先被限制的治疗对象也是该病基因的携带者。今后他们想要获得检测诊断，必须支付诊断费用，这样显然很不公平。因为，法律在授予某些基因发现专利权的同时，根本没有考虑相关人免费共享权的问题。因此，调节基因专利所有者与基因样本提供者之间的利益是基因研究伦理必须解决的问题。

关民理论中的一个内容就是保障关民利益问题。基因科学研究以及成果运用应当引入关民理论中的关民共享利益规则。关民共享利益规则是指与基因研究以及成果运用有关系的人应该在一定程度上分享基因研究所带来的利益或者益处的准则。关民共享利益权的提出是为了在基因研究中贯彻公正分配利益的原则。我们知道，在基因研究成果用于商业目的时，遵循关民共享利益伦理准则，才能保证基因科学成果在商业运用中具有一定的公平性。所以，在确定基因专利权的同时，也要明确规约基因提供者相应的道德权利和法律权利。对于基因提供者，一旦他的基因被研究利用后以成果的形式运用在医学领域或其他领域当中，他应当享有一定的优惠使用权。可以根据具体的情况，在医学领域中，在一定的期限内，终身享受免费治疗或者低成本治疗等福利待遇。

对基因技术的各种讨论，在一定程度上是基于对已出现或可能出现的损害和利益的平衡。然而，由于基因科技成果所带来的损害和利益目前还不能完全确知，所以对于基因技术未来的讨论便具有了相当的不确定性，对基因技术所做的各种价值上的判断，也将在这样不确定的条件下进行。正是由于基因技术后果的不可预见性和多变风险性，在规约层面所做出的决定应当是动态的和有弹性的。

值得指出，伦理问题与法律问题是相通的。在对这些问题进行伦理探讨的基础上，法律对策不可或缺。从民法角度，既要研究与基因相关的民法权利，也要研究科学家的法律责任，考察其是否遵循科学本身的伦理规范与研究法律规范，切实做到对公民基因权的保护义务。

基因技术的发展使人类对自身的认识达到新的阶段。从伦理和法律角度提出与基因相关的人权问题体现了对人的尊重，对人格的尊重。无论是基因研究还是基因成果应用过程中，都不能亵渎人的本质特征。人对普遍人类的尊重，对他人的尊重，即是对自我的尊重。在基因技术发展中，人不能因为基因的差异而受到歧视，同时作为研究对象载体的人或人群对自己的基因应当有支配、处理的权利。总之，基于基因技术的发展以及可能引起的后果，一方面要严格禁止基因技术的滥用，另一方面应当对基因研究中的伦理法律问题进行规约，从伦理和法律层面尽快明确所涉及的相关权利，如基因平等权、基因知情同意权、基因隐私权、基因专利权包括基因专利共享权等。

基因引起的社会、伦理和法律问题需要大家的关注，应适时调整我们的伦理法律规范，使法律、社会伦理、科技发展之间达到平衡和协调，从而达到科技进步与社会和谐发展的目的。

第三节　第三类医疗技术应用伦理

一、第三类医疗技术的界定

为贯彻落实《医疗技术临床应用管理办法》，加强对第三类医疗技术临床应用的准入管理，原卫生部办公厅于2009年6月11日发布了《原卫生部办公厅关于公布首批允许临床应用的第三类医疗技术目录的通知》（卫办医政发〔2009〕84号文件）。第三类医疗技术包括以下几个方面：

1. 涉及重大伦理问题，安全性、有效性尚需经规范的临床试验研究进一步验证的医疗技术：克隆治疗技术、自体干细胞和免疫细胞治疗技术、基因治疗技术、中枢神经系统手术戒毒、立体定向手术治疗精神病技术、异基因干细胞移植技术、瘤苗治疗技术等。

2. 涉及重大伦理问题，安全性、有效性确切的医疗技术：同种器官移植技术、变性手术等。

3. 风险性高，安全性、有效性尚需验证或者安全性、有效性确切的医疗技术：利用粒子发生装置等大型仪器设备实施毁损式治疗技术，放射性粒子植入治疗技术，肿瘤热疗治疗技术，肿瘤冷冻治疗技术，组织、细胞移植技术，人工心脏植入技术，人工智能辅助诊断治疗技术等。

4. 其他需要特殊管理的医疗技术：基因芯片诊断和治疗技术，断骨增高手术治疗技术，异种器官移植技术等。

基于第三类医疗技术的特点，其临床应用需要特殊的批准程序。原卫生部首批允许临床应用的第三类医疗技术目录如下：

序号	第三类医疗技术名称	技术审核机构	负责审定技术临床应用的卫生行政部门
1	同种器官移植技术	按已下发规定执行	原卫生部
2	变性手术	卫生部第三类医疗技术审核机构	原卫生部
3	心室辅助装置应用技术	卫生部第三类医疗技术审核机构	原卫生部
4	自体免疫细胞（T 细胞、NK 细胞）治疗技术	卫生部第三类医疗技术审核机构	原卫生部
5	质子和重离子加速器放射治疗技术	卫生部第三类医疗技术审核机构	原卫生部
6	人工智能辅助诊断技术	卫生部第三类医疗技术审核机构	原卫生部
7	人工智能辅助治疗技术	卫生部第三类医疗技术审核机构	原卫生部
8	基因芯片诊断技术	卫生部第三类医疗技术审核机构	原卫生部
9	颜面同种异体器官移植技术	卫生部第三类医疗技术审核机构	原卫生部
10	口腔颌面部肿瘤颅颌联合根治术	卫生部第三类医疗技术审核机构	原卫生部
11	颅颌面畸形颅面外科矫治术	卫生部第三类医疗技术审核机构	原卫生部
12	口腔颌面部恶性肿瘤放射性粒子植入治疗技术	卫生部第三类医疗技术审核机构	原卫生部
13	细胞移植治疗技术（干细胞除外）	卫生部第三类医疗技术审核机构	原卫生部
14	脐带血造血干细胞治疗技术	省级卫生行政部门指定机构	省级卫生行政部门
15	肿瘤消融治疗技术	省级卫生行政部门指定机构	省级卫生行政部门
16	造血干细胞（脐带血干细胞除外）治疗技术	省级卫生行政部门指定机构	省级卫生行政部门
17	放射性粒子植入治疗技术（口腔颌面部恶性肿瘤放射性粒子植入治疗技术除外）	省级卫生行政部门指定机构	省级卫生行政部门
18	肿瘤深部热疗和全身热疗技术	省级卫生行政部门指定机构	省级卫生行政部门
19	组织工程化组织移植治疗技术	省级卫生行政部门指定机构	省级卫生行政部门

二、第三类医疗技术应用的伦理风险

第三类医疗技术的应用除了会存在一般临床医学技术以及高新生命科学技术可能性的伦理风险外，还可能存在以下特有的伦理风险。

（一）对传统自然秩序伦理的强烈冲击

传统人类活动是按自然尺度设定伦理规范，恪守自然秩序伦理。与其他高新医学技术相比，第三类技术对传统自然秩序伦理表现出更强烈的冲击，对自然的操纵与破坏力异常强大。而同时，第三类医疗技术的应用引起伦理观念的多样易变性和对传统伦理观念的规范稳定性的冲击。传统的伦理观念是相对规范和稳定的，而高新技术时代的伦理状况则远非过去那么简单，表现为多样易变的，以致难以规范人们的行为。如人类已经掌握了遗传基因的物质载体，据此可通过检测一个人的某些疾病的基因来预测他（她）将来可能得某种疾病，这一技术的应用将导致现代伦理世界在许多问题上变得复杂化。比方在领养问题上：可否通过基因检测预测被领养孩子未来的身体情况，并且告知领养者。养父母是否有知情权，被收养者是否有隐私权。

（二）“代际伦理”与“远程伦理”

现在的医学干预可深入到细胞核内，甚至生殖细胞核内，因而其影响可及不仅受治人的本身以及他的子孙，而且整个未来世代。这就引起了代际伦理问题。过去的医学干预，仅仅影响具体的个人，而现在的干预引起的后果不仅涉及个人，他的家庭和社区，而且可殃及国家和整个地球上的人类。这就引起全球伦理问题。因此，我们的关注必须从个人、家庭、社区扩展到国家、人类、地球、未来世代。我们可以称之为广程伦理和远程伦理。

（三）技术伤害风险大，有效性尚未明确

在利用第三类医疗技术干预人体过程中涉及的因素众多，而其中未知的、不确定的因素太多，因而使得我们已有的评估手段，例如成本-效益分析、风险评估方法等难以简单应用。我们必须寻找另外的手段来帮助我们制订相应的战略来调控这些高新技术的发展和应用。

（四）相关法律、法规缺位的问题，可能导致滥用试验的危险

第三类医疗技术具有高端性、不稳定性，可干扰因素比较多。不排除某些医疗机构或者医务人员在实施的过程中钻法律法规之漏洞，有滥用的试验性行为，从而伤害病人，侵犯病人的权利。

三、伦理规约

（一）有利原则

又叫行善原则，要求医务人员实施对服务对象有利的医学行为。有利原则是医学职业的内在要求，也是医务人员基本职责的必然内容。在医学伦理思想史上，对有利原则的理解也在变化。从对病人有利，到对相关者、社会公共利益及人类的长远利益有利。第三类医疗行为的特殊性质，决定了有利原则的重要地位，但有利于病人始终是判断医疗行为是否具有道德价值的首要标准。

（二）审慎原则

细心、慎重、瞻前顾后。谨慎是面对第三类医疗技术的一种重要的态度和倾向。持有此种态度的人，会对事物做整体的、细节性的考虑，小心评估利弊得失，并且反复思量自己的医疗决定和行动所造成的结果，深思熟虑的，注重长期、实质的结果远超过短期、表面的利益。从根本上是为了保护病人的根本利益。

（三）接受伦理委员会的监督，建立严格的伦理评价体系，实行程序伦理

实质伦理解决应该做什么的问题，而程序伦理解决应该如何做的问题。根据《办法》的要求，申报材料中必须含有伦理委员会的审查报告。通过伦理委员会的评审，控制和降低尖端、高风险技术应用临床过程中的伦理风险，保护患者利益，并进行社会经济成本与收益的综合评估。为保证伦理委员会审查标准的统一性和合理性，同时规避由医院伦理委员会自行审查的风险，各省级卫生行政部门应研究制定一个相对统一的伦理审查标准：一方面，组建合格的伦理委员会队伍，另一方面，规定严格的可操作的伦理评价体系，实行程序伦理，组织专门力量加强对第三类医疗技术伦理审查的监督。

本章小结

本章主要讨论医学高新技术在应用过程中的伦理问题，在理解临床高新技术伦理价值的基础上，认识其带来的伦理问题以及相应的伦理原则。以基因治疗技术为例，认识基因技术在治疗过程中的伦理风险和相应的伦理原则，最后讨论了第三类医疗技术的伦理风险和伦理原则。

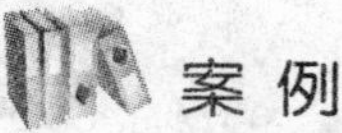

案例

案例 1：面对 PVS 的伦理困境

一位研究历史的研究员患脑卒中，陷入永久性植物状态（PVS）。他完全依赖鼻饲喂养，完全丧失意识达 8 年之久。由于专门为他设计的高营养、高级加强监护治疗和护理，他成功地克服了一次又一次感染，以致体重比刚住院还有所增加。虽然他面无表情，但看起来比十年前还“健康”一些。他的妻子是联合国高级雇员，回国后一直在他床边照料，直到他完全失去意识。当医生告诉她的丈夫不可能再恢复意识了，她决定回联合国工作。临走时，她对医生说，当他心脏停止跳动时，只需通知一下她就行了。她完全信任他的研究所去安排葬礼，她也许不会参加这个葬礼。换言之，这个病人在她家人的心中已死了。但在现代高医学技术维持下，政府要支付大量的钱去维持他的生长功能和单纯存在。他的生命已经不再是自然或正常的，而是由高技术人工创造的特殊存在。

案例 2：嘉拿芬案例

1987 年，一位叫狄比·格连勃的人找到了美国迈阿密儿童医院的医生兼分子生物学家鲁宾·马达龙，希望这位医生能够利用研制的分子探针检查和诊断他两个孩子的疾病，同时恳求能找到一种治疗这种罕见疾病的方法。狄比·格连勃的两个孩子患的是名为

“嘉拿芬”的疾病，这种疾病具有种族遗传性，主要出现在犹太人中。马达龙医生同意了格连勒的请求，从他的两个孩子身上提取了血样和组织样本，此后许多患“嘉拿芬”病的患儿家长听到了这个消息纷纷表示支持。马达龙医生从而顺利地从大量患儿身上采到了血样和组织样本。1993 年，马达龙医生发现了“嘉拿芬”病的基因，并发明了诊断该病的遗传学检测试验。马达龙所在的迈阿密儿童医院随后将此项技术申请了专利，并在 1997 年取得了该基因的专利权。迈阿密儿童医院的行为引起了众多提供血样和组织样本的患者家长的不满，认为基因是从患者身上取下来的，只有他们可以处置这种基因。医院无权对基因享有权利。2000 年 10 月，4 位家长和 3 个非营利组织共同起诉马达龙和迈阿密儿童医院，请求法院禁止迈阿密儿童医院商业性使用“嘉拿芬”基因，并赔偿原告 75 000美元。迈阿密儿童医院只同意支付少量的经营许可证费作为赔偿，但遭到了原告的反对。原告认为迈阿密儿童医院试图靠经营许可证来阻止原告使用自己的基因。

案例结果，悬而未判

（张路，《保卫“嘉拿芬”——基因诉讼战硝烟弥漫》，载南方周末 2001 年 4 月 5 日）

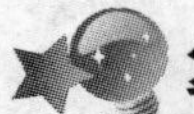

复习思考题

1. 如何看待医学高新技术，越先进越好吗？
2. 基因治疗与基因增强的界限是什么？
3. 试设计第三类医疗技术的应用的伦理审查程序。

（郭玉宇）

第十章

护理伦理

本科学习目标

1. 掌握 护理伦理的具体要求。
2. 熟悉 护理伦理的理论基础；熟悉护理人际关系的类型。
3. 了解 和谐护理人际关系构建的伦理要求。

专科学习目标

1. 熟悉 护理伦理的具体要求；熟悉护理人际关系的类型。
2. 了解 护理伦理的理论基础；了解和谐护理人际关系构建的伦理要求。

护理伦理研究护理工作者的职业道德，是将一般伦理学原理运用到临床护理实践过程中的学问，它是护理学与伦理学的结合。

第一节 护理工作的伦理概述

一、护理工作的特性

（一）护理工作概述

护理工作是整个医疗工作的重要组成部分，同时护理工作具有其自身的相对独立性和特殊性，护理是临床治疗中护士照料患者，助其恢复健康的过程。护理行为与临床医技是一个整体，只是存在着分工的差别。近代概念上的护理专业是在19世纪中叶，随着现代医学的发展而产生的。护理与人类的生存繁衍、文明进步息息相关，随着社会的演变、医学的进步，护理学的内涵不断扩展。狭义的护理学是指护理工作者以照料病人为主的治疗、护理技术工作，如对老幼病残的照顾，执行医嘱等。广义的护理学是在尊重人的需要和权利的基础上，改善、维持、恢复人所需要的生理、心理和社会环境变化中的适应能力，以达到防治疾病，提高健康水平的目的。随着医疗模式的转变，护理人员的护理理念、方式、方法都随之发生变化，从之前单纯的疾病护理到如今的整体护理、心理护理，从之前作为单纯医生的辅助者，到现在的合作者、对病人的教育者、咨询者和护理科研者等。总体来讲，护理学是科学、人文和艺术的结合，要想成为一名合格的护理人员，不仅要有精湛的护理知识和临床技能，还需要有较高的人文素质和道德修养，具有爱心、同情心和献身医学事业的精神。这也是医学模式转变，构建以病人为中心的护理模式的要求。

可以说，没有人文科学和社会科学参与的科学技术活动仅仅是一种没有生命力的机械活动。护理作为一项服务于人的临床科技活动更是如此。护理事业的人文性质和护理模式的转变，对护理人员的道德提出了更高的要求，不仅要求其掌握现代的护理知识和技能，而且应具备忠于护理事业的献身精神、仁爱救人的道德理念等。

（二）护理工作的特点

1. 治疗与护理工作的协调性　医疗事业是一种特殊的服务行业，对于疾病的诊治与护理必须同步协调，治疗工作要以护理工作作为保障，而护理工作也要有诊断和治疗作为载体和前提。护理工作的协调性决定着在执行治疗过程中，护理工作人员必须时时配合治疗的需要，尽力为病人创造适合于治疗的环境和条件，使治疗达到最佳效果。因此，诊疗工作离不开护理，而护理也同样离不开诊疗，诊疗与护理工作应协调一致进行，同步发展。

2. 护理工作的严谨性　护理工作具有相当的科学性，科学要求严谨和慎重，医学事业的严谨性要求护理工作必须以医学、科学理论为指导，严格遵守和执行操作规程，严格执行医嘱。护理人员是否严格遵守护理制度，认真做好各项护理工作，能否达到准确、及时、无误，将直接关系到医疗质量和病人的生命安危。

3. 护理工作的灵活性　护理人员要有相当的灵活性和积极主动性，尤其是在一些特殊情况下，如对重危病人进行抢救、急诊病人的临时安置处理时，护理工作人员不能消极等待医生，更不能手忙脚乱，而是应机智果断，思路清晰，不失时机地采取相应措施，主动承担一定的紧急诊疗、抢救任务，这是在特殊情况下，对护理人员的特殊道德要求。

二、护理伦理概述

（一）护理伦理

护理伦理是研究护理工作中的道德现象和道德关系，是护理实践中的道德科学。它运用伦理学的原则、理论和规范来指导护理实践，协调护理领域中人际关系，如护医关系、护护关系、护患关系等，对护理实践中的伦理问题进行分析、探讨并提出解决方案。护理道德是整个医德体系中的一个组成部分，但护理工作的特点决定着护理道德又与一般的临床医学道德有些不同，具有自身的特殊性。

护理伦理的研究对象是多学科、多方面的，它不是一个孤立的理论，亦不是一个孤立的学科，护理伦理与相关学科的关系密切，如护理学、医学、心理学、卫生法学等都有着密切联系，具有边缘性和综合性。护理伦理以护理事业发展过程中应遵循的道德原则和道德规范作为研究对象。每种行业都有其自身的职业操守，护理行业的职业操守就是有利于国家、集体和医学事业的发展，有利于病人痛苦的减轻和疾病的转归，提高国人的健康素质。职业操守往往与一个人的社会价值联系在一起，只有从大局出发，有着为社会繁荣、社会进步作贡献的大局意识和奉献意识，才能最终体现人的社会价值。护理行业是艰苦的行业，意味着牺牲和奉献，护理工作的特殊性需要护理人员无私地奉献自己的美好年华，爱岗敬业，几十年如一日地持续下去。通过护理伦理的学习和修养，可以培养和提高护理人员的高尚医德品质，提升自己的人文素养和人道关怀。护理人员的道德水平如何，关系到能否协调医生、护士、患者三者的关系，直接影响着医疗质量。因此，加强护理伦理的研究和教育，提高护理工作者的道德修养具有重要意义。

（二）护理道德规范概述

规范是指“约定俗成或明文规定的标准”，在一般意义上，它是一种规则或准则。规范意识的产生首先是生产活动的需要，它告诉人们什么可以做、应该做、必须做，以及什么不可以做、不应该做和不能做。基本的社会规范主要是道德规范和法律规范，一些基本规范上升为国家意志，即法律规范。但有些关系是不能靠法律规范来调整的，如友情、关心、体贴等，更多的是需要道德规范来约束。再如护患关系的调整工作还需要道德规范的介入，如护士对病人是否热情、关心和仁慈等，靠法律规范是很难操作和评价的，因为这些主要依靠内心中的“善良的愿望”，更主要的是依靠道德规范来约束与裁决。

护理道德是人类通过护理活动的实践，从历史的积累中逐渐形成的规范体系，也是社会道德一个重要领域。道德规范具有他律性和自律性，护理实践中的道德他律指的是社会对护士的道德要求。道德自律是护理人员将道德规范内化为自己的信念，自觉遵守道德规范的自我约束。从古至今，中国的“医儒同道”和“医者仁心”理念，以及西方的《希波克拉底誓言》和南丁格尔对护士的定位：“护士其实是没有翅膀的天使，是真、善、美的化身”等，都体现出护理实践中的道德规范。

护理道德规范体系包括护理道德原则、护理道德规范、护理道德范畴等不同层次。

（三）护理道德的总体要求

护理道德的总体要求是护理人员在护理实践中的基本指导，在护理伦理中占有重要的地位，是护理人员在履行职责中必须遵循的总体要求与主要规范。护理工作领域的道德总体要求是1981年全国第一届医学伦理学学术会议确定的医德基本原则，即“救死扶伤，防治疾病，实行人道主义，全心全意为人民健康服务”。

1. 救死扶伤，防治疾病　这是医学职业的核心任务和基本职责。古人云：“人命之贵，贵于千金”，作为医务工作者，必须以救死扶伤为天职。要坚持以人为本，时刻把患者的痛苦、生死、安危放在首位。

2. 践行人道关怀　救死扶伤的过程是实行道德关怀与践行人道主义的过程。在当今医疗技术物化的趋势下，需要更多地把道德情操和人文关怀与医疗科学技术结合起来。人文关怀是科学技术的灵魂，没有灵魂的技术是冰冷的和僵硬的。每个人的生命都十分珍贵，我们倡导生命平等、生命同价，生命对于每一个人来讲都只有一次，生命的利益高于一切，护理人员在护理实践中应以此为指导，实行人道主义，尊重病人的价值观与人格尊严。护理病人，应当把生命价值放在首位，不分民族、国籍、地位、职业、性别、美丑、亲疏，应一视同仁，认真护理，让病人早日康复。

3. 全心全意为人民健康服务　全心全意为人民健康服务，这是医学职业的根本宗旨，集中反映了护理道德总体要求的实质和核心，也是护理工作的出发点和落脚点。小康社会的全面建成，和谐社会的构建，都需要人民健康水平的不断提高。社会主义制度的建立，使我国劳动人民真正成为了国家的主人，广大人民群众是物质财富和精神财富的创造者，全心全意为人民健康服务，符合社会主义的本质要求和广大人民群众的根本利益。全心全意为人民健康服务，就是说不是为少数人服务，不是只为某一阶层的人民服务，而是为广大人民群众服务，护理人员的服务对象是整个人民群众。护理人员要想真正做到全心全意为人民的健康服务，必须正确处理好个人与集体，个人与国家利益，勇于牺牲个人利益，奉献别人。

总之，护理道德的总体要求之间相互联系，不可分割。在临床护理工作中，要切实将以上三个标准执行到位，真正做到救死扶伤，全心全意为病人服务。

三、护理工作的伦理要求

（一）强化对护理伦理的认识

1. 护理事业的产生和发展源于人类对生命和病弱者的同情与关爱。最早出现的所谓“护理活动”主要是出于爱心对病弱者给予的生活照料和精神安慰，而非专业的护理技术。护理事业的发展历程证明，对于人类的爱心是它最根本的伦理性质。失去了对病弱者的同情与关爱就背离了护理活动的初衷，也就丧失了护理工作的价值和意义。因此，发展护理事业必须重视护理伦理。

2. 医患关系现状使提高医疗护理服务中的人文关怀及道德标准成为应然之义，也是当前医学事业及医疗环境所共同面临的社会课题。近年来，一方面出现患者维权意识和消费意识不断提高的态势。另一方面却出现医疗机构整体信任度不断下降，媒体、社会舆论出现偏差，管理混乱，市场经济冲击下医德医风不正和部分医护人员服务意识不强，导致医患纠纷呈增长趋势，医患关系紧张已成为严重的社会问题。原卫生部统计数据显示，近两年来，医疗纠纷发生率明显上升，据不完全统计，2012 年以来，中国公开报道的“伤医”事件，就已经发生了十余起。要使医患关系得到缓和，医学事业健康发展，人们健康利益得到切实保障，需要社会各方的共同努力。对于护理环节来讲，需要护理人员加强护理伦理修养，提高护理工作水平。

（二）护理工作中的伦理要求

护理活动的性质决定了它的伦理性质，护理工作的对象是人，而且是病态状态下的人，这些人需要细心的照料。就像南丁格尔所说的那样，护理工作的根本职责在于“让病人感觉更好”。护理的本质是对人的关爱，要以人为本，提供护理服务的过程，就是对人关爱的过程，这是护理活动和护理事业最根本的伦理属性，也是护理事业发展的伦理基础。护理伦理发端于护理实践的本身，护理伦理是护理实践的重要组成部分。

1. 尊重和关爱病人 “医者仁心”，这是对医学事业的真实写照，医护人员一定要树立尊重生命，敬畏生命的理念，高度重视人的生命价值。因为，生命对于每个人来讲都只有一次。医护人员要有忘我的精神来救助病人，要爱岗敬业，克己奉公，要记住救死扶伤，治病救人的宗旨。面对一个患者，应不管他的性别、种族、经济水平、社会地位等各方面有什么差别，都要一视同仁，即使病人已经病入膏肓，你也应该体现出对人和生命的尊重，为解除病人的痛苦而尽你最大的责任与义务。如果放弃，就意味着不人道，当你不能救他时，也要体现出应有的临终关怀，这才是作为一个医护人员对生命应有的尊重。

2. 端正动机　动机，即一种内在的动因机制，作为一种指导实践的内在意识，其在引导个体从事具体的行为中有着重要作用。护理工作的伦理特性，更需要一种符合伦理属性的内在动机。护理工作人员在实际的护理工作中，需要的是一颗仁慈的心，真正以人为本，以健康为本，切切实实为病人的利益着想，对医学事业有着发自内心的热爱，实际工作中要爱岗敬业，清廉正直。医护人员都要洁身自律，不能做损害病人利益的事，更不能有什么害人的行为发生。德国柏林大学教授胡佛兰德在《医德十二箴》中指出："医生活着不是为的自己，而是为了别人，这是职业的性质所决定的，不要追求名誉和个人"。

3. 尊重保护病人隐私　随着时代的发展，人们的自我意识不断增强，要求得到尊重的诉求也越来越高。在当前信息化时代，人们的个人信息和隐私很容易因得不到很好的保护而受到侵害。在医疗领域，人们因为医疗护理的需要而必须将自己的个人信息包括隐私如实地告知医护人员。护理人员应特别注意保护患者的隐私，不能将因治疗需要而获知的患者隐私随意泄露，这是对患者的不尊重，也违背护理道德要求。

4. 认真负责，提高技术　国际护士会于1973年制定了《国际护理学会护士伦理法典》，其中明确提出："护士的基本任务有四个方面：增进健康，预防疾病、恢复健康和减轻痛苦"。护理伦理离不开护理实践，护理实践同样也不能缺少护理伦理的规范。提高护理人员的专业技术水平，是护理工作性质本身的伦理要求。因此，护理人员在临床护理工作中，要不断学习专研科学技术知识，推动现代护理事业的进步。这不仅是真正的关心爱护病人，而且也是缓解当前医患关系紧张，构建和谐医患关系的需要。

5. 提高伦理决策能力　在当前社会转型之际，护理工作作为医疗卫生工作的重要组成部分，同样面临着新挑战。近年来，随着科技、经济、文化、社会等方面的深刻变化、医学技术的进步以及人们健康意识的不断增强，医学领域中出现了诸如安乐死、器官移植、基因技术等伦理难题。这与中华民族的传统道德观念存在着冲突，给现代护理工作带来了新的挑战。在2011年2月14日召开的全国医疗管理工作会议上，原卫生部副部长马晓伟强调：优质护理服务示范工程的关键是改革模式、转变观念。其中提到，要坚定责任制整体护理工作模式，要根据实际情况，最重要的是要明确护士分管病人的责任；要落实护士的职责，要为病人实施全身心整体护理。这就要求护理人员要具有良好的素质涵养，能处理工作中经常面临的伦理问题、价值观念的冲突以及道德上的困境问题，提高护理伦理推理和判断能力，在工作上要有心和用心去做每一件事。当前，在临床护理工作中，护理工作人员缺乏伦理意识或伦理认识不足的现象并不少见，以至于目前护理实践中的伦理问题严重。例如：有部分护理人员在独自执行护理工作时缺乏"慎独"精神，不能很好地认识和维护患者的权利，这些欠缺不利于患者的安全以及建立良好的护患关系。为此，应结合护理工作人员的实际情况，加强临床护理伦理学的教育，护理人员要重视护理伦理的研究与运用，提高伦理决策能力，以适应新形势下的护理工作。

第二节　护患双方的权利义务

护患关系是一种特殊的道德和法律关系，权利义务是这个关系中的核心内容。在护患关系中，双方有着各自的权利义务。但护方的权利义务与患方的义务权利并不一一对应。

一、护方的权利与义务

1. 护士的权利　为了保障护士安心工作，鼓励人们从事护理工作，满足广大患者对护理服务的需求，《护士条例》充分保障了护士的权利。护士的这些权利更多是相对于医疗机构而言，护士在执业活动中应当享有以下权利：按照国家有关规定获取工资报酬、享受福利待遇、参加社会保险；获得与其所从事的护理工作相适应的卫生防护、医疗保健服务；按照国家有关规定获得与本人业务能力和学习水平相适应的专业技术职务、职称；参加专业培训、从事学术研究交流、参加行业协会和专业学术团体；获得疾病诊疗、护理相关信息；其他与履行护理职责相关的权利；对医疗卫生机构和卫生主管部门的工作提出意见和建议的权利。

2. 护士的义务　为了规范护士执业行为，提高护理质量，改善护患关系，《护士条例》规定护士应当履行以下义务：应当遵守法律、法规、规章和诊疗技术规范的规定；在执业活动中，发现患者病情危急，应当立即通知医生；在紧急情况下为抢救垂危患者生命，应当先行实施必要的紧急救护；发现医嘱违反法律、法规、规章或者诊疗技术规范规定的，应当及时向开具医嘱的医生提出；必要时，应当向该医生所在科室的负责人或者医疗卫生机构负责医疗服务管理的人员报告；有义务参与公共卫生和疾病预防控制工作；发生自然灾害、公共卫生事件等严重威胁公众生命健康的突发事件，护士应当服从县级以上人民政府卫生主管部门或者所在医疗卫生机构的安排，参加医疗救护。

二、临床护理中患方的权利与义务

（一）病人的权利

所谓病人的权利，是指一个具体有就医行为的人，在一定条件下所享有的维护其人格尊严、生命健康的权利。关于病人权利的具体内容，历来有不同的观点，主要内容包括：病人的维持生存权、平等医疗权、知情同意权、隐私权、求偿权等权利。这里着重介绍病人的医疗权、知情同意权和隐私权。

1. 医疗权　医疗权是病人所享有的要求医方向其提供基本的、公正的、价格合理的、及时的医疗服务的权利。主要包括这几方面的内容：一是病人享有基本、公正的医疗权。病人享有的基本医疗权是指病人有权获得对其疾病治疗所必需的最基本的医疗行为。如 1994 年 9 月 1 日起施行的《医疗机构管理条例》第 3 条规定："医疗机构以救死扶伤，防治疾病，为公民的健康服务为宗旨"。二是获得合理、节省的医疗费用及医疗服务的权利。根据《医疗机构管理条例》第 37 条规定："医疗机构必须按照人民政府或者物价部门的有关规定收取医疗费用，详列细项，并出具收据"。三是获得尊重权。我国宪法规定中华人民共和国公民的人格尊严不受侵犯，另外，我国《医德规范及实施办法》第 3 条规定："尊重病人的人格与权利"及"对待病人，不分民族、性别、职业、地位、财产状况，都应一视同仁"。

2. 隐私权　对于隐私权的含义，也存在着多种学说。有独处权说，私生活说，信息权说等。病人的隐私权应当是指病人拥有保护身体的隐私部位、某些部位、病史、生理缺陷、特殊经历、遭遇以及财产等有关人格尊严的私生活秘密不受任何形式的外来侵犯的权利。护理人员在护理实践中，应当注意保护病人的隐私，在对病人进行护理时应当注意保护病人的自尊心、羞耻心等。

3. 知情同意权 病人的知情同意权是指具有独立判断能力的病人及其家属在医方充分告知的情况下，能够理解各种与其所患疾病相关的医疗信息，并知悉医疗行为的各种风险和后果，在此基础上对医方制定的诊疗计划决定取舍的一种权利。医护人员在实施医疗护理行为时，应当向病人说明医护活动所采取的一切方案，而且还要就该种方法或方案可能产生的风险及副作用进行说明。我国《职业医生法》规定："医生应当如实地向患者或者家属介绍病情，但应当注意避免对患者产生不利后果，医生进行试验性临床医疗，应当经医院批准并征得患者本人或者其家属的同意"。

（二）病人的义务

作为病人，在享有权利的同时也有其自身的义务。

1. 如实陈述的义务 病人在就医时应当将自己的病情、病史如实陈述，告诉医生治疗后的恢复情况。这一义务不但有利于病人自身的健康，也有利于医护人员履行其职责。病人只有如实陈述其病史、病情，医护人员才能针对病人的具体情况进行有效的诊疗和护理。

2. 遵守医嘱、积极合作的义务 病人有义务在与医务人员共同同意的基础上遵守医嘱、进行合作，在诊疗过程中，如果病人同意医护人员的治疗意见，就必须要按照医护人员的治疗意见与其进行合作。如不能遵守医嘱应该有正当的理由，否则就是对自己不负责任。

3. 尊重医方及支付医疗费的义务 病人有尊重医护人员及其劳动的义务。在医患关系建立的过程中，医方掌握诊治疾病、护理患者的专业知识，他们不辞辛苦、刻苦钻研、爱岗敬业、小心翼翼，甚至牺牲了自己利益。这些都是值得病人及社会尊重，且病人从中受益，支付医疗费是必然的，也是维护公平正义的要求。

第三节 护理人际关系调整

一、人际关系

简单讲，人际关系就是在社会中形成的人与人之间的交往关系。在社会各方面都存在着人际互动与交往，每个人都必然处于一定的人际关系之中。各种社会职业领域或活动都会形成其特定的人际关系。如师生关系、亲属关系、同事关系以及医患关系等。这里的医患关系也是人际交往中的一部分，医患关系是一种特殊的社会关系，也会受到社会中各种关系的影响与牵制。

二、护理人际关系

护理人际关系是指在从事护理职业工作中产生的人际关系。它主要包括护理人员与患者之间的关系；护理人员与医生之间的关系；护理人员之间的关系；护理人员与医技人员之间的关系等。护理人员在护理实践工作中，有必要正确处理好各种人际关系，这是护理事业良性发展的保障，若这些关系处理不好，会直接影响医护质量。

（一）护士与患者之间的关系

护患关系是护士与患者（或者家属）在护理过程中形成的关系。病人到医院就医，在医疗过程中接触时间最多、最频繁的不是医生而是护理人员，护理人员也是一样，在护理实践中主要时间都是在与病人打交道。所以，护患关系是护理人际关系中最核心、最重要的人际关系。护理人员与病人的关系也是护理伦理研究的核心和主要对象。护理人员与病人的关系，是一种在护理过程相互尊重、相互配合、互相协调的良好关系。它直接关系到提高医护质量、病人康复与疾病的转归，也关系到医护秩序的建立和医院的文明建设。

护患关系分为技术关系和非技术关系两类。

1. 技术性关系　技术性关系主要是指实际护理决定的措施和执行过程中，双方对护理技术本身的认识和态度。在技术性关系中，护理技术是连接护患双方的纽带，包括治疗、护理、健康教育和康复指导等，病人需要护理，护理人员也掌握了康复治疗和疾病预防的基本技能，能够满足病人对健康的需求，这就是护患技术关系得以建立的基础。

护患技术关系的模式可参照萨斯/荷伦德医患关系的模式，根据护士与患者的地位、主动性大小将护患关系模式分为：主动-被动型、指导-合作型、共同参与型。在护理实践中，护理人员与服务对象的关系模式不是固定不变的，这三种模式主要是根据患者的实际病情以及患者自身能动性大小进行调整与变化。随着病人情况的变化，可以从一种模式转向另一种模式。例如，对一个因昏迷而入院治疗的病人，就按“主动-被动”的模式予以护理；随着病人病情的好转和意识的恢复，就可以逐渐转入“指导-合作”模式；最后，病人进入康复期，护患关系模式就变成“共同参与”了。因此，在护理实践中，应注意对不同的护理对象，采用不同的护理模式。

2. 非技术性关系　非技术性关系主要是指在护理工作过程中形成的道德、法律、价值观等多种内容的关系。道德因素是非技术性关系中最重要的内容。护患关系是一种特殊的人际关系，护理工作要经过多年的专业学习以及工作后的不断培训才得以胜任，在患者没有得到相关知识普及的情况下，护患之间所掌握的知识和信息必然存在着矛盾和差异，患者处于相对的弱势地位。这样，良好护患关系的建立，就需要护理人员践行相应的道德规范，自觉约束自身的行为，承担更多的道德责任。

（二）护士与医生之间的关系

在医务人员内部的关系中，医护关系占有重要的地位。医生和护士虽有分工，但是目标是一致的，协作是必须的，从部分与整体的关系来讲，这两个群体都是整个医疗关系的组成部分。护理人员与医生之间的关系好坏是整个医疗活动能否顺利开展的关键。为了医疗活动的顺利开展，他们之间应当相互协作、大力支持、密切配合。

在医疗过程中，医生和护理人员都应当对自己有一个正确的角色定位，医护人员应当转变长期以来主导-从属的医护关系理念。护理人员对医生不能有依赖心理，不能出现自卑想法，那种认为“医生动动嘴，护士跑断腿”的想法更是错误的。相反，也有少部分工作能力强、资历老、学历高的护理人员过分强调护理工作的独立性与专业性，不能很好尊重医生，没有很好地与医生进行协作，这是不符合护理伦理要求的。而医生也应当树立与护理人员的合作理念。“三分治疗，七分护理”，护理人员是医生的左右臂，对护理工作要充分肯定，充分尊重和理解护理人员及其工作，当护理人员对医生的诊断和治疗处方等提出疑问和建议时，医生应给予重视和回应。

总之，医护之间，应当相互支持、协作、理解。良好的医护关系，不但可以提高工作效率，创造良好的工作氛围，还会为患者创造一个安全、和谐、高效和美好的环境，有利于治疗和护理任务的完成。

（三）护理人员之间的关系

护理人员之间建立良好的护际关系，是圆满完成护理任务，为患者提供优质服务的基础。正确处理护际关系应以“患者第一”为前提，以尊重他人为原则，护理人员之间应是一种同事关系、同志关系和朋友关系，工作中应当是互相鼓励、共同切磋，在生活上要相互关心、真诚相处、热情相待。

护理人员之间要维护同行的威信与利益，大胆面对工作中的困难和差错，取得成绩或获得荣誉时不该骄傲自满、鄙视别人，面对困难，要共同承担，不怕吃苦，即使工作出现瑕疵，也应勇于承担相应责任，不要小聪明、不推卸、不逃避。工作中，应以大局为重，将病人的利益放在首位，以提供高效、人性、和谐的护理服务为目标。另外，护理人员之间会有性别、年龄、技术层次上的差异，青年护理人员应尊重年长护理人员，认真学习他们宝贵的工作经验，虚心请教自己不懂的方面。同样，经验丰富、资质高和年纪大的护理人员应当以身作则，关心爱护青年工作人员的工作与生活，帮助青年护理人员提高业务素质和道德修养，共同学习、互相提高，最终实现患者满意和护理事业发展的双赢局面。

（四）护士与医技人员之间的关系

在医学高技术化的今天，一个医疗过程需要在各种辅助检查的协助之下才能完成，如需要检验科、影像科、B 超室、心电图、脑电图、麻醉等环节的协助。护士与医技人员之间是平等、团结协作的关系。为了保证患者得到正确的诊断和及时的治疗，医技科室必须为医护工作提供正确及时的检测结果，护理人员必须了解各医技科室的工作特点和规律，遵循相互支持、相互配合、团结协作的工作规范，为临床治疗提供及时、准确的诊疗依据，为不失时机地救治患者而共同协作。由于护理工作的特点，护理人员在工作中还应当提高警惕，协助医技人员把好安全关、质量关，发现有关人员有不称职、不道德或危及患者健康安全的行为时，要坚持原则，采取实事求是的态度，主动进行协商，寻找解决问题的办法，不应让患者跑来跑去，或者把怨气发泄到患者身上。

护士与医技科室人员之间要保持良好的关系，就应当相互尊重，以诚相待、团结互助、合作共事。

三、构建和谐护理人际关系的伦理要求

努力构建和谐医患关系是全面建设和谐社会的现实课题。如今，人类疾病谱发生着根本性变化，医疗卫生服务的任务和目标要求更高、更广，作为护士所担负的责任和使命也更趋艰巨。护患关系和谐与否直接关系到护理伦理原则的贯彻执行，影响到整个医德医风和护理质量的提高。

（一）以病人为中心是构建和谐护患关系的基石

生命是宝贵的，爱患者，爱生命，促进患者健康，减少患者的痛苦，延长患者的生命，是护理人员的崇高职责。每个护理人员都应具有善良与同情的品质，在工作中，应将患者的利益放在第一位，尽可能去关心患者、爱护患者，对那些处境艰难，身受痛苦，生命垂危的患者，要怀一颗恻隐之心，给以特殊的关心、同情和爱护。

（二）人性化护理服务是构建和谐护患关系的重要措施

人性化护理服务有利于防止护患关系转向“护士-仪器-患者”模式。当前医学高新技术

应用于临床诊疗，在大大提高了对疾病诊治能力的同时，也使得技术的运用走向另一个极端，即唯科学主义。新技术的出现使医护人员对患者的“温情关怀”迅速减少，医护人员忽视了对患者情感上的关爱，淡化了对病人的理解和尊重。面对这种技术带来的弊端，倡导人性化医疗服务，已是时代需要和历史发展的必然。所以，在护患实践中，应当坚持以病人为中心，提供人性化服务，真正做到尊重病人、关爱病人、服务病人。

（三）诚信是构建和谐护患关系的道德基础

诚信是实现和谐护患关系的重要因素。诚信的基本含义就是诚实无妄，重承诺、守信用，不自欺、不欺人，言行一致。护患纠纷的根源实际上就是诚信缺失与沟通不畅，加强护患沟通是构建和谐关系的重要环节。真诚是一种态度，一种美德与品质，要真心真意地帮助患者，选择合适的方式表达自己的观点和感受。真诚能够赢得患者的信任和理解。在临床护理工作中，护理人员会面临患者各种各样的要求，有与健康有关或是无关的，合理或不合理的，对于合理的或是有利患者健康恢复的要求，护理人员应当为患者提供最大支持和帮助，而对于不合理的要求，应当向患者耐心解释，坦率地指出不能给予的原因，真正促进护患关系的良性健康发展。

本章小结

本章介绍了护理工作特性，护理伦理的内涵与总体要求；阐述了护患双方的权利义务；提出了临床护理伦理的要求，分析了护理人际关系及构建和谐护理人际关系的伦理要求。

案例

手术室谢护士，当班的最后一台手术是外科开腹手术，手术进展困难，患者出血也比较多，晚七点半结束。按照常规要求，在开腹前和关腹前后都要清点所有的手术器械和纱布、敷料，三次清点的数目吻合。由于缝合伤口时医生在不断地用纱布止血，手术结束后谢护士又清点一次发现少了一块。于是，巡回护士过来和谢护士一起清点，确实是少了一块。这时，患者还在手术台上，但是手术用的无菌单已经撤掉了，医生正在为患者用敷料粘贴伤口。谢护士赶紧向医生说明情况，医生也很奇怪，大家把手术台上下都找了一个遍也没有找到。医生认为有可能是谢护士将纱布丢在污物桶里。谢护士立即将污物桶里的东西一件一件的拣出来，也没有任何发现。医生们认为在关腹时已经清点无误，没有必要再找了。谢护士认定纱布没有离开过手术台，是在缝合筋膜前后止血的过程中不见的，可能还在患者伤口里，找不到就不可以让患者离开手术室。在谢护士的一再坚持下，医生们和小谢再次洗手、铺单，打开了患者已经缝合的伤口，最终在伤口的一角找到了已经挤压成一个小球的纱布。医生们对谢护士的认真负责的精神赞许，谢护士感到如释重负。

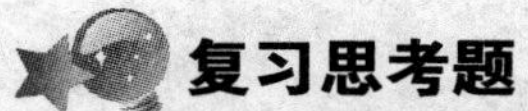

复习思考题

1. 说明护理伦理的内涵与总体要求。

2. 阐述护患双方的权利义务。

3. 说明构建和谐护理人际关系的伦理要求。

4. 请从护理伦理角度，对医护关系、护患关系以及如何提高护理人员伦理决策能力进行分析。

（龙　艺）

第十一章

公共卫生伦理

本科学习目标

1. 掌握　公共卫生工作的伦理原则；疾病防控与健康教育的道德要求。
2. 熟悉　公共卫生事业的伦理价值；公共卫生工作中的伦理难题；其他公共卫生工作的道德要求。
3. 了解　公共卫生工作的特点。

专科学习目标

1. 掌握　公共卫生工作的伦理原则。
2. 熟悉　疾病防控与健康教育的道德要求；公共卫生事业的伦理价值；其他公共卫生工作的道德要求。
3. 了解　公共卫生工作中的伦理难题；公共卫生工作的特点。

社会性是人类的重要特征，这决定着健康和疾病不仅是个人问题，而且是一个社会问题，诊治疾病和维护健康不仅是临床医学的使命和临床医务人员的职责、而且是预防医学的使命和公共卫生工作人员的职责。特别是随着疾病谱和死亡谱的改变、城市化的发展、老龄化的加剧、以及人们对健康和生活品质要求的不断提高，公共卫生问题越来越引起人们的普遍重视，公共卫生成为医疗卫生部门、社会公众、政府乃至国际社会的共同任务，其中存在诸多伦理问题需要理清，公共卫生工作人员应该加强医德修养，遵循有关医学伦理要求。

第一节　公共卫生事业的伦理意义

一、公共卫生的概念

（一）公共卫生的内涵

公共卫生是医疗卫生机构（尤其是公共卫生机构）、公众、政府（尤其是卫生行政部门）、乃至国际社会和国际组织等通过改善社会条件来促进人群健康，预防和控制疾病在人群中流行。

公共卫生内涵包含了三个基本要素：一是公共卫生工作对象是人群不是个人；二是公共卫生干预措施是由政府以及政府以外的社会或社区采取的；三是公共卫生措施作用于社会条件，公共卫生的工作不是直接去治疗疾病，而是去改善影响疾病或伤害在人群中流行的社会条件。

相对传统医学注重个体健康，公共卫生概念被提出。医疗卫生的发展，使医学活动的对象从个体转向群体和整个社会，这一转向并不表明现代医学不关注个体健康问题，而是给予群体和社会公众的健康以同等的关注。因此，公共卫生亦可以称之为人口的健康、群体的健康。由于政府对民众健康负有不可推脱的责任，公共卫生往往是由政府负责和主导，因而又被称为公共卫生事业。

人类早期的公共卫生活动，与烈性传染性疾病的流行密切相关。在微生物病原体、传染性疾病及其预防和治疗知识形成和技术成熟之前，人们凭借经验和教训，发现对待烈性传染病的有效办法是将已发病的人隔离起来，并监视他们的生活，完全避免与其接触。例如，1347 年，意大利开始将传染病人移居到城市以外的一个地方，患者在那里生活、恢复或直至死亡。1383 年，法国的马赛成立了人类第一个检疫站，严格检疫来自疫区的船只、旅行者等，被怀疑感染的船只需要停留 40 天，并暴露在空气和阳光之下。

随着细菌知识的完善和消毒技术的普及，尤其是免疫接种技术和抗生素的发明与临床使用，烈性传染病得到有效控制。然而，随着疾病谱和死亡谱的改变、城市化的发展、老龄化的加剧以及人们对健康和生活品质要求的不断提高，传统的预防传染病组织得到保留与扩大，通过有组织的健康教育和卫生促进活动，改善公众的身体素质和健康水平，延长寿命，预防除传染病以外的其他流行性疾病，成为公共卫生的新目标。

1916 年，洛克菲勒基金决定支持创办公共卫生学院这是一个标志性的事件。第一所公共卫生学院在美国约翰·霍普金斯大学医学院成立。随后，美国的其他一些大学也成立了公共卫生学院。至 1999 年，美国有 29 所公共卫生学院。这种教育模型在上个世纪已经成为培养公共卫生人才的标准模式。

（二）公共卫生的组织与机构

1. 国际性公共卫生组织　通过参加组织、加入协约与公约等形式，指导、监督、协调各个国家与地区的公共卫生工作。如世界卫生组织、绿色和平和世界自然基金会等。

2. 国家或地区（及地方）公共卫生组织　为一个国家和地区提供公共卫生服务，具体包括如下：

（1）卫生保健提供者：医院、社区健康服务中心、精神卫生组织、实验（检验）中心、护理院，主要提供预防、诊治、康复和护理服务。

（2）公共安全组织：警察局、消防队、医疗急救中心，预防处理紧急伤害和公共卫生事件。

（3）环境保护、劳动保护和食品安全机构：作为执法部门，监督和保障安全的生存环境、保障人群健康。

（4）文化、教育、体育机构：为社区提供促进健康的精神环境和物质环境。

（5）民政、慈善组织：为弱势人群，包括失能人士、低收入人士和独居及高龄人士，提供政策与物质支持。

（三）公共卫生服务的内容

目前，人们倾向于把所有影响健康的社会因素都包含在公共卫生领域，公共卫生涵盖社会上所有影响公众健康的因素，甚至包括了战争、暴力、财富、经济发展、收入分配、自然资源、饮食和生活方式、医疗服务基础设施、人口过剩，以及公民权利等。尽管如此，卫生专业人员在改善个体和群体的健康状况时，所关注的则更多是导致疾病发生的根源，以科学的方式分析政治的、经济的，以及社会问题，并提供基本的数据。因此，公共卫生专业机构及其专业人员所关注的目标更加集中和准确，干预工作更有成效，承担着更大和更多的责任。

我国实施国家基本公共卫生服务项目，是促进基本公共卫生服务逐步均等化的重要内容，也是公共卫生制度建设的重要组成部分。2009 年 3 月发布的中共中央、国务院《关于深化医药卫生体制改革的意见》提出：全面加强公共卫生服务体系建设，包括建立健全疾病预防控制、健康教育、妇幼保健、精神卫生、应急救治、采供血、卫生监督和计划生育等专业公共卫生服务网络，并完善以基层医疗卫生服务网络为基础的医疗服务体系的公共卫生服务功能，建立分工明确、信息互通、资源共享、协调互动的公共卫生服务体系，提高公共卫生服务能力和突发公共卫生事件应急处置能力，促进城乡居民逐步享有均等化的基本公共卫生服务。

国家基本公共卫生服务项目自 2009 年启动以来，在城乡基层医疗卫生机构得到了普遍开展，取得了一定的成效。为进一步规范国家基本公共卫生服务项目管理，原卫生部在《国家基本公共卫生服务规范（2009 年版）》基础上，组织专家对服务规范内容进行了修订和完善，形成了《国家基本公共卫生服务规范（2011 年版）》。明确了基本公共卫生服务 11 项内容，分别是：城乡居民健康档案管理、健康教育、预防接种、0～6 岁儿童健康管理、孕产妇健康管理、老年人健康管理、高血压患者健康管理、Ⅱ型糖尿病患者健康管理、重性精神疾病患者管理、传染病及突发公共卫生事件报告和处理以及卫生监督协管服务规范等。

《“十二五”期间深化医药卫生体制改革规划暨实施方案》提出：提高基本公共卫生服务均等化水平，逐步增加国家重大公共卫生项目，完善重大疾病防控、计划生育、妇幼保健等专业公共卫生服务网络，加强卫生监督、农村应急救治、精神疾病防治、食品安全风险监测等能力建设等。

（四）公共卫生服务产品的性质

公共卫生服务属于公共产品，具有公共产品的性质。公共产品是私人产品的对称，是指具有非竞争性和非排他性的产品。所谓非竞争性，是指某人对某一公共服务的消费并不会影响别人同时消费该服务及其从中获得的效用。所谓非排他性，是指某人在消费一种公共服务时，不能排除其他人消费这一服务（不论他们是否付费），或者排除的成本很高。

公共产品可分为纯公共产品和准公共产品（又称混合产品）两类：前者是指那些为整个社会共同消费的产品，如环境保护，清除空气、噪音等污染，即具有严格非竞争性和非排他性的产品；后者通常只具备上述两个特性的一个，而另一个则表现为不充分。属于纯公共产品的公共卫生服务范围比较狭小，大多数公共卫生服务属于准公共产品。

（五）公共卫生服务的生产和提供

1. 公共生产　公共生产是指由公共卫生部门生产出公共卫生产品并向社会提供。这些公共卫生产品由公共部门以不收费的方式来提供。政府的卫生行政部门，主要采用公共生产和公共提供方式来供给公共卫生服务。

2. 私人生产　公共提供的公共卫生产品并不一定都要由公共部门生产，有时可以由政府购入私人产品，然后向市场提供。例如，政府可以向营利性医疗机构购买公共卫生服务。

3. 混合生产　一般来说，公共卫生产品应当由公共部门来提供。然而，有些准公共卫生产品，尤其是在性质上接近于私人产品的准公共产品在向社会提供过程中，为了平衡获益者与非获益者的负担，提高资源的使用效益，政府往往也采取类似于市场产品的供应方式，即按某种价格标准向消费者收费供应。这样，消费者必须通过付款才能获得消费权。例如，性病防治，不仅接受服务的本人从中受益，个人可能购买，使周围的易感者也得到了保护。可以由政府购买提供给公众，也可以采取政府供给、个人付费方式。但是，由于混合供给方式包含了政府的政策因素，它与市场供给的私人产品，在性质和管理上是有很大区别的。

在上述三种公共卫生产品生产方式中，前两种采用的是公共提供方式，第三种采用的是混合提供方式，这两者的区别就在于由谁来付款。公共产品无论是采用公共生产、公共提供，还是采用私人生产，公共提供方式，其结果是生产公共产品的费用完全由政府负担，亦即财政拨款。公共产品若是采用混合提供的方式，则其生产成本将由政府和受益的企业或个人共同分担。

二、公共卫生工作的特点

（一）工作对象的群体性和整体性

公共卫生工作的服务对象既有个体，也有群体，但更看重群体和整体，它主要着眼于健康人群和亚健康人群，以人群、社会为基点，去探索和研究可能流行疾病的发生及发展规律，并采取相应的预防措施，消灭某些疾病可能产生或流行的各种因素，从而使受益人数增加。

传统医学关注已经出现各种病态现象的患者，尽管历史上曾出现“不治已病治未病”的预防思想，但在现代公共卫生知识和技术成熟之前，总体来看，医学只是将出现问题的个体病人作为工作的对象。公共卫生工作，真正实现了“不治已病治未病”的理想，将具体有效的防止疾病发生、促进健康的理论与方法，以具体的措施在社会整体层面实施，以提高全体成员的整体健康水平。公共卫生实施过程最终会落实到每一个个体，但其关注的核心是群体与群体的健康水平。

（二）工作过程的社会性和公众性

公共卫生工作的基本观点是通过改造自然环境和社会环境来改造人们的劳动和生活条件。随着疾病谱和死亡谱的改变，公共卫生的工作重点已经从自然环境转移到社会环境中来，从而使公共卫生工作过程的社会性更加明显。而且，随着生活水平的提高，人们已经不满足于没有病，而是要求身心都处于良好的健康状态，延年益寿，这就促使诸如生物医学工程、环境医学、康复医学、老年卫生学等社会医学相继出现。

公共卫生工作的社会性还表现为该项工作的全球化，随着经济的全球化和人群流动性的增强，客观上可以使一种病原体在短时间内从疫源地传至世界各主要城市，进而向中小城市、农村蔓延。这就决定了公共卫生工作不能仅局限在某个国家和某个地区，而是要求世界各国和各地区共同努力、协同工作。

公共卫生工作需要公众的广泛认同和参与。公共卫生工作如果要产生实际的效果，需要参与的公众按照专业指引主动地参与，并保持相应的行为模式持续相当的时间，才能导致相应的结果发生。新中国，群众广泛参与爱国卫生运动，取得了公共卫生工作的巨大成效；在防治恶性肿瘤和心脑血管病等慢病的过程中，更需要广大公众积极参与，养成良好的生活方式，才能有效对抗这些生活方式病。

（三）工作效果的超前性与迟滞性

首先，公共卫生工作的着眼点放在疾病发生之前，防患于未然。医学从产生时开始，重点是关注病人已经发生的身心痛苦，公共卫生工作的目标与此不同，是要减少那些将来有很大可能发生疾病的发生率，关注的是尚未发生的人类痛楚，这体现了其道德关怀的超越性。为此，人类通过超前性的公共卫生，防止传染病和寄生虫病的蔓延，取得了第一次卫生革命的伟大成果。20世纪中期以后，随着疾病谱和死因顺位发生的变化，疾病防治的重点从急性传染病转向慢性疾病、老年退行性疾病及生活方式病，公共卫生从自然环境和社会环境与健康的关系，分析人群中疾病谱和死亡谱的变化，提出增进健康、预防疾病的宏观政策和策略，调整卫生资源的分配和卫生组织机构的建设，控制疾病的发生、蔓延和恶化，展开第二次卫生革命。

其次，公共卫生工作的效果往往不能马上得以体现，需要经过较长的时间才能显现；这种效果往往不是有形的，而是无形的、效益巨大而又不容易估量。例如：世界卫生组织（WHO）1979年10月26日正式宣布消灭了天花以后，各国政府节省了每年用于种痘、检疫等方面的开支达数十亿美元。又如，儿童计划免疫接种、食盐加碘防治碘缺乏病、预防性卫生监督等工作的价值评估都是滞后和无形的。当前，公共卫生在防治慢性非传染性疾病的过程中，工作效果的迟滞性更加明显。恶性肿瘤、心脑血管病等慢病对人类的危害和造成的损失是巨大的，而进行健康教育、环境治理、养成健康生活方式等是防治这些疾病更主动、更经济、更有效的公共卫生工作策略。

三、公共卫生事业的伦理价值

（一）公共卫生事业更能体现医疗卫生的社会公益性

医疗卫生事业关涉每个社会公众的生命健康，其公益性不言而喻。而公共卫生工作的开展正是实现这种公益性质，造福全体民众的有效途径。1977年第30届世界卫生大会通过了举世闻名的“2000年人人享有卫生保健”的决议。进入21世纪，WHO又提出了“21世纪人人享有卫生保健的战略”。这些决议、战略的内容是面向基层，面向社会，为每个家庭、每个民众服务，代表了群众的切身利益，是社会健康道德观的体现，有利于最终实现社会效益的最大化——人人享有卫生保健。

我国医疗卫生社会公益性的集中体现，就是政府把基本医疗卫生制度作为公共产品向全民提供，政府承担公共卫生责任，加强公共卫生服务体系建设：包括加强重大疾病防控体系建设、完善卫生监督体系、加强妇幼卫生和健康教育能力建设、加快突发公共事件卫生应急体系建设和加强采供血服务能力建设等。

（二）公共卫生事业更能实现健康人权的伦理理念

健康是人全面发展的基础，健康权是一种人权。在人们享有的众多人权中，健康权无疑更为基本：健康是一个人生存和发展的基础，健康作为每个民众的基本人权，不应受个人所处环境、条件、社会地位等不同而有所差别。马克思曾经说过："健康是人的第一权利，是人类生存的第一个前提，也就是一切历史的第一个前提"。1948 年 4 月 7 日生效的《世界卫生组织组织法》明确规定："享受可能获得的最高健康标准是每个人的基本权利之一，不因种族、宗教、政治信仰、经济及社会条件而有区别"。1948 年 12 月 10 日联合国大会通过的《世界人权宣言》第 22 条指出："每个人，作为社会的一员，有权享受社会保障"。第 25 条第一款指出："人人有权享受为维持他本人和家属的健康和福利所需的生活水准，包括食物、衣着、住房、医疗和必要的社会服务；在遭受失业、疾病、残疾、丧偶、衰老或在其他不能控制的情况下丧失谋生能力时，有权享受保障"。1966 年 12 月 16 日联合国大会通过的《经济、社会、文化权利国际公约》第 9 条规定："本公约缔约各国承认人人有权享有社会保障，包括社会保险"。WHO 在 1996 年指出：公平性提高意味着公平地分享进步，而不是平均地分摊本应避免的不幸和贫穷。WHO 总干事布伦特兰在 2001 年 54 届世界卫生大会上所作的报告中明确提出："世界卫生组织的总目标是改善健康结果和促进卫生公平"。

20 世纪末以来，人权观念开始进入我国政府的政治话语体系之中，把"保护公民人权"写进了我国宪法，并明确规定国家有保护公民健康的责任。《民法通则》第 98 条中规定："公民享有生命健康权"。2001 年 2 月 28 日，我国全国人大常委会批准了《经济、社会和文化权利国际公约》，我国政府庄严承诺切实履行尊重、保护、促进和实现每个人的人权的义务和责任。由于人们的健康需求是无限的，健康人权不可能是每个人所希望获得的所有医疗卫生服务。1978 年 9 月世界卫生组织和联合国儿童基金会联合主持召开了国际初级卫生保健大会，发表的著名《阿拉木图宣言》明确指出：健康是一项基本的人权。就民众而言，人人都有权享受基本卫生保健服务，人人都有义务参与基本卫生保健工作并为之作贡献。可见"人人享有基本卫生保健"是人们的健康人权。健康人权的实现是人类的一项艰巨任务，需要全社会的艰苦努力。目前，我国正在深化医药卫生体制改革，到 2015 年，初步建立覆盖城乡居民的基本医疗卫生制度，使全体居民人人享有基本医疗保障，人人享有基本公共卫生服务。可见，政府承担的公共卫生事业更能实现健康是一种人权的伦理理念。

（三）公共卫生事业更有利于医疗卫生目标的实现

目前，我国正在深化医药卫生体制改革，建立中国特色的医药卫生体制，逐步实现人人享有基本医疗卫生服务的目标，提高全民健康水平。根据《深化医药卫生体制改革的意见》，我国深化医药卫生体制改革的总体目标是：建立覆盖城乡居民的基本医疗卫生制度，为群众提供安全、有效、方便、价廉的医疗卫生服务。到 2020 年，覆盖城乡居民的基本医疗卫生制度基本建立。普遍建立比较完善的公共卫生服务体系和医疗服务体系，比较健全的医疗保障体系，比较规范的药品供应保障体系，比较科学的医疗卫生机构管理体制和运行机制，形成多元办医格局，人人享有基本医疗卫生服务，基本适应人民群众多层次的医疗卫生需求，人民群众健康水平进一步提高。

可见，实现人人享有基本医疗卫生服务，为群众提供安全、有效、方便、价廉的医疗卫生服务，提高全民健康水平的目标，需要建立覆盖城乡居民的基本医疗卫生制度，即所谓的医疗卫生的"四梁八柱"。在基本医疗卫生制度中，公共卫生事业处于重要的基础地位，而且能够发挥独特作用。这是因为公共卫生服务是一种成本低、效果好的服务，在实现医疗卫生目标的过程中，公共卫生更加经济、主动和高效。尤其是我国人口多，人均收入水平低，城乡、区域差距大，长期处于社会主义初级阶段，医药卫生事业发展水平与经济社会协调发展要求和人民群众健康需求不适应的矛盾还比较突出，城乡和区域医疗卫生事业发展不平衡，资源配置不合理，公共卫生和农村、社区医疗卫生工作比较薄弱，政府卫生投入不足，医药费用上涨过快。而且随着经济的发展和人民生活水平的提高，群众对改善医药卫生服务有着更高的要求。工业化、城镇化、人口老龄化、疾病谱变化和生态环境变化等，都给医药卫生工作带来一系列新的严峻挑战。在这种情况下，政府发展公共卫生，对于实现医疗卫生目标就具有更加独特的意义。

第二节 公共卫生工作的伦理原则

一、公共卫生工作中的伦理难题

（一）政府强制与个人自由之间的矛盾

公共卫生是政府义不容辞的责任，政府采取的公共卫生措施多种多样，比如检疫、隔离、免疫、接触者流行病学调查和追踪随访、环境治理、食品安全、卫生设施、碘盐、害虫和寄生虫控制，污染控制、某些传染病、职业病、癌症、性传播疾病、某些新陈代谢的先天缺陷和其他遗传失调的筛查等。政府为公共健康而行使职权完成使命，就提出了重要的伦理问题：政府实施的某些强制性干预措施的合理性及其干预限度的辩护问题，以及平等对待公民的问题等。由于政府代表了公共利益，与关注个体患者的临床医疗不同，利益之间的冲突是普遍存在的，尤其是政府采取上述某些强制性干预措施时，就会涉及限制公众个人的自由。显然，政府采取某些强制性干预措施和公众个人自由的限制是必要的，能够得到伦理辩护，但问题的复杂性在于政府强制与个人自由之间关系如何平衡？政府强制干预和公众个人自由限制的程度如何确定？

（二）公共利益与个人利益之间的矛盾

公共卫生工作对象的群体性和整体性特点，意味着公共卫生工作主要着眼于健康人群和亚健康人群，以人群、社会为基点，去探索和研究公共卫生的工作规律，采取相应的公共卫生措施，从而使受益人数增加。目前，公共卫生服务大都是基本卫生服务，面向大众，着眼公共健康利益，这不同于普通临床医疗服务，满足病人个体防治疾病的多样化需求。而社会医疗卫生资源总是有限的，这就难免存在公共卫生与普通临床医疗在卫生资源分配上的矛盾，存在着基本公共健康利益与多样化个人健康利益之间的矛盾。

（三）个人利益与他人利益之间的矛盾

在公共卫生服务的过程中，时常会发生病人个人利益与他人利益之间的矛盾。例如，一位经性途径传播的HIV感染者，公共卫生工作人员对他实施单线联系，他请求不要将他感染HIV的情况告诉他的妻子和家人，并承诺会采取必要防护措施，防止通过性途径传播疾病。工作人员深知这位丈夫有可能把HIV传染给妻子，不将实情告诉妻子，对这位妇女是不公平的。但同时意识到如果医务人员将该情况告诉其妻子，将损害其家庭，其夫可能以绝望之心去传播 HIV，报复社会，使更多的人蒙受其害。显然，在公共卫生服务中，为了维护相关他人的利益，病人个人的某些利益受到限制是必要的，但问题的关键是病人个人利益与他人利益之间关系如何平衡？病人个人利益限制的程度如何把握？

（四）健康利益与其他利益之间的矛盾

人们接受公共卫生服务是为了防治疾病，维护健康。但在接受公共卫生服务，维护健康利益的同时，还有其他利益诉求。例如维护知情权、自主权、隐私权、行动自由权，追求平等对待而不受歧视等，一般情况下，维护健康利益和上述其他利益诉求是一致的，但有时难免会发生矛盾和冲突。又如，传染病病人的隔离治疗会限制病人的行动自由，流行病学调查和追踪随访会干扰人们的日常生活等。因此，在接受公共卫生服务过程中，人们健康利益与其他利益之间的矛盾，决定着在提供公共卫生的过程中，应该平衡健康利益与其他利益之间的关系。

（五）眼前利益与长远利益之间的矛盾

公共卫生工作效果的超前性与迟滞性特点，意味着，一方面，公共卫生工作的着眼点放在疾病发生之前，防患于未然；另一方面，公共卫生工作的效果往往不能马上得以体现，需要经过一段较长的时间才能显现。而一般而言，公众的医疗卫生需求都是着眼于当前，基于当下罹患的疾病，为了维护健康，大多数公众并不关注长远健康利益，或者说，长远的健康维护并非迫切。对于普通民众、甚至某些政策决策者，公共卫生就存在着平衡眼前利益与长远利益之间关系的问题。

二、公共卫生工作的伦理原则

（一）社会参与原则

社会参与原则，要求公共卫生工作应该树立“大卫生观”，公共卫生应该面向社会大众，同时应该动员全社会参与公共卫生工作。社会参与伦理原则是由公共卫生工作对象的群体性和整体性、工作过程的社会性和公众性等特点所决定的，该原则有利于化解公共利益与个人利益之间的矛盾、个人利益与他人利益之间的矛盾、以及眼前利益与长远利益之间的矛盾等伦理难题。

1. 树立“大卫生观”　不同于传统卫生观，“大卫生观”由以疾病、病人及其治疗为中心，扩大到以健康、健康人和保健、康复为中心，医疗卫生事业由治疗服务扩大到预防服务，由关注疾病的自然原因到同等程度地关注社会原因，由生理服务扩大到心理服务，由医疗卫生机构的院内服务扩大到院外服务，由个体服务扩大到群体服务，由技术服务扩大到社会服务，由消极治疗与康复扩大到积极预防和主动提高健康水平，预防保健的责任从医药卫生行业扩大到社会各行各业，卫生事业活动的主体由医务人员扩大到社会全体成员。这就要求公共卫生工作者应该明确自己为社会人群健康服务的道德责任，善于动员全社会参与到公共卫生工作中来。

2. 遵循“预防为主”方针　“预防为主”的公共卫生思想古已有之。我国第一部医书《黄帝内经》中有“圣人不治已病而治未病”之说，古籍《淮南子》中有“良医常治无病之病”的记载。古希腊名医希波克拉底也主张医生要关心健康人，注重病人个体特征、环境因素和生活方式对疾病的影响，并亲自参加扑灭在雅典流行的大瘟疫。近代以来的两次卫生革命无不体现着“预防为主”的理念。在19世纪下半叶到20世纪60年代的第一次卫生革命中，采用“预防接种、杀菌灭虫、抗菌药物”的方法，有效地控制了严重危害人类健康的传染病。从20世纪60年代开始的第二次卫生革命，主要对抗恶性肿瘤、心脑血管病等慢性疾病，“预防为主”同样具有重要意义，要求采取改善环境，推广文明、健康、科学的生活方式，加强体育锻炼，控制不良心理因素等公共卫生措施。

为此，新中国建立后，确立了包括“预防为主、防治结合”在内的四大卫生工作指导方针，改革开放后，“预防为主”同样成为新时期卫生工作方针的重要内容。

3. 政府主导与全社会参与　公共卫生的重要内容是基本卫生保健。《阿拉木图宣言》指出：“就国家而言，实施基本卫生保健是政府的职责。就民众而言，人人都有权享受基本卫生保健服务，人人都有义务参与基本卫生保健工作并为之作贡献。就卫生工作而言，实施基本卫生保健是为全体居民提供最基本的卫生保健服务，以保障全体居民享有健康的权利”。这就要求政府主导公共卫生工作，政府通过主办或购买公共卫生服务，向全社会提供。同时，全社会有义务参与到公共卫生工作中去，才能取得公共卫生成果。例如，全社会应该保护环境，每一个民众应形成良好的生活方式等，才能最大限度地维护健康。

（二）效用最大原则

效用最大原则，要求公共卫生工作应该善于平衡不同工作对象的不同需求和利益，力求使公共卫生工作的效用最大化。不同于临床医疗工作，其工作对象往往是单个病人，单个病人的疾病得以诊治是其工作效果。公共卫生工作的服务对象尽管有个体，但更看重群体和整体，主要着眼于健康人群和亚健康人群，其工作效果往往不能马上得以体现，需要经过一段较长的时间才能显现，而且这种效果往往不是有形的，而是无形的、效益巨大而又不容易估量。公共卫生的这些复杂性，决定着公共卫生工作应该平衡公共卫生利益主体之间的关系，使工作效用最大化。

1. 效用主义　效用是经济学中最常用的概念之一，后广泛应用于哲学、价值科学和伦理学之中。“效用”是客体所具有的一种能够满足主体需要、欲望和目的的属性，即效用性。客体对于主体的好、坏、非好非坏，无疑都是客体对于主体需要的某种作用，亦即所谓的效用：正效用、负效用和零效用。显然，效用属于作用范畴，是对需要的作用。关于效用的学说，称为效用主义，在伦理学上又被译为功利主义，其确定的伦理原则是最大多数人的最大利益和幸福。

2. 公共卫生效用的判断　判断某种公共卫生政策的效用，需要看该项政策给目标人群或全社会成员带来促进健康、预防疾病和伤害的好处，以及可能给相关人员带来的风险、负担及其他权利和利益方面的负面影响。因此，效用最大原则要求全面评价行动的正面与负面后果，分析所谓的收益与风险比。以其比值的高低，评价某个公共卫生行动的效用。这种分析对于是否实施某个方案，或在有可供选择的多种方案时尤其重要。

3. 社会净受益最大化　一项公共卫生行动，有时候不可避免会牺牲某些个体的某些权利和利益。恰当的公共卫生行动，一定是社会净受益最大化。此时并不是简单地对个人利益和负担进行加减。如对传染病患者的隔离，肯定使当事人的某些权益受限制甚至损害，但社会整体却从中受益。不过效用原则也要求在能够得到最大可能受益的同时，实现最小可能的伤害，从另一方面扩大行动的净受益。换言之，不应为获得最大的健康受益的结果而任意、没有必要地伤害特定个体的利益。只有在损害特定对象利益不可避免时，并采取措施使必要的损害最小化，整个人群的受益最大化，此时效用最大原则才能获得伦理辩护。如被隔离的传染病患者应得到充分的生活方便和医学照顾，有时还须给予经济补偿。

4. 社会效益至上　在公共卫生工作中，还要正确处理社会效益和经济效益的关系，把社会效益放在首位。即使在社会主义市场经济条件下，也不能要求公立卫生机构像工商企业那样自负盈亏、谋求利润。医疗机构及其工作人员要坚持全心全意为人民健康服务的宗旨，一切工作要以提高人民健康水平为中心，优先发展和保证基本卫生服务，逐步满足人民群众多样化的需求。同时，公共卫生工作效果的超前性与迟滞性，要求医务工作者应具有不计名利、甘当无名英雄的精神，自觉履行对人民群众和社会的道德责任，把社会效益放在首位。

（三）公平公正原则

公平公正原则，要求公共卫生工作应该公平合理地对待不同服务对象，所有社会成员都应同等获得公共卫生资源。公共卫生工作不仅涉及个体病人与社会群体之间的关系，而且需要处理群体中社会成员之间的关系，在处理社会成员之间的公共卫生服务关系时，需要遵循公平公正原则。

1. "公正"与"公正的基本问题"　"公正"是平等的利害相交换的善的行为，是等利（害）交换的善行；"不公正"是不平等的利害相交换的恶行，是不等利（害）交换的恶行。可见，"等利害交换"是衡量一切行为是否公正的总原则：凡是等利（害）交换的行为便是公正的；凡是公正的行为便是等利害交换的。那么，在人们所进行的等利（害）交换的所有行为中，什么是最根本、最重要和最主要的呢？显然是"权利"与"义务"的交换，所以，"权利与义务"是公正的根本问题。

社会如何分配权利与义务才是公正的呢？包括"社会在分配给某个人权利和义务"与"社会在不同的人中分配权利和义务"两种情形：①社会在分配给某个人权利和义务时，应该遵循如下原则才是公正的：一个人所享有的权利应该等于他所负有的义务；而一个人所行使的权利则应该少于、至多等于他所履行的义务。这里的"义务"就是他的贡献。②社会在不同的人中分配权利和义务时，应该遵循如下原则才是公正的：基本权利应该完全平等；而非基本权利应该比例平等。所谓基本权利完全平等原则，是指应该完全平等地分配基本权利。这种"基本权利"被人们称为"人权"，所以，基本权利完全平等就是人权的完全平等原则。所谓非基本权利比例平等原则，是指谁的贡献较大，谁便应该享有较大的非基本权利；谁的贡献较小，谁便应该享有较小的非基本权利。即每个人因其贡献不平等而应享有相应不平等的非基本权利。但每个人所享有的权利的大小与自己所做出的贡献的大小之比例是完全平等的。

2. "基本医疗卫生权利完全平等"和"非基本医疗卫生权利合理差等"　"完全平等原则"适用于基本权利、人权领域。如上所述，健康权是一种人权。在人们享有的众多人权中，健康权无疑是更为基本的：健康是一个人生存和发展的基础，因而，健康公平是起点公平、机会公平的重要标志。健康作为每个民众的基本人权，不应受个人所处环境、条件、社会地位等不同而有所差别。所以，健康权应该完全平等。毋庸质疑，卫生资源具有相对短缺性，由此决定着人人享有所"期望"的卫生保健是不可能的。对于非基本卫生保健领域，人人完全平等是不可能做到的，而只能采取比例平等原则，我们称之"合理差别"原则。

3. 公共卫生服务应该完全平等　作为"基本权利"的健康权应该是什么领域呢？或者说，在医疗卫生保健领域中的"人权"是指什么呢？医疗卫生保健权完全平等的应该是"基本卫生保健”（primary health care，PHC），过去译为“初级卫生保健”，即“最基本的、人人都能够得到的、体现社会平等权利的、社会公众和政府都能负担得起的卫生保健服务”。初级卫生保健包括四项任务和八项具体内容，四项任务为：健康促进、预防保健、合理治疗和社区康复。八项具体内容为：针对当前的主要卫生问题及其预防、控制方法开展健康教育；改善食品供应和合理营养；供应足够的安全卫生水和基本的环境卫生设施；开展妇幼保健和计划生育；开展主要传染病的预防接种；预防和控制地方病；对常见病和外伤合理治疗；提供基本药物。1981 年 WHO 在“2000 年人人享有卫生保健”的全球战略文件中，又增加了“使用一切可能的方法，通过影响生活方式和控制自然、社会心理环境来防治非传染性疾病和促进精神卫生”一项内容。

显然，基本卫生保健大致属于预防和公共卫生，公共卫生工作正是为了保证基本卫生保健。目前，我国正在深化医药卫生体制改革，《“十二五”期间深化医药卫生体制改革规划暨实施方案》提出：基本公共卫生服务均等化水平不断提高，10 类国家基本公共卫生服务面向城乡居民免费提供，国家重大公共卫生服务项目全面实施。到 2015 年，初步建立覆盖城乡居民的基本医疗卫生制度，使全体居民人人享有基本医疗保障，人人享有基本的公共卫生服务。提高基本公共卫生服务均等化水平。逐步提高人均基本公共卫生服务经费标准，免费为城乡居民提供健康档案、健康教育、预防接种、传染病防治、儿童保健、孕产妇保健、老年人保健、高血压等慢性病管理、重性精神疾病管理、卫生监督协管等国家基本公共卫生服务项目。

（四）尊重原则

尊重原则，要求公共卫生工作应该尊重具体服务对象的尊严和权利，尤其是知情权、隐私权、行动自由权、不受歧视权等。不同于临床医疗工作是为个体病人提供诊治服务，公共卫生工作以人群和社会为基点，致力于保护公众的健康，工作过程、工作方法以及工作效果的评价都具有社会群体性，公众群体虽然是个体的集合，但公众与个体之间利益时有冲突，这就决定着公共卫生工作容易导致对少数人的尊重不够，甚至侵犯部分个体权益。例如某些公共卫生行动，可能、甚至不可避免会限制个体自由，或者侵犯个体隐私权。

1. 个体利益理应受到最大限度维护　每一个公共卫生行动，都必须在涉及的个体与公众权益之间进行权衡取舍，如果为了公众健康利益，需要在一定程度上侵犯个体权益，那前提必须是采取的公共卫生行动有效，且侵犯不可避免、必要和合理，同时尽可能确保侵犯的性质最轻化、程度最小化、时间最短化。这就要求公共卫生工作应该严格掌握标准，不能以维护公共健康利益为借口，忽视与践踏个体人权，最大限度维护个体权益。

2. 尊重知情权与信息透明，建立和维持信任　在公共卫生工作中，要尊重公众的知情权，政府做到信息透明，建立和维护社会公众的信任，尤其在突发公共卫生事件的过程中，国家建立突发事件应急报告制度，任何单位和个人对突发事件，不得隐瞒、缓报、谎报或者授意他人隐瞒、缓报、谎报。国务院卫生行政主管部门负责向社会发布突发事件的信息。必要时，可以授权省、自治区、直辖市人民政府卫生行政主管部门向社会发布本行政区域内突发事件的信息。信息发布应当及时、准确、全面。

同时，在公共卫生工作中，尊重具体服务对象的知情同意权利，保证其自主权的实现。

3. 隐私权、不被任意剥夺行动自由的权利、不被歧视的权利　一般临床医疗工作仅仅关涉病人个人疾病的诊治，而公共卫生涉及社会群体成员之间关系，这就涉及如何对待某一工作对象的健康和疾病信息、需要工作对象配合公共卫生工作而限制自己的行动自由等，要求公共卫生工作应该尊重病人的隐私权，不得泄露和利用病人的隐私，不应该任意剥夺病人行动自由的权利，不能歧视病人。例如，隔离必须有科学和法律根据，强行隔离者必须限定在已确诊、疑似病例和密切接触者，对于来自于疫区但无任何可疑医学指征的健康人不能限制其自由，应该认识到由于“过度反应”造成的干扰社会正常生活等负面作用比疫情本身损失更大。

第三节　公共卫生领域的道德要求

一、疾病防控

（一）疾病防控及其伦理意义

疾病防控，即疾病预防和控制，是以人群为服务对象，应用生物医学、环境医学和社会医学的理论，宏观与微观相结合的方法，通过研究疾病发生与分布规律以及影响健康的各种因素，制订对策和措施来预防和控制疾病、促进健康和提高生命质量。我国非常重视疾病的预防和控制，国家初步形成疾病防治法律制度，政府成立各级疾病防控机构，积极开展疾病防控工作。

疾病是指个体内环境稳定的破坏以及机体同外环境的失调，表现为一定层次、一定部位的结构损伤、代谢紊乱、功能障碍等。疾病种类很多，按世界卫生组织1978年颁布的《疾病分类与手术名称》第九版（ICD-9）记载的疾病名称就有上万个，新的疾病还在发现中。人类的疾病，概略说来有下述两大类：一类是生物病原体引起的疾病，病原体包括病毒、立克次体、细菌、真菌、原虫、蠕虫、节肢动物等。由于病原体均具有繁殖能力，可以在人群中从一个宿主通过一定途径传播到另一个宿主，使之产生同样的疾病，故称可传染性疾病，简称传染病。另一类是慢性非传染性疾病，简称“慢性病”，不是特指某种疾病，而是对一类起病隐匿，病程长且病情迁延不愈，缺乏确切传染性生物病因证据，病因复杂，且有些尚未完全被确认的疾病的概括性总称。在临床实践中，具有代表性的慢性病主要指以心脑血管疾病、糖尿病、恶性肿瘤、慢性阻塞性肺部疾病、精神异常和精神病等。其病因有遗传、物理或化学损伤、免疫反应紊乱、细胞增殖的调节机制丧失、代谢和内分泌紊乱、营养不良和营养过度、心理因素等。

疾病防控是公共卫生的重要内容。已经证明，人类在对抗传染性疾病的“第一次卫生革命”中，“预防接种”成为控制这类疾病的有效措施和明智策略。可以预见，在对抗恶性肿瘤、心脑血管病等慢性疾病的第二次卫生革命中，改善环境，推广文明、健康、科学的生活方式，加强体育锻炼，控制不良心理因素等预防控制措施具有更加重要的战略意义。不难理解，病人罹患疾病后，固然需要积极救治和康复，但疾病防控，防患于未然，最大限度地避免和减少伤害和病痛，无疑符合人类幸福生活的真正本意，疾病防控具有显而易见的伦理价值。

（二）疾病防控的道德要求

1. 认清形势、高度负责，投身疾病防控工作　毋庸讳言，人类对抗疾病、维护健康的医疗卫生实践已经取得了伟大的成就，但仍然面临着很大的挑战。我国同样面对着疾病防控的严峻形势：①传染病仍然严重威胁人民健康。有些曾得到有效控制的传染病又死灰复燃，新发传染病危害严重。②非传染性慢性病对人民健康的危害加剧。近年来，受人口老龄化、城市化、环境破坏以及不良生活习惯等因素的影响，高血压、心脑血管疾病、肿瘤、糖尿病等慢性病成为威胁我国居民健康的最重要疾病。③职业病危害严重，防治形势严峻。职业病患者累计数量大，并且新发病例数仍呈上升趋势。④精神卫生和心理健康问题日益突出。据中国疾病预防控制中心精神卫生中心2009年初公布的数据显示，我国各类精神障碍患者人数在1亿人以上，重性精神疾病患者约有1600万，抑郁患者约3000万，精神卫生问题对个体造成的烦恼日益突出，不仅影响其本人的生活质量，还影响其家庭成员的健康及社会的安定问题。⑤意外伤害发生率在我国不断上升。我国伤害死亡前3位原因是自杀、道路交通伤害和淹死，主要发生于青壮年，严重影响了社会生产力。⑥人口老龄化带来的问题日趋严重。根据《中国老龄事业发展“十二五”规划》显示，从2011～2015年，全国60岁以上老年人将由1.78亿增加到2.21亿，平均每年增加老年人860万；老年人口比重将由13.3%增加到16%，平均每年递增0.54个百分点。⑦妇女儿童健康仍需加强关注。由于我国地区之间发展不平衡，在经济、文化条件相对落后地区，一些疾病仍然严重威胁着妇女和儿童的健康，2010年全国孕产妇死亡率为30.0/10万，全国婴儿死亡率为13.1‰，由于中国人口基数较大，妇女儿童健康仍需加强关注。⑧食品安全危机严重。严重的食品安全事件时有发生，从三聚氰胺超标的奶粉到“地沟油上餐桌”、“瘦肉精”等事件。广大公共卫生工作者应该认清疾病防控的紧迫形势，高度负责地投入到疾病防控工作中去。

2. 三级预防、教育指导，有效防控慢性非传染性疾病　慢性非传染性疾病的致病原因多为社会、心理因素，一旦患病，其病程和疗程较长，严重影响患者的生命质量，造成严重的社会经济负担、严重损害社会劳动能力，而且目前已经成为导致死亡的主要病因，这决定着预防和控制在对抗慢性非传染性疾病的斗争中具有战略意义。因此，公共卫生工作者应该树立和采取“三级预防”的理念与措施，才能有效防控慢性非传染性疾病。

三级预防是在社会层面防控慢性病的最有针对性的方法。①一级预防，即病因预防，包括针对个体、环境和社会致病因素三个方面的预防。对于个体，公共卫生工作者应该履行健康教育的义务，加强对患者及其家属的相关知识教育和健康行为指导，促进人们改变不健康的生活和行为方式，养成良好的生活和行为习惯。公共卫生应致力于改善自然和社会环境，尤其应努力消除决定健康的社会因素在个体间的不公平现象。②二级预防，即“三早”预防，即早期发现、早期诊断、早期治疗，公共卫生工作者应该加强慢性病“三早”预防的知识和技术宣传普及，并通过普查、筛检和定期健康检查及教育公众进行自我监测，及早发现疾病初期患者，并提供及时治疗。③三级预防，即康复治疗，此时应采取对症治疗，并辅以各种康复治疗，减少痛苦，延长生命，力求病而不残，残而不废。在生活中，很多慢性病患者与家属缺失有关知识和方法，不能控制慢性病症状，应该通过知识普及工作，提高全民关于慢性病的知识，并针对特定的慢性病人群进行专门的辅导训练。同时，应给予慢性病患者充分的心理和社会支持，提高其战胜疾病的勇气。

3. 严格执法、尊重患者，积极防控传染性疾病　传染病能迅速在人群中传播，影响公众健康，社会危险害性大，人们凭借免疫技术、抗菌素、公共卫生等医学知识和技术，在与传染病的斗争中暂时取得了主动，但传染病的防控形势仍然严峻。为了防控传染性疾病，我国先后颁布实施了《传染病防治法》、《传染病防治法实施办法》、《性病防治管理办法》和《艾滋病监测管理的若干规定》等系列法律、法规和规章，初步形成传染病防治的法律制度，使传染病的防控纳入了法制轨道。这就要求广大公共卫生工作者严格执行有关传染病防控的法律规定，开展传染病的预防、检测、疫情报告、隔离消毒、救治等传染病防控工作。隔离传染病以及疑似传染病患者，必须有科学和法律根据，必须限定在已确诊、疑似病例和密切接触者，对于来自于疫区但无任何可疑医学指征的健康人没有权利限制其自由，避免“过度反应”造成的干扰社会正常生活。在防控传染病、尤其是防控性病和艾滋病的过程中应特别注意尊重患者的人格尊严和权利。

在人类传染病的防治历史中，传染病患者曾经被视为灾星和瘟神，人们将传染病视为耻辱、堕落、肮脏来躲避、驱赶。直到今天，有的传染病患者仍然受到不应有的歧视、排挤，有时甚至发生惨剧。公共卫生工作者应该认识到传染病患者是传染性疾病的受害者，指责、歧视和排挤是错误的。在工作中，公共卫生工作者应尊重传染性疾患者以及疑似患者的各项正当权益。

医务人员对于性病和艾滋病的防控有着更加特殊的道德要求。与一般传染病相比，由于性病和艾滋病的传播途径具有更加强烈的个人隐私性质，而且艾滋病目前缺乏有效的治疗方法，控制艾滋病传染的最重要手段就是预防。这些传染病更加影响患者的家庭生活幸福、生殖器健康，有时还危害患者及其性伙伴的生育能力。因此，性病患者还承受了特殊的心理压力，如害怕被人知晓，不敢寻求治疗，害怕治疗不彻底留下后遗症等特殊问题。这些心理压力还有可能诱发更严重的社会问题。因此，医务人员应该更加尊重和同情性病、艾滋病患者以及艾滋病病毒携带者的人格尊严和权利，为病人隐私保密，正确处理保密与维护公众和他人利益之间的关系，主动采取预防控制措施，努力消除其心理顾虑，还应扩展到性道德、性态度、性行为等方面的知识教育与普及。

在防控性病和艾滋病的过程中，在对易感人群进行有效指导时，不应该简单地进行道德与法律评判，实践已经证明，法律制裁与打击并不能完全消除这类社会现象，对易感人群进行行为干预与指导是行之有效的措施。目前合乎伦理的明智做法和措施是：对性从业者、同性恋者进行健康教育和预防行为指导，在各种场所推广使用避孕套；对吸毒者进行健康教育，指导其避免共用针头注射毒品，开设美沙酮治疗门诊替代静脉注射吸毒等。

二、健康教育

（一）健康教育及其伦理意义

健康教育是通过有计划、有组织、有目的的社会教育活动，使人们自觉地采纳有益于健康的行为和生活方式，消除或减轻影响健康的危险因素，预防疾病，促进健康，提高生活质量。其主要任务是：①建立或促进个人和社会对预防疾病和促进健康的自我责任感；②促进个体和社会作出明智的决策，选择有利于健康的行为；③有效地促进全社会都来关心健康以及疾病预防问题。简而言之，健康教育的目的是帮助人们理智地选择和形成健康的生活方式。

基本卫生保健是实现“人人享有卫生保健”目标的关键和基本途径。而健康教育位于基本卫生保健八项内容之首，是所有卫生问题、预防方法及控制措施中最为重要的，是能否实现人人享有卫生保健的关键，同时也是对公众的精神文明教育；健康教育作为卫生保健的战略措施，已经得到国际社会的公认。通过健康教育能够促使人们自愿采纳健康的生活方式、行为方式，降低致病的危险因素、预防疾病、促进健康；健康教育能够有效地预防严重影响人们健康的心血管疾病和恶性肿瘤；健康教育是一项投入少、产出高、效益大的保健措施，是健康促进的重要措施；健康教育改变人们不良的生活方式，减少自身制造的危险性，是一项一本万利的事业。

（二）健康教育的道德要求

1. 明确责任、高度自觉　健康教育具有促进健康的重要价值，开展健康教育成为有关国际组织和我国法律和政策的重要内容。1978 年 9 月 6～12 日，来自 134 个国家的代表，同世界卫生组织、联合国儿童基金会建立正式联系的专门机构及非政府组织的 67 名代表在前苏联哈萨克共和国（现哈萨克斯坦共和国首府）阿拉木图，举行国际基本卫生保健会议，通过了《阿拉木图宣言》。该宣言提出："对当前流行的卫生问题以及预防及控制方法的宣传教育"是基本卫生保健的重要内容。1989 年第 42 届世界卫生大会上，由包括中国在内的十一个国家组成的代表团联合提出《健康教育决议草案》，紧急呼吁会员国，保证将健康教育和健康促进作为基本卫生保健的基本内容，列入卫生发展战略；对卫生专业人员及有关人员进行健康教育原则及实践方面的培训；积极促使宣传机构参与公众的健康教育和健康促进，支持人人享有卫生保健的国家战略等。

我国疾病控制部门也明确要求，把做好健康教育作为深化医药卫生改革的一项重要内容和发展卫生事业的重要项目长期抓下去，并做出显著成绩。我国《执业医师法》第二十二条第五款明确规定"宣传卫生保健知识，对患者进行健康教育"是医生在执业活动中履行的法定义务。《深化医药卫生体制改革的意见》指出：健康教育是基本公共卫生服务的重要内容。《"十二五"期间深化医药卫生体制改革规划暨实施方案》提出：加强健康促进与教育，实施国民健康行动计划，将健康教育纳入国民教育体系。因此，医疗卫生从业者，必须明确自己健康教育的道德和法律责任，高度自觉地开展该项工作，公共卫生工作者，更应首当其冲，责无旁贷。

2. 积极主动、耐心细致　健康教育的目的是通过健康知识的传播，帮助人们了解哪些行为是有益于健康的，哪些是有害于健康的行为习惯，促使人们形成良好的健康意识，养成健康的行为和生活方式，以降低影响健康的危险因素。人们的许多不良行为或生活方式受社会习俗、文化背景、经济条件、卫生服务等影响，更广泛的行为涉及生活状况，如居住条件、饮食习惯、工作条件、市场供应、社会规范、环境状况等。改变行为与生活方式是艰巨的、复杂的过程，要纠正那些不良的生活习惯和观念，是一项漫长、艰巨的社会工作。因此，要改变人们的行为习惯，健康教育工作者必须积极主动、耐心细致。一方面，应该设法增进有利于健康教育的相关因素，如获得充足的资源、有效的社区领导和社会的支持以及自我帮助的技能等；另一方面，还要尊重所有教育对象的价值、尊严、潜力和独特性，采取各种方法帮助他们了解自己的健康状况，并作出自己的选择以改善他们的健康，而不是简单粗暴，强迫他们改变某种行为。

3. 言传身教、示范表率　健康教育的开展，一方面，需要通过言传，即通过各种途径和方法传播健康知识，在这个过程中，公共卫生工作者是组织者和主要实施者，处于主导地位。另一方面，健康教育在很大程度上还是一项卫生示范活动，即通过教育者一系列的示范手段，如具体操作、树立榜样等，让人们懂得怎样的生活和行为方式是好的，才是对健康有益的。因此，公共卫生工作者及临床医务人员等健康教育者的榜样作用极其重要。榜样的力量是无穷的，模仿是人的本性，每一个人自觉或不自觉地以一些人为榜样而去模仿他们。健康教育者应该带头落实科学文明的生活和工作方法，不吸烟、不酗酒，平衡膳食，注意锻炼身体，爱护环境，生活有张有弛，乐观向上，健康思维等。这样才能使健康教育具有说服力和感染力，取得更好的效果。

三、其他公共卫生工作的道德要求

（一）任劳任怨、高度负责，建立居民健康档案

免费为城乡居民提供健康档案是深化医药卫生体制改革、加强公共卫生服务体系建设的重要内容。健康档案是记录每个人从出生到死亡的所有生命体征的变化，以及自身所从事过的与健康相关的一切行为与事件的档案。具体内容主要包括：每个人的生活习惯、以往病史、诊治情况、家族病史、现病史、体检结果及疾病的发生、发展、治疗和转归的过程等。以问题为导向的健康档案记录方式（POMR）是1968年由美国的Weed等首先提出来的，要求医生在医疗服务中采用以个体健康问题为导向的记录方式。其优点是：个体的健康问题简明、重点突出、条理清楚、便于计算机数据处理和管理等。目前已成为世界上许多国家和地区建立居民健康档案的基本方法。

我国原卫生部2009年3月发布《原卫生部关于规范城乡居民健康档案管理的指导意见》，启动全民健康档案计划。要求逐步建立起覆盖城乡居民的，符合基层实际的、统一、科学、规范的健康档案的建立、使用和管理制度。该项工作在县（市、区）卫生行政部门的统一领导下由社区卫生服务中心、社区卫生服务站和乡镇卫生院、村卫生室等城乡基层医疗卫生机构具体负责。健康档案应当统一存放于城乡基层医疗卫生机构。城乡基层医疗卫生机构提供医疗卫生服务时，应当调取并查阅居民健康档案，及时记录、补充和完善健康档案，并了解和掌握辖区内居民的健康动态变化情况，并采取相应的适宜技术和措施，对发现的卫生问题有针对性地开展健康教育、预防、保健、医疗和康复等服务。

建立健康档案工作具有重要的伦理意义。健康档案是自我保健不可缺少的医学资料，有利于医疗保健的决策。带着健康档案去医院看病，给医生诊治疾病也带来很大的方便，不仅为病人节约了医疗开支，还减少了病人因检查所带来的麻烦和痛苦，而且为病人的早期诊断、早期治疗提供了条件。万一病人在某些场合发生意外，也可根据健康档案资料判断病情，给予及时正确的处理。该项工作从2009年启动，普遍完成并进行完善尚需一个过程。目前还存在着完善存储体系及备份方案、数据交换标准与方法、健康档案的安全机制等问题。

因此，公共卫生工作者应该高度负责，任劳任怨地开展该项工作。在具体建立和完善健康档案工作的过程中，具体做到：①应该突出重点、循序渐进。优先为老年人、慢性病患者、孕产妇、0~3岁儿童等建立健康档案，逐步扩展到全部人群。②要做好健康档案的保密工作。居民健康档案一经建立，要为居民终生保存。要遵守档案安全制度，不得造成健康档案的损毁、丢失，不得擅自泄露健康档案中的居民个人信息以及涉及居民健康的隐私信息。除法律规定外必须出示或出于保护居民健康目的，居民健康档案不得转让、出卖给其他人员

或机构，更不能用于商业目的。③积极创造条件，逐步建立电子健康档案信息系统。电子健康档案信息系统要逐步与新型农村合作医疗、城镇职工和居民基本医疗保险信息系统以及传染病报告、免疫接种、妇幼保健和医院电子病例等信息系统互联互通，实现信息资源共享，建立起以居民健康档案为基础的区域卫生信息平台。

（二）改进诊疗、降低成本，加强慢性疾病管理

慢性疾病管理也是深化医药卫生体制改革、加强公共卫生服务体系建设的重要内容。慢性疾病管理是综合性医院及专科医院针对常见慢性病的诊疗与科研，帮助科室快速实现慢性病病历的系统管理，辅助医生护士的日常诊疗护理工作，并为医院向患者提供多样化诊疗服务创造条件。该项工作包括社区诊疗协作网络、电子病历、多角度疗效评测、患者日常管理、科研数据检索、个性化患者指导和积木式患者教育等诸多内容。

慢性疾病管理具有重要的伦理意义，该项工作以“改进诊疗效果、降低医疗成本”为目标，促进医生、患者以及第三方健康服务间的交流协作，加强病情控制，防止病情恶化，提升病人对医疗器械/药品等生产商的满意度。

因此，公共卫生工作者应该改进诊疗、降低成本，加强慢性疾病管理。①贯彻慢性病标准诊疗指南，针对慢性病治疗，提倡一体化的病程干预及管理机制。②努力将预防、治疗与教育环节有效结合，引导患者强化自我管理、改善生活习惯。③疾病管理涉及慢性病的预防、治疗、护理、教育、管理、服务等各个环节，医生、护士、患者在治疗过程中应该充分配合。④在疾病管理中，应该鼓励医疗器械和药品等生产商发挥各自优势，向患者提供产品的知识，增强疗效。

（三）耐心细致、周到服务，做好特殊群体和病人的保健和管理

儿童保健、孕产妇保健、老年人保健和重性精神疾病管理是深化医药卫生体制改革、加强公共卫生服务体系建设的四项重要内容。儿童、孕产妇、老年人和重性精神病是社会特殊群体。

儿童是一个人体格和心理快速发展的时期，也是十分脆弱的时期，容易发生各种营养性疾病、感染性疾病，儿童心理行为问题也往往在这个时期种下根源，因此需要及早进行系统保健。

孕产妇保健从怀孕开始到产后 42 天，以母子共同为监护对象，对孕期、产期进行定期系统管理，达到减少孕产期合并症、并发症和难产的发病率，降低孕产妇、婴儿死亡率，提高出生人口素质的目的。

按照国际规定，65 周岁以上的人确定为老年；在中国，60 周岁以上的公民为老年人。一般来说，进入老年的人，生理上会表现出新陈代谢放缓、抵抗力下降、生理功能下降等特征，容易发生认知功能减退和痴呆、心理障碍、焦虑障碍等心理问题，因逐渐从劳动职业活动中退出，容易形成老年人孤独、失落等精神问题。因此，老年人保健包括老年常见病防治、医药、饮食、运动、环境、心理、矿物质、中老年性生活、嗜好和家庭护理等诸多方面。

重性精神病是指精神功能受损已达到自知力严重缺乏的程度，患者不能应付日常生活或不能保持与现实恰当接触。如精神分裂症、情感性精神病、偏执性精神病等。为规范重性精神疾病信息管理与利用，确保患者信息安全，充分发挥信息对制定精神卫生政策的支持作用，原卫生部于 2012 年 6 月制定了《重性精神疾病信息管理办法》。

做好儿童、孕产妇、老年人保健和重性精神病病人的保健与管理具有重要的伦理意义。这些特殊人群和病人往往属于社会弱势群体，但与每一个人以及每一个家庭息息相关。因此，公共卫生工作者应该耐心细致、为他们提供保健的周到服务。①儿童、孕产妇、老年人和重性精神病病人非常脆弱，应该本着对病人、家庭、乃至整个民族的高度负责态度，改善其生活质量，提高人口素质。②在儿童、孕产妇、老年人保健和重性精神病病人的保健与管理过程中，往往会涉及他们的隐私，应该注意保密。③注意尊重病人的人格和尊严。尤其是精神病病人，我国著名精神病专家粟宗华指出："内科病人的病史是笔墨写的，精神病患者的病史是血和泪写的"。公共卫生工作者应该对精神病病人深切同情，把精神病病人当人看待，切忌嘲弄、取笑，更不能辱骂、虐待。

（四）认真巡查，及时报告，严格卫生监督协管

卫生监督协管服务是政府免费提供的公共卫生产品，主要任务是由各城乡基层医疗卫生机构协助基层卫生监督机构开展食品安全、职业卫生、饮用水卫生、学校卫生、非法行医和非法采供血等方面的巡查、信息收集、信息报告并协助调查。为了加强该项工作，原卫生部于2011年11月发布《关于做好卫生监督协管服务工作的指导意见》。

卫生监督协管服务具有重要的伦理意义。近年来，食品安全、职业卫生、饮用水卫生、学校卫生、非法行医和非法采供血等存在问题比较突出，基层医疗卫生机构开展卫生监督协管服务，可以充分利用三级公共卫生网络和基层医疗卫生机构的前哨作用，解决基层卫生监督相对薄弱的问题，从而进一步建成横向到边、纵向到底，覆盖城乡的卫生监督网络体系，及时发现违反卫生法律法规的行为，保障广大群众公共卫生安全。同时，通过对广大居民的宣传、教育，不断提高城乡基层群众健康知识和卫生法律政策的知晓率，提升人民群众食品安全风险和疾病防控意识，切实为广大群众提供卫生健康保障。

因此，城乡基层医疗卫生机构应该认真巡查，及时报告，严格开展卫生监督协管工作。①高度认识到卫生监督协管服务是贯彻落实医药卫生体制改革"保基本、强基层、建机制"的重要内容，是实施基本公共卫生服务逐步均等化的重要举措，是国家关爱民生、彰显政府责任的重要体现。②协助上级卫生监督机构做好辖区内的食品安全信息报告、职业卫生咨询指导、饮用水卫生安全巡查、学校卫生服务、非法行医和非法采供血信息报告、公共场所卫生服务监督管理。

本章小结

公共卫生是医疗卫生机构、公众、政府、乃至国际社会和国际组织等通过改善社会条件来促进人群健康，预防和控制疾病在人群中流行。公共卫生工作具有不同于一般诊疗工作的特殊性。公共卫生事业具有重要的伦理价值，即更能体现医疗卫生的社会公益性，更能实现健康人权的伦理理念，更有利于医疗卫生目标的实现。公共卫生工作应该遵循的伦理原则有：社会参与原则、效用最大原则、公平公正原则和尊重原则。公共卫生领域的疾病防控、健康教育、建立居民健康档案、加强慢性疾病管理、做好特殊群体和病人的保健和管理、严格卫生监督协管等公共卫生工作，具有特定的道德要求。

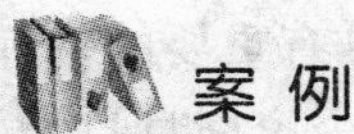
案例

广东批捕首例食品监管渎职罪涉案嫌犯

据法制日报报道，2011 年 12 月初，深圳市光明新区公明海发酱料厂大量生产假冒伪劣酱油、醋、料酒等食品，并销售到东莞市及周边工厂食堂。据办案检察官介绍，从海发酱料厂现场查获的酱油、料酒等都是不合格产品。最为严重的是，经过对现场提取的样品检验发现，白醋、陈醋中都添加了工业冰醋酸。工业冰醋酸会产生一些游离矿酸和重金属砷、铅，消费者食用后，可能造成消化不良、腹泻。如果长期食用，会危害身体健康。

据悉，2010 年底和 2011 年 6 月，海发酱料厂因为无照经营及生产假冒陈醋、白醋、酱油、料酒，两次受到深圳市场监管部门的行政处罚。但仅仅是口头责令停产、没收成品、行政罚款，致使海发酱料厂生产条件一直得以保留，生产线仍在运转，并没有按照有关规定对其采取行政强制措施，包括查封、扣押、没收原材料、半成品和生产设备、工具，没收违法所得等。办案人员认为："对于这种生产伪劣食品的黑工厂，行政执法人员检查时严重不负责任，该查封的不查封，该没收的不没收，这就是渎职"。

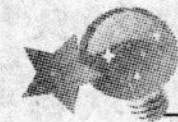
复习思考题

1. 公共卫生工作的伦理原则有哪些？
2. 疾病防控与健康教育的道德要求是什么？
3. 公共卫生事业的伦理价值有哪些？

（曹永福）

第十二章

医学科研伦理

本科学习目标

1. 掌握　医学科研、人体试验和动物实验的伦理原则及规范。
2. 熟悉　人类胚胎干细胞、克隆技术等生命科学研究的伦理争论和伦理规范。
3. 了解　动物实验与人体试验各自的特点及其对医学发展的伦理价值，人体试验的历史经验教训，伦理审查的意义和程序。

专科学习目标

1. 掌握　医学科研和人体试验的伦理原则。
2. 熟悉　动物实验的伦理争论和伦理规范。
3. 了解　人类胚胎干细胞研究和克隆技术的伦理规范，伦理审查的意义和程序。

医学的进步和发展离不开医学科学研究，而如何保证医学科研实践沿着维护人类健康和促进人类社会整体利益的方向发展则是医学科研伦理要探讨的主要问题。其中，医学科学研究与其他自然科学和社会科学研究相比，有哪些自身特点，应遵循哪些特殊的伦理原则；以动物实验和人体试验为主的医学科研实践，要符合哪些伦理要求；以及生命科学研究中又要遵循哪些伦理规范等均是本章要集中探讨和回答的问题。

第一节　医学科研的基本伦理要求

医学科研是医学实践活动由古代的经验医学向近代实验医学和现代医学进步与发展的必要条件，是人类揭示生命规律、不断提高医疗水平的必然途径。由于医学科研与人类的健康密切相关，且随着科技的进步，基因技术、干细胞和克隆等生命科技在为医学点燃新的希望的同时，也不断向人类的伦理观念、社会发展提出各种挑战，因此需要依靠确立基本的伦理要求来规范人类的医学科研活动，以调节医学科研工作者、受试者、医学发展与社会发展之间的利益，保证医学科研的正确方向。

一、医学科研的含义及特点

医学科学研究，简称医学科研，是指以客观的人体生命现象为研究对象，运用科学实验、临床观察和调查分析等途径和方法，揭示人体生命的本质、结果、功能，认识疾病的发生、发展规律的人类实践活动。医学科研的根本目的在于通过对人体生命本质和规律的把握，不断增进人类对疾病的认识，从而更好地使医学实践满足促进人类健康、提高生命质量的需求。

作为一种理性的实践活动，医学科研同所有自然科学研究一样，既具有探索性、创新性，又要保持研究的客观性和科学性，因此观察、实验与理论分析等基本的科学研究方法也是医学科研的主要方法。根据科技活动的类型，医学科研通常分为基础研究、应用研究和开发性研究；根据研究方法，分为观察研究、实验研究和理论研究；根据实验场所，分为实验室研究、临床试验研究和人群研究。

尽管医学科研通常需要遵循一般科学研究的基本规律，但与其他科学研究相比，医学科研又在研究对象、研究过程和研究成果上表现出自身的特点。

1. 医学科研对象的特殊性　医学科研的根本对象是具有自然属性和社会属性的人。从人的自然属性看，人类的生命现象与其他生命现象在结构、功能、进化规则、个体差异等方面有着极大的特殊性；从人的社会属性看，人类之所以能成为最高级的生命形式在于其是世界上唯一具有情感、意识等心理活动和社会实践活动的生物。这种双重属性，使得任何医学科研实践要得到正确的结论，就必须既要考虑生物医学的规律，也要考虑心理-社会因素的作用。

2. 医学科研过程的复杂性　人类生命现象的特殊性决定了医学科研的手段和过程也具有难以想象的复杂性。人体是自然界最复杂的系统之一，每个个体在生理、病理及心理、社会因素等方面的差异，决定了同一疾病在不同阶段以及不同个体身上具有不同的表现形态，而同一医疗方法也往往表现出不同的疗效。这要求任何以研究和创造新药物、新治疗手段为目的的医学科研在研究设计、研究方法以及结果论证等过程中必须充分考虑研究对象在现实环境中受不同的心理意识、精神状况和社会境况等多因素干扰的复杂性。因此，与其他科学研究相比，医学科研的过程要复杂得多，研究中的可持续性、可控制性和可观性也要相差很多。

3. 医学科研成果影响的深远性和广泛性　医学科研成果及其应用对人类个体、群体乃至整个物质世界都具有十分重大的影响。通过科研验证的新的药物、医疗器械以及新的治疗手段都要直接作用于人体，对人类生命个体乃至整个群体及其后代都会造成影响，如干细胞研究一旦打开生殖性克隆的大门，则会彻底改变人类的繁衍方式，实现无性生殖，从而对人类社会发展造成深远影响。此外，有些医学科研活动还可能对人类生存的外部物质世界造成影响进而危及人类健康，如发明某种特异病毒或细菌散布在人类的生存环境中，造成土壤、水质和动植物的改变，最终影响包含人类在内的整个自然界。因此，鉴于医学科研成果影响的深远性和广泛性，必须对其安全性和科学性给予高度重视、严加限制。

二、医学科研的伦理意义

医学科研与医学技术的应用和临床医疗实践密不可分，从医学发展的历史长河看，医学科研是医学发展的不竭动力和重要保障，正是医学科研的不断探索和创新使得医学突破了一个又一个局限得到了迅猛的发展，也正是由优秀的生物医学研究者和临床专家进行的科研活动引领着医学的发展方向。同时作为一种社会建制，医学科研强调工具理性的同时，也在科研目的、科研过程及科研成果应用等方方面面承载着医学的价值理性，体现医学道德。

1. 医学科研是医学进步的基础和重要保障　医学科研是现代医学的重要特征，更是医学不断发展的基础和保障。人类对自身生命现象的认识是一个由浅入深，由简单到复杂，由直观到理性的发展过程。在漫长的医学发展历程中，医学经历了以经验积累为特点的古代医学到以观察和实验为主的近代实验医学。20 世纪以来越发强调归纳和实证的科学范式的现代医学，更是在医学科研不断探索和创新的基础上，发展了分子生物学、遗传医学、辅助生殖技术、器官移植和基因技术等，大大促进了医学的进步。可见，医学科研对提高医学的诊疗水平、促进人类健康具有不可或缺的重大价值和意义。

2. 医学科研引领医学的发展方向、彰显医学实践目的　医学科研的内在动力源于人们对疾病发生、发展规律的准确把握和对提高诊疗手段、提升生命质量的不懈追求，因此从事现代医学科研活动的主体往往是致力于改善诊疗方法的临床医生，也有努力开拓基础医学研究新领域的生物医学专家。他们的科研实践已成为现代医学的风向标，引领着医学的发展方向，同时也在很大程度上决定着医学目的的实现。如 20 世纪末提出的转化医学理念，则是人们通过医学科研实践反思医学发展方向的一次有益尝试。近年来基础医学研究发展如火如荼，但与临床实践脱节的现象也越发凸显，一方面大量的科研资金和科研人员投入基础医学研究，另一方面罕见基础研究的优秀成果转化为有效的新的临床诊疗手段。这使得人们开始反思，医学科研与医学实践目的的同一性问题。世界卫生组织在《21 世纪的挑战》报告中明确指出：21 世纪的医学不应是以疾病为主要研究领域，而应当是以人的健康为主要目的。因此，无论是基础医学还是临床医学的科研实践都应以为患者的健康服务为根本目的，只有如此才能在不断优化诊疗方案、提高患者生命质量的同时，尽可能节约医疗成本，实现医学的健康、可持续发展。

3. 医学科研承载医学价值、体现医学道德　在科学技术一体化的大科学时代，医学科研既是一种科技活动，也是一种社会建制，无论是研究目的、研究过程还是研究成果的应用无不承载着医学价值，反映着医学道德。从医学科研对医学发展的作用来看，它以人的复杂生命现象为研究起点并以人的健康发展作为归宿，任何一项以“为了科学而科学”的名义进行的科研活动，都不能以牺牲医学的价值理性为代价，不能违背基本的医学价值——尊重生命、促进人类健康和社会整体的进步。同样，也只有具备崇高的道德理想和信念、严格遵守科研道德规范的研究者，才能在造福人类的医学科研实践中坚守医学的良知。

三、医学科研的伦理原则

医学科研通常涉及研究者与研究对象、研究对象与医学发展、研究者群体内部、研究者与社会发展等各种关系。怎样保证在满足研究者科研目的的同时，不对研究对象造成实质性伤害？如何调节研究对象利益与医学发展需要之间的矛盾？研究者群体在面对可能带来巨大经济或社会利益的研究成果时，该如何分享利益成果？所有的这些问题，都需要一定的伦理规范来调节，从而确保研究对象的正当权益受到应有的保护，研究者的科学研究需求与医学发展和社会利益相统一。总之，无数的历史经验已经证明，任何医学科研的成功，不仅依靠研究者的聪明智慧、精确的研究方法和先进的仪器设备，还需要一定的伦理原则对科研实践进行指导，从而保证医学科研实现造福人类和世界的根本目的。

1. 坚持造福人类的正确目的　人类对外在世界的探索和认识往往受本能的好奇心驱使，医学科研同其他任何科学探索一样，在揭示生命现象和规律的实践活动中不断克服了一个又一个医学难题，大大促进了人类的健康。然而，医学的科研探索并不是没有界限的，任何打着科学的名号，不顾医学发展和人类健康的根本目的的研究，都会以损害人类的尊严，乃至整个社会的可持续发展为代价，是不能被接受的。同时，由于医学科研成果影响的深远性和广泛性，医学科研工作者不仅要对研究对象负责、对医学发展负责，还要从造福整个人类的目的出发，肩负起应有的社会责任。

2. 坚持实事求是的科学精神　以理性精神和实证精神为支柱的科学研究是人类追求真理的重要途径。较其他科学研究更具复杂性的医学科研，更强调在尊重客观事实的基础上，实事求是地面对每一个数据，全面系统地分析每一个实验结果。无论是在科研选题论证上，还是在科研设计、科研过程和对科研结果的分析上，都要尊重科学标准，切忌主观臆断，如过度夸大某种新药物的疗效，过分强调某类新治疗方法的优势而对其应用的安全性考虑不足等。

3. 坚持诚实严谨的科研作风　从医学科研工作者自身的道德要求来看，任何出于自身名誉、经济回报等私利，不顾客观事实，欺骗和编造虚假科研成果的行为都是违反医学科研基本道德规范的表现，经不起实践和历史的考验。此外，严谨的科研作风要求医学科研工作者必须严肃认真地对待每一个实验步骤，如严格操控研究器材、设备，真实、准确地记录数据和结果，在形成实验记录、研究建议、进展报告和研究论文时不进行任何捏造、篡改和剽窃等科研不端行为。

4. 坚持尊重生命的科研态度　任何医学科研的研究成果要转化为现实的医疗力量，都必须经过动物实验和人体试验的检验，这是由医学研究对象的特殊性、研究过程的复杂性和研究结果影响的深远性和广泛性决定的。而任何实验，都可能对实验对象造成生理或心理上的损伤。现代医学和行为学研究表明，即使是没有理性的动物，也同人类一样是有感觉的，它们在受到伤害或疼痛刺激时，也会表现出不同程度的反应。因此无论是以动物作为研究对象，还是以人为受试者的医学科研活动，必须本着敬畏生命、尊重生命、善待生命的基本伦理原则，尽量做到科学合理的进行实验设计，在操作过程中将疼痛、心理不适等伤害降到最低；特别是在人类受试者因研究而受到不可避免的身心伤害时，要对其做出合理的补偿。只有如此，才能使处于探索中、并以牺牲部分动物或少数人的利益为代价的医学科研得到道德辩护。

第二节　医学人体试验的伦理准则

从医学发展史看，人体试验是医学产生和发展的必要条件和医学科研的必须途径。从古代神话中的神农尝百草到近代实验医学的诞生，如哈维的血液循环理论、琴纳牛痘接种、巴斯德的狂犬疫苗研制等都是在无数的人体试验的基础上发展而来的。可见，人体试验极大地推动了医学的发展。然而，随着人类对医学科技研究的越发深入，人体试验在科研设计、研究过程、受试者的选择等方面愈加复杂，人体试验该选择哪些人作为受试者、如何有效地保护其合法权益、维护受试者的尊严，这些问题都是医学人体试验的伦理聚焦点。

一、人体试验的含义及类型

人体试验指以人为受试对象，对人的生理、病理、生化过程或新的预防、诊断和治疗方法，用解剖、测量、试验或观察等科学实验方法，有控制地对受试者进行研究和考察的医学行为和过程。人体试验的对象可以是病入膏肓为求得一线生机的患者，也可以是身心健康甘愿为医学发展献身的健康人。人体试验伴随着医学的产生而产生，对医学的发展具有重要作用，但由于人体试验又是一种处于未知状态下的试验，因此具有利害二重性。

根据性质的不同可分为如下几种类型：

1. 自体试验　自体试验指研究者以自己的身体进行的试验研究。由于人体试验具有风险性和伤害性，研究者为了避免给他人造成伤害，在强烈的科学研究欲望和追求真理的献身精神的驱使下，通过亲身实践、记录试验中各种身体感受和体验，检验研究结果的可靠性。如我国古代的神农尝百草，苏格兰产科医生辛普森（Young Simpson）喝氯仿发现麻醉剂等都属于医学科研者的自体试验。

2. 自愿试验　自愿试验指受试者在没有任何政治、武力等压迫、威逼，没有任何不正当的利益诱惑情况下，自觉自愿参加的试验研究。人体试验必须是自愿试验，参加试验的受试者通常出于自我治疗的目的或促进医学科学发展的目的，在真实了解试验内容和风险的基础上，理性地做出自愿参加试验的决定，他们可以是门诊或住院的患者、也可以是健康的志愿者。

3. 欺骗试验　欺骗试验指通过传达虚假信息或故意隐瞒试验风险的手段诱骗受试者参加的试验研究。趋利避害是人类生存的基本原则，人们在进行某个行为选择时，往往要对行为的后果做出判断，通常只有在收益大于风险时，才会采取这一行动。由于人体试验具有不可控制的风险，为了消除受试者的顾虑，缺乏道德良知的研究者以隐瞒、欺骗或传达虚假信息等方式，利用受试者求生的欲望或获取某种利益的心理，诱骗其参与试验，以达到试验的目的。

4. 强迫试验　强迫试验指利用政治、武力等非常规手段在违背受试者意愿的情况下强制其参加的试验研究。由于这类试验侵犯了受试者基本的人权，其试验手段残忍、试验结果违背医学科学研究的根本目的，应该予以彻底抵制。如第二次世界大战期间，德国纳粹对集中营里的犹太人、波兰人、吉普赛人或持不同政见者实施的非人道的冷冻试验、缺氧试验；侵华日军731部队对我国无辜群众进行的细菌试验都属于强迫试验。强迫试验严重背离医学科学研究的根本要求，践踏了受试者作为人的基本尊严和自由，对受试者及其家属乃至后代造成了不可弥补的身体和精神伤害。

二、人体试验的历史教训

任何医疗手段都存在潜在的风险，医学研究的根本任务就是要将这种潜在风险降到最低，不断提高预防、诊断和治疗的效果。人体试验作为医学研究的重要手段，应遵循科学的方法和规律，尽量减少对受试者可能带来的风险与伤害，只有如此才能得到伦理的辩护。然而，在20世纪人类发展的历史上，医学人体试验研究曾出现了令人震惊、发人深省的惨痛教训，值得铭记与反思。

1. 德国纳粹的人体试验　第二次世界大战中，德国纳粹医生以科学的名义和残暴的强制手段，对集中营的战犯实施了非人道的医学研究。将战犯置于压力仓内，观察他们如何在高压下停止呼吸；将战犯脱去衣服置于寒冷的室外直至其死去，观察人体耐低温的极限；对吉普赛人只喂食盐水，观察其能存活多久……这些反人类的非人道的医学研究造成了数千名囚犯的死亡，成为欧洲乃至世界历史上不可磨灭的沉重灾难。

2. 日本731部队的细菌试验　日本侵华战争期间，731部队在中国东北建立了细菌战实验工厂。他们将关押的战俘和社会上抓来的流浪者、残障者和平民当作试验对象，实施了许多令人发指的人体试验。他们强迫受害者感染鼠疫、炭疽或伤寒病毒，对染病者实施活体解剖；在进行冷冻和细菌联合试验中，将受害者强行拖至户外，在其双手上浇冷水直至结冰，最后敲下双手，以检验气性炭疽在低温条件下作为细菌武器的有效性。据统计，死于日本731部队之手的中国同胞有五六千人，这是人体试验历史上一次血的教训。

3. 塔斯基吉（Tusgekee）梅毒研究　1932年美国公共卫生署在塔斯基吉医院对患有梅毒的黑人进行了一项非治疗性的试验研究。该研究共计400名受试者，其中200名被作为对照组。黑人受试者在完全不知情的情况下，被动参与了试验；甚至直到1945年对梅毒治疗十分有效的药物——青霉素问世，研究者也未向受试者提供相应的治疗；直至1972年一家媒体记者揭发了此事，该研究才被迫中止。

4. 柳溪（Willowbrook）肝炎研究　1956年位于美国纽约州的以收治智力低下儿童为主的州立柳溪医院，以智力低下儿童为受试者实施了一项预防传染性肝炎疫苗的研究。研究者以优先入学为条件，诱骗儿童父母同意孩子参加试验。他们将人类粪便的提纯物喂食给受试的健康儿童，故意使其感染肝炎以收集有关资料，最终致使该院85%的儿童患上了肝炎。

5. 犹太人慢性病癌症研究　1963年美国纽约斯隆·凯特灵（Sloan-Kettering）癌症研究所对21位患者注射外源肝癌细胞悬液，以观察患者身体排斥能力的下降是否由癌症引起。研究者以该项研究是非治疗研究为由，在未向患者告知实情，未征得受试者同意的情况下进行了试验。该研究负责人因此研究成果被选为美国癌症研究会会长，后被纽约州立大学董事会揭发。

三、人体试验的伦理原则

医学实践中任何新技术、新疗法和新药物的可靠性和安全性都必须经过反复的人体试验检验，才能广泛地应用于临床诊疗。为了确保人体试验的道德合法性和正当性，国际社会和许多国家十分强调对受试者的保护，制定并通过了大量伦理法规文件，其中包括《纽伦堡法典》、《赫尔辛基宣言》、《贝尔蒙报告》、《涉及人的生物医学研究国际伦理准则》以及我国的《涉及生物医学研究伦理审查办法（试行）》、《药物临床试验质量管理规范》和《药物临床试验伦理审查工作指导原则》等。《赫尔辛基宣言》历经多次修订成为当前国际上关于人体试验伦理规范的权威性指导文件。总结上述伦理法规的核心内容，可以归纳出人体试验应遵循的几项基本伦理原则。

1. 确保研究目的的正当性　医学人体试验是在有限的范围内选取特定的人群对某项新技术或新药物进行有效性和可靠性验证的试验方法，其根本的目的在于确保医学科研成果在临床应用的安全性。因此，只有符合医学目的的人体试验才具有伦理正当性。正如2008年版《赫尔辛基宣言》中所规定的："涉及人类受试者的医学研究的主要目的是理解疾病的原因、发展和结果，改进预防、诊断和治疗的干预措施（方法、程序和处理）。即使是当前最佳的预防、诊断和治疗措施也必须通过研究继续评估它们的安全性、有效性、效能、可达性和质量"。因此，任何出于政治、军事、经济、个人私欲等非医学目的的人体试验，都是与人类道德相违背的。此外，在调解医学发展和维护受试者利益时，《赫尔辛基宣言》还规定"只有当研究目的的重要性超过给研究受试者带来的风险和负担时，涉及人类受试者的医学研究才可进行"。

2. 确保试验研究的科学性　科学性是人体试验实现其目的的基本保障，即人体试验必须遵循普遍接受的科学原则，必须建立在对科学文献和其他相关信息的全面了解的基础上，必须以充分的实验室实验和恰当的动物实验为基础。只有在试验设计、试验操作、结果评价等各个环节符合科学界普遍认可的科学原则，试验研究者具备应有的专业资质和科学精神，试验过程受到严格的监管，才可能保证人体试验结论的真实、可靠。从试验设计来看，人体试验前必须由具有较高科研水平的医学专家在充分全面了解相关领域研究进展的基础上，对试验程序进行严谨周密的设计，充分估计可能出现的风险和应对策略。在试验过程中，严格记录每一个数据和信息，力求资料的准确和完整；在出现问题时，及时纠正并采取补救措施确保受试者的利益不受侵害。试验结束后，做到对试验结果的认真总结和真实、全面地报告。此外，为了保证所进行的人体试验是在充分的科学依据的基础上进行，动物实验通常成为人体试验的前提和基础，也就是说只有在保证某项新技术、新药物经证明对动物的机体无毒、无害时，才能推向人体试验。

3. 确保受试者选择的公平性　一方面，人体试验需要通过受试者自身对于试验过程产生的生理或者心理的反映作为试验结论的依据；另一方面，受试者在医学知识、认知能力和身份地位等各方面与有着不同利益诉求的研究者之间存在着不平衡，这使得人体试验中的受试者处于极其特殊的地位。公平的准则要求既保证试验研究者可以获得受试者的有效配合，顺利完成试验，取得试验成果；更要保证试验过程中受试者的合法权益不受到侵害，且受试者能够享有因参加人体试验可能得到的机会和好处，公平地分享试验收益。

人体试验的受试者既包括目标疾病试验的患者，也包括为确定新药的安全性而参与一期药物试验的健康人。此外，由于生理、自然和社会等原因，一些特殊群体如孕妇、儿童、智力或行为能力存在严重障碍者等在人体试验中较一般受试者处于更为不利的地位，因此在选择这些特殊的弱势群体作为受试者时，还要遵循一系列特殊的伦理原则。

人体试验中的弱势群体是指自己不能做出同意或不同意参加试验的决定，且容易受到胁迫或受到不正当影响的人群。因此，选择弱势群体作为人体试验对象的前提是，该项医学研究是为了此类弱势群体的健康需要和优先事项，且该人群有可能从研究结果中获益。如在选择患者作为受试对象时，必须是在常规的和现有的治疗手段无效或效果不明显的情况下，且要将试验严格限制在受试者所患的疾病范围内。由于怀孕和哺乳期的妇女参与试验会直接影响到后代的健康，因此对她们所进行的任何试验，必须采取特别措施以避免对后代健康造成损害；对孕妇进行的试验，如果试验没对孕妇或者其胚胎、胎儿或者将来出生的孩子的健康具有潜在的直接利益，只能在符合以下特殊要求的前提下进行：①试验目的在于最大限度地能够为其他妇女，或者为其他胚胎、胎儿和儿童提供利益；②类似的试验无法在未怀孕的妇女身上进行；③试验仅具有最小程度的风险和负担。关于儿童受试者，我国《药物临床试验质量管理规范》第十五条规定："儿童作为受试者，必须征得其法定监护人的知情同意并签署知情同意书，当儿童能做出同意参加研究的决定时，还必须征得其本人同意"。此外，《赫尔辛基宣言》还规定："受试者在身体或精神上不能给予同意，例如无意识的患者，那么仅当使这些受试者不能给出知情同意的身体或精神上的病情是研究人群必须具备的特征时，涉及这类受试者的研究才可进行"。在这种情况下，医生应该从法律授权代表那里征得知情同意。

4. 尊重和保护受试者的合法权益　受试者为了医学的发展和人类的健康不惜牺牲个人利益，承担了巨大风险，体现了崇高的奉献精神。从道德上要求人体试验研究必须将尊重和保护受试者的合法权益放在首位。具体表现为：

首先，应坚持"不伤害"原则，保护受试者安全。由于许多人体试验都是对未知领域的探索，因此要保证受试者在试验中不承受任何风险是不现实的，但研究者应在现有知识和能力的范围内，通过对试验风险的充分评估、严谨周密的试验设计和有效的安全措施，尽量将受试者在试验中受到的生理、心理和精神上的不良影响或损伤降到最低。在试验中一旦出现严重危害受试者利益的情况，无论试验多么重要，都必须立即终止试验。此外，还要制定相应的机制确保受试者不需要任何理由而随时自由退出试验的权利。

其次，鉴于人体试验可能对受试者身心带来的损害，每一项试验开始前，都必须仔细评估对参与研究的个人和社区带来的可预测的风险和负担，并将其与给受试者以及受所研究疾病影响的其他个人和社区带来的可预见受益进行比较。只有当试验可能给受试者带来的风险得到充分的评估且能够确保风险发生后可以得到满意的处理，人体试验才可进行。而一旦研究者发现风险超过了潜在的收益，或已经得到阳性和有利结果的结论性证据时，必须立即停止试验。

第三，必须采取各种预防措施以保护受试者的隐私，即受试者有权不公开自己病情、家族史、接触史、身体隐蔽部位、异常生理特征、基因信息、遗传数据、参加试验及试验结果、以及有关个人生活、行为、生理、心理等方面的隐私，进而将研究对受试者身体、精神和社会完整性的影响降到最低。

最后，参与人体试验的受试者有权利用研究所证实的最先进有效的预防和诊疗方法，即研究者应在临床药物试验中为受试者提供免费的药品，并在试验结束后保证曾经参与试验、为试验研究做出贡献的受试者可以获得能够使自己健康状况得到好转的药物或诊疗方法。此外，当因参与研究而导致受试者的身心遭受一定伤害时，受试者有权对这种伤害获得免费的医疗，并得到因参与试验所致的损害或伤残的公正赔偿。如果试验者出现以下行为，受试者应当得到赔偿：没有签订规范的知情同意书；试验过程中发生异常情况，未征得同意继续进行试验；试验过程中更换受试者未知的药物、试验的仪器、设备及试验方式、方法，并且此项更改没有经过伦理委员会批准；在试验过程中，由于试验操作人员的失误对受试者造成伤害；试验后，受试者出现除预期结果以外的异常情况，对其身体及生活带来不便、伤害、甚至致残、死亡。如果发生受试者因参与试验而死亡的情况，其家属有权要求赔偿。不能要求受试者或其家属放弃赔偿权。

5. 维护受试者的知情同意　鉴于20世纪人体试验的惨痛历史教训，于1947年出台的第一部规范人体试验的国际伦理准则——《纽伦堡法典》明确规定了医学研究中“人类受试者自愿的同意是绝对必要的”，这是第一次在世界范围内强调了医学人体试验中履行受试者知情同意原则的必要性与重要性。

医学人体试验中的知情同意（informed consent）是指受试者有权对研究的性质、目的、期限、经费来源、试验方法、试验步骤、试验人员的资质及可能存在的利益冲突，包括研究者与资助机构之间的关系、试验可能带来的收益和可预见的风险及可能造成的痛苦、受试者的权益等信息获得充分的知情和理解，并在理性自愿的前提下表达拒绝或参与试验的意愿。

知情同意有口头和书面两种形式，一般以书面形式为主，由研究者向受试者如实主动地提供如下信息：研究的目的、方法和时间；试验可能对受试者带来的收益及可预见的风险与不适；是否具备可替代的治疗方法；能否对受试者信息予以保密；如果因参与试验导致了伤害是否能够得到免费的治疗、申办方与研究者承担的责任；因研究导致受试者伤残或死亡时，受试者或其家属能否等到赔偿；受试者能否随时退出试验等。

理解和自愿是同意的前提与基础。理解有赖于研究者的充分告知和详细的解释说明。要求受试者在做出自愿同意或拒绝试验的选择时，处于自由的地位，不受任何势力的干涉、欺瞒、蒙蔽、挟持、哄骗或其他隐蔽形式的压制或强迫。此外，还要求受试者具备同意的能力。一般情况下年满18周岁智力健全的成年人可视为具有自主决策能力者。相反，如果年龄低于18周岁（除16～18周岁有独立生活来源）者，或患有严重精神疾病、严重智力低下者、昏迷或自主意识丧失等不具有完全民事行为能力的人，均视为不具备同意能力，其知情同意权转由其家属或法定监护人、委托人代为行使，通常依照配偶、父母与子女、家庭其他成员、其他委托人的先后顺序。

第三节　生命科学研究的伦理要求

生命科学是21世纪人类科技发展的重要标志之一，引发了医学、农业、食品和制药业的发展取得了革命性的突破。其中人类基因组学、人类胚胎干细胞技术、克隆技术等生命科学前沿领域的进展，在提高人类防病治病能力，改善生活质量，给人类带来莫大福祉的同时，也带来了前所未有的伦理和社会问题。如何保证生命科学技术对人类的健康和发展发挥正面效用，如何在生命科学研究及其应用中尊重生命和人的尊严及正当利益，是生命科学研究面临的伦理挑战。

一、人类胚胎干细胞研究的伦理规范

人类胚胎干细胞是从人类早期胚胎中提取的具有“多能性”和全部潜能的干细胞，能分化成人体多种细胞、组织和器官，可以用于治疗心血管疾病、神经系统疾病、糖尿病以及器官移植等多个领域，具有巨大的医学价值，因而成为研究的热点。由于胚胎干细胞来源于人类胚胎，为采集干细胞而破坏胚胎成为其遭遇的重要伦理挑战，而赞成和反对的不同观点则主要集中于对胚胎的道德地位的不同认识。为此，必须对人类胚胎干细胞研究进行严格的伦

理规范，以保证其顺利与健康的发展。

1. 人类胚胎干细胞及其应用　胚胎干细胞是指从桑椹胚或囊胚的内层细胞团分离出的能在体外适当环境中保持旺盛增生能力，处于高度未分化状态，具有发育全能性的细胞，可演变为多种构成从心脏、肝脏、肾到皮肤、神经元等人体中任何一种器官组织的组成细胞。从分类上看，人类胚胎干细胞既包括来自胚泡内细胞群的 ES 细胞（embryonic stem cell，ESC），也包括原始生殖细胞的胚胎生殖细胞（embryonic germ cell，EGC），简称 EG 细胞。

目前，人们已经可以利用胚胎干细胞的多潜能特点，通过体外定向诱导分化，使其形成某种组织细胞，用于临床治疗和器官移植，可以说人类胚胎干细胞的研究和应用已为 21 世纪的医学带来了一场革命。如目前在临床实践中，干细胞治疗应用于治疗心血管疾病，如诱导干细胞分化成心肌细胞，为冠心病、心肌病和心力衰竭等心脏病患者实现心脏再生修复的能力。此外，人类胚胎干细胞还可通过定向诱导分化为胰岛细胞，为丧失胰岛细胞功能的糖尿病患者带来治愈的希望。尽管 20 世纪以来，人类器官移植技术取得了巨大进步，但器官短缺仍是影响器官移植事业发展的重大障碍。人类胚胎干细胞经过免疫排斥基因剔除后再定向诱导衰竭器官将可能解决不同个体间的移植排斥问题，从而为器官移植提供充足的供体。在新药研发领域，还可以利用胚胎干细胞的体外可操控性，进行新药的药理、药效、毒理及药代等细胞水平的研究和药物筛选等。

2. 人类胚胎干细胞研究的伦理争论　人类胚胎干细胞研究因为来源的不同和涉及损毁胚胎的问题受到伦理的质疑，而其伦理争论的核心在于对胚胎的道德地位的不同认识。人类胚胎干细胞可分为四种主要来源，各自涉及的伦理焦点有所不同。

第一，来自选择性流产的人类胚胎干细胞。这类干细胞来自流产中即将发育成胎儿的原始生殖细胞产生的 EG 细胞，由于此类胚胎属于选择性流产，不存在损毁活体胚胎的问题，较易被人们接受。但仍有反对者认为在利益的趋势下可能会出现妇女为了利用胚胎而有意怀孕，或受其他因素影响被迫为研究做出流产。为此，来自选择性流产的人类胚胎干细胞研究的伦理焦点则集中于防止研究人员为了获得胚胎而诱导或迫使妇女怀孕并选择流产。

第二，来自不孕症治疗中体外受精产生的人类胚胎干细胞。这类干细胞来自不孕症夫妇在人工辅助生殖技术下，由妻子的多个卵子和丈夫的精子在体外受精后形成除移植子宫的胚胎外，其余面临废弃、损毁的多余胚胎。此类研究的伦理争论主要集中在胚胎的道德地位，即胚胎是不是人。有人认为胚胎是潜在的人，应该得到应有的保护和尊重。有人则认为，胚胎并不具备人的位格（person）特征，处于早期阶段的胚胎不具有道德地位，只是一团细胞。在应用体外受精的剩余胚胎进行干细胞研究时，应得到捐赠者夫妇的知情同意，且这种捐赠的决定应迟于放弃损毁的决定；研究者不能为了获得胚胎而人为增加数量，并严禁买卖胚胎。

第三，来自为了科研目的主动创造胚胎，即使用捐献的配子在实验室里生产胚胎并获取胚胎干细胞。此类研究与上述两者的不同在于，胚胎的产生完全是为了研究的需要，这不啻视胚胎为不具任何道德地位，而且以研究为目的的制造本身就是将人类胚胎视为工具、材料，严重有损人类的尊严，因此此类研究多遭到禁止和反对。

第四，应用体细胞核移植技术产生的人类胚胎干细胞。与捐献配子在体外受精产生多个胚胎和剩余胚胎不同的是，应用体细胞核移植技术可产生某种特殊种类的细胞，用于多种临床疾病的治疗。但其同样涉及上述伦理问题，且由于目前研究的局限性，对应用此项技术产生的胚胎即干细胞的安全性问题也有待进一步验证。而最令人担忧的是，可能会有人将人体细胞核移植技术制造的胚胎放入子宫进行生殖性克隆，最终导致克隆人的出现。

3. 人类胚胎干细胞研究的伦理原则　为了使我国生物医学领域人类胚胎干细胞研究符合伦理规范，遵循国际公认的伦理准则和我国相关规定，促进人类胚胎干细胞研究的健康发展，根据中国国家人类基因组南方研究中心伦理委员会于2012年修订的《人类胚胎干细胞研究的伦理准则》和国家科技部与原卫生部于2003年颁布的《胚胎干细胞研究伦理指导原则》，可以归纳出如下人类胚胎干细胞研究的伦理原则。

（1）行善原则：人类胚胎干细胞研究的目的是提高现代医学的诊疗水平，更好地为患者改善生命质量、延长寿命服务。研究人员应秉持仁爱、行善和救人的医德精神，自觉抵制不符合人类基本伦理道德的行为。

（2）尊重原则：用于人类胚胎干细胞研究的胚胎因为其具有潜在的人的道德地位，必须受到应有的尊重。因此，利用体外受精、体细胞核移植技术、单性复制技术或遗传修饰获得的胚胎，其体外培养期限自受精或核移植开始不得超过14天；不得将已用于研究的胚胎植入人或任何其他动物的生殖系统；也不得将人的生殖细胞与其他物种的生殖细胞结合。

（3）知情同意原则：参与人类胚胎干细胞研究的捐献者和接受者都应在事前被如实告知研究的预期目的与可能产生的后果和风险，并由责任人或其家属做出自主的行为选择。人类胚胎干细胞研究前必需保证研究者使用科学的、通俗易懂的语言向捐献者充分告知和说明捐献的目的、意义、可能出现的问题和预防措施，保证参与研究的捐献者和接受者在充分知情和理解的基础上，自主地做出行为选择，并在其自愿签署知情同意书后方可开展研究。

（4）安全有效原则：在人类胚胎干细胞研究及其未来的临床应用中，研究者和临床医务人员要以谨慎的态度对其可能带来的风险进行充分评估，做出科学的判断，并尽可能采取措施保证安全，一旦出现可能对人体造成伤害的情况，应予立即停止。

（5）保密和伦理审查原则：参与人类胚胎干细胞研究的受试者隐私应该得到保护，因此研究者应对人类胚胎干细胞的获取、培养和使用予以保密。从事人类胚胎干细胞研究的机构应成立伦理委员会，使相关研究受到科学的伦理审查、咨询和监督。

（6）防止商业化原则：提倡捐赠用于人类胚胎干细胞研究的组织和细胞，禁止一切形式的买卖配子、胚胎和胎儿组织等商业化行为。

二、克隆技术的伦理争论与伦理规范

世界卫生组织将克隆（clone）定义为遗传上同一的机体或细胞系的无性繁殖。克隆可分为微生物或细胞、植物、动物和人，以及在自然界发生的克隆和只有在人工条件下发生的克隆。1997年2月27日的英国《自然》杂志报道英国爱丁堡罗斯林研究所的伊恩·维尔穆特（Wilmut）领导的一个科研小组，利用已经分化的成熟的体细胞（乳腺细胞）克隆培育出一只小母羊，取名多莉。克隆羊多莉的诞生，引发了世界范围内关于克隆技术的热烈争论。这使得人们对无性生殖技术这一新的生殖方式向人类生殖领域的扩展，最终导致克隆人的出现表现出巨大的担忧和伦理思考。

1. 克隆技术及其发展　所谓克隆技术是指无性繁殖细胞系或无性繁殖系，使一个细胞或个体以无性方式重复分裂或繁殖，在不发生突变的情况下，产生具有完全相同遗传结构的一群细胞或一群个体的技术。克隆技术从细胞到分子、从植物到动物不断向前发展，特别是高等哺乳动物的克隆成功，标志着克隆技术跨入一个新的发展阶段。作为生物工程的重要技术，克隆技术不仅在生命科学的基础研究、农业生产等领域发挥着重要作用，而且也对医学的发展有着重要应用价值，如基因克隆大大推动了临床疾病的诊断和治疗研究，人们也可以利用转基因动物生产基因药物用于治疗糖尿病、肝炎和艾滋病等。

2. 克隆技术的伦理争论　克隆技术引发伦理争论的主要原因在于高等哺乳动物克隆的成功，如羊、牛、等，使得人的克隆被纳入技术和伦理视域。目前按照克隆的目标，可以将克隆技术分为两类：作为基础研究和以治疗疾病为目的的治疗性克隆与以复制人为目的的生殖性克隆。

治疗性克隆（therapeutic cloning）指使用胚胎干细胞定向发育，培育出治疗疾病所需的特定的细胞、组织和器官。它备受青睐的原因在于，可以通过克隆胚胎保持干细胞来源的稳定和持久，还可以因为培育出的细胞组织基因与患者的基因完全一致，而避免移植中出现的免疫排斥反应。因此，尽管也有人以治疗性克隆的治疗效果不确定，以及担心如放开治疗性克隆很可能导致向生殖性克隆的滑坡而反对治疗性克隆，但根据有利原则，由于治疗性克隆的目的是人们有控制地利用胚胎及胚胎干细胞治疗目前尚无有效诊疗方法的疾病，有利于人类健康和社会发展，因此较易得到伦理上的辩护。

与人们对待治疗性克隆的宽容态度不同，生殖性克隆（reproductive cloning），即以生殖为目的使用克隆技术，在实验室中制造克隆人，是遭到强烈反对和禁止的。人们反对生殖性克隆的理由主要是：首先，侵犯了人类生命的独特性。我们每一个人都具有不同于其他人的独特性，每一个作为个体的人都拥有独特的身份，因此生殖性克隆将会侵犯到这独一无二的身份。其次，增强了对生命安全的破坏性。如果把克隆技术应用于人类的生殖，那将会有太多的人类胚胎在克隆过程成功前遭到毁灭。第三，有可能导致胚胎的商品化。克隆作为制造设计婴儿的手段，有可能导致胚胎、胎儿甚至儿童的商品化和商业化，对儿童的尊严造成伤害。在这种情况下，克隆婴儿是为了设计者、父母的目的，而不是为了婴儿自身的目的。人们担心，克隆与其他基因技术将受到经济势力的操纵，从而将新生儿商品化。随着人类基因组计划的进展，还有人提出了增强基因工程，即通过补充人们所需要的健康基因而不是治疗不健康的基因。如通过补充一个生长激素基因使个体长高等，也可以通过基因工程对个性、性格、器官形成、生殖、智能加以人为地改造和控制。如果这些技术被用于人体，就有可能改变人类自身的进化过程。因此，为了维护人类的尊严和不伤害原则，我们必须审慎地对待克隆技术的研究和应用。

三、动物实验的伦理争论与伦理规范

动物实验对推动人类医学事业的发展起到了十分重要的作用，是生物医学研究的重要手段之一。人们通过解剖实验来了解动物体本身的形态和结构，通过受控的动物实验来了解各种医学干预对动物生理及行为的影响，是将这些医学干预进一步作用于人的必要的前期准备。然而随着动物保护主义和伦理学视野的扩大，人们逐渐认识到作为与人类一样有生命的主体，保证医学研究中动物实验的合理性和正当性，善待实验动物，维护它们的基本福利，将伤害减少到最低成为动物实验伦理研究的主要问题。

1. 动物实验的概念和特点　动物实验是把动物作为研究对象，以医学科研为目的的动物实验，主要研究实验动物的选择、实验技术方法、动物模型以及对实验中受试动物经过医学干预后出现的生理、行为反应等效果做出评价，并根据实验结果揭示生命现象的本质和疾病机制，认识健康与疾病相互转化的规律。动物实验是临床人体试验的基础，任何新药物和生物制剂在应用于临床之前都必须利用大量的实验动物进行严格的药效学实验和安全性评价之后再经过人体试验，只有充分证明对人体安全可靠后，方可得到批准生产。

动物实验分为急性实验和慢性实验，急性实验指采用外科手术的方法，把局部麻醉或全身麻醉的实验动物的某一器官、组织暴露在研究人员的视野下或置于仪器控制之下，观察该器官、组织的活动情况和对所施加的处理因素做出的反应、变化；慢性实验指在无菌条件下进行手术或其他手段使实验动物处于实验设计所要求的状态，待其恢复后再按计划项目进行实验操作。

从动物实验的性质和应用范围看，较为常见是医学院校在培养医学生用于解剖的动物实验。此外，还有用于测试有毒物的致畸、致癌、致突变的毒理与药理实验，如曾经在20世纪50～80年代末广泛应用于测试产品毒性的LD50标准，即测试某种食品添加剂、家用洗涤剂、洗发剂或化妆品的毒性时，通过测量实验动物使用后50%的致死量得出用于人体的安全剂量。在LD50的实验过程中，多数实验动物会出现诸如恶心、口渴、腹泻、腹部绞痛和高烧等不适，直到2000年世界经济合作与发展组织宣布取消LD50测试而使用其他替代方法。另外，在心理学实验中，实验动物也被归纳为常见的研究对象，如通过对狗电击实验研究人类的忧郁症，或使用猴子等动物的母亲剥夺实验研究获得性无助状态对动物解决问题能力的影响。可见，动物实验是医学发展不可或缺的手段之一，正是利用动物实验，人类才得以更加健康、完满的生存与发展。

除了对人类健康的安全性考虑之外，医学科研中大量使用动物实验还源于动物实验与人体试验相比具有如下特点：

（1）动物实验可以比较严格地控制实验室的条件。相比于人体试验中同时具有生物属性和社会属性的受试者很难排除年龄、性别、生活环境和社会因素的复杂影响，以实验动物为受试对象的动物实验，可以有效地控制实验室的温度、湿度、光照等环境因素，以及动物的饮食、活动量等实验要求，同时对动物的性别、年龄、体重、生理状态、健康状况等因素也较容易达到统一标准，这样实验便可更好地满足研究人员的设计，进而达到预期的结果。

（2）动物实验可替代临床人体试验不宜进行的有毒、有害研究。由于医学科研是科研人员对未知领域的探索，对研究对象造成风险和伤害是不可避免的。其中许多研究是足以危及受试对象生命的实验，从人道主义考虑，是绝不允许以人类作为实验对象的，如一些放射性物质的研究，毒素、毒气研究或细菌和微生物研究等。在这些情况下，动物实验则发挥了其不可或缺的重要作用。例如，在对神经与内分泌的关系进行的研究中，科学家从10万头羊和猪的下丘脑提取激素，发现只需注射几微克的激素就可以刺激动物的垂体分泌大量的激素，因而证明下丘脑可以分泌对腺垂体具有控制和调节功能的激素，从此确立了丘脑对垂体调节的新概念，为神经内分泌调解机制的研究和改变人类内分泌疾病的诊疗方法提供了重要依据。

（3）动物实验可以大大缩短实验周期且相对经济。由于人类的寿命较一般动物要长很多，且一种疾病的潜伏期、发病期、治疗期和康复期的整个病程较长，临床观察和试验通常需要很长的时间。而采用慢性动物实验或复制该疾病的动物模型，因动物通常仅具有几年、几个月、甚至几十天的寿命，就很容易在较短的时间内观察到全部病程，从而大大缩短实验周期。同时，由于周期的缩短，且大多数实验动物如大鼠、小鼠或果蝇等可以通过人工育种进行大量繁殖，也可以在一定程度上减少研究成本，相比于人体试验更加经济。

（4）动物实验可以获得真实可靠的实验样本和资料。许多临床人体试验经常受到受试者在试验过程中不能按时服用药物、中途退出或死亡等不利因素的影响，从而很难获得较好的追踪观察以及受试者的长期配合，最终直接影响研究结果。然而动物实验中研究人员则可以根据实验设计的要求，保证药物的投入量、服药时间和实验持续时间，这样就能确保试验结果的准确可靠和所有系列的完整真实。

（5）动物实验具有局限性。尽管动物实验具有人体试验所不能企及的许多优点，但由于人类和动物在生物学上的差异性，人体疾病的复杂性以及自然与社会环境因素的不同影响，动物实验仍具有其局限性。首先，无论动物实验的设计有多严密合理，操作过程多么规范，取得的研究结果多么可靠，因为人与动物在生理结构、代谢功能和心理行为等方面的种属差异，多数情况下动物研究的成果只能作为一种参考，对其在人体上的应用还有一定的距离。其次，人的许多疾病是在自然情况下发生的，而动物实验是通过人为施加致病因于实验动物，因此动物疾病模型与临床中的人类疾病，两者的发病机制和处理方法还不完全一致。再者，由于动物没有思维和意识，有些要依靠观察和记录受者对象自觉感受的疾病研究就无法使用动物实验。

2. 动物实验的伦理要求　从科学史上看，人类的科学研究离不开动物实验，早期博物学家所从事的动物解剖及动物行为观察很少受到反对，但随着近代科学的兴起与发展，特别是19世纪以来实验医学的发展和动物使用数量的增加，一场旨在捍卫动物权益的动物保护主义和动物权利运动开始出现，并迅速发展。英国是世界上反对动物实验运动发展得最早、声势也最浩大的国家。其中爱尔兰社会改革家理查德·马丁（Richard Martin）成为踏上捍卫动物征程的第一人。1822年，他亲手牵着毛驴在英国国会大门前向人们介绍英国反虐待动物法。1824年由他发起成立了英国皇家防止虐待动物学会，这是世界上第一个防止虐待动物的组织，也是人类动物保护史上的一座里程碑。随后，许多国家开始先后关注动物福利，1966年，美国国会通过了动物福利法，其中对各种实验动物的饲养条件和空间、饲养人员的条件与职责、专职兽医生的任务以及各项管理和运输制度进行了详细的规定。

1975年，澳大利亚哲学家辛格（Peter Singer）的《动物解放》（Animal Liberation）一书出版，又一次掀起了动物保护主义的高潮。他从感觉论出发，认为人类应该平等地对待动物感知痛苦的能力，同样拥有道德权利，而所有给动物带来痛苦的人类行为都是恶的行为，由此他提倡改善动物的悲惨遭遇提升动物的福祉，进行动物解放。动物权利论者雷根（Tom Regan）则从权利论视角出发，认为动物同人类一样拥有生命和感觉，同样也具有天赋权利。人与动物是平等的。如果以一种导致痛苦、难受和死亡的方式来对待人在道德上是错误的，那么，以同样的方式来对待动物也是错误的。因此，实验动物也应当受到保护。

自1980年以来，欧盟及加拿大、澳大利亚、日本、菲律宾等国家和地区先后都进行了动物福利方面的立法。动物福利组织也在世界范围内迅速发展起来，当前世界上大概100多个国家和地区制定了比较完善的动物福利法规。

所谓动物福利，即人类应该合理、人道地利用动物，要尽量保证为人类做出贡献的动物享有最基本的权利。其中满足动物的需求是动物福利法的首要原则。动物的需求主要表现为维持生命需要、维持健康需要及维持舒适需要。这三个方面决定了动物的生活质量。解除动物痛苦，让动物在任何条件下享有如下五大自由是目前国际动物福利一致认同的基本原则：①享有不受饥渴的自由；②享有生活舒适的自由；③享有不受痛苦伤害和疾病的自由；④享有生活无恐惧和悲伤感的自由；⑤享有表达天性的自由。

对于医学科研中动物实验，动物保护主义者提出的动物福利和动物权利的思想既是对医学研究中动物实验的挑战，也是促进医学科研以更为科学、高效、经济和人道的方法提高研究质量的重要动力。因此，为了减少动物实验中的伦理冲突，为人类医学发展提供更多有益的成果，有必要对医学动物实验设定如下基本伦理规范。

（1）尊重生命，善待动物：动物是有生命的主体，因此也同样享有基本的生命和生存权利。人类为了自身健康发展的需要，在不得不利用动物进行医学研究时，应尽量避免对动物造成不必要的伤害。这要求医学科研人员，包括医学院校进行动物解剖学习的医学生，无论在实验动物饲养、管理和运输过程中，还是在进行实验研究时，都要尊重动物的生命，善待动物，满足动物的基本需要；反对和防止任何虐待动物、滥用动物的行为。

（2）保护动物福利，科学合理地进行实验设计和操作：人类生命科学的进步和健康发展离不开实验动物，动物伦理要求医学科研人员要加强与动物保护组织的沟通和理解，树立正确的动物伦理理念，既要承认动物实验有利于人类医学发展的事实，又要看到动物保护有利于生态平衡、人类进步和社会发展。因此，在实验研究中要尽量用低等动物替代高等动物，尽量减少实验动物的用量，同时通过优化实验设计和规范操作流程，保证以最小的代价获取最大的收益，减轻动物的痛苦，保护动物的福利需求。

（3）遵循“减少、替代、优化”的3R原则：1959年，英国的动物学家W. M. S. Russell和微生物学家R. L. Burch在他们的研究工作基础上出版了《仁慈的实验技术原理》（The Principle of Humane Experiment Technique）一书，并在书中最早系统地提出了以实验动物的减少（reduction）、替代（replacement）与优化（refinement）作为目标的动物实验理论，即3R原则。“减少”指在实验中尽可能减少实验动物的使用数量，提高实验动物的利用率和实验的准确性；“优化”指确保动物在麻醉、镇痛、镇静或其他适当的手段作用下进行实验，不使其遭受不必要的伤害或痛苦；“替代”指不再利用活体动物进行实验而是以组织细胞培养、各种活体外实验或计算机模型以及统计分析等方法来加以替代。3R原则提出后，得到了许多科研人员和研究机构的认可。特别是20世纪80年代以来，3R原则逐渐成为许多国家立法和科研工作的基础。后来，又在“3R”的基础上提出了“4R”原则，增加了研究者的责任（Responsibility）作为第四个原则，强调动物实验的研究者要增强伦理观念，肩负起保护动物的应有责任。

与国外相比，目前我国针对动物保护的立法还存在明显的不足，有关实验动物管理的法规仅有《实验动物管理条例》和《关于“九五”期间实验动物发展的若干意见》等政策法规。因此，应尽快确定我国动物实验的法律地位，将动物福利法的制定提上日程，从而使动物实验中虐待动物等违反动物伦理的行为依法得到遏制和惩处。

第四节 医学科研的伦理审查

一、医学科研伦理审查的意义

医学科研特别是人体试验是医学事业发展不可逾越的必要手段，其过程涉及研究者与受试者、研究者与申办者、研究者之间、受试者利益与科学及社会利益之间多元的利益冲突。因此，国际医学组织严格要求对涉及人的生物医学研究必须进行独立的伦理审查。我国科技部、原卫生部、食品药品监督管理局等管理部门多次颁发文件，要求对涉及人的生物医学研究、药物临床实验、新医疗器械和特殊的医疗技术应用实施伦理审查。国际、国内涉及人体试验的科研立项、成果评定与论文发表都要求出具伦理审查批准文件。

对医学科研实施伦理审查具有重要的意义。

1. 有利于保护受试者利益，促进人体试验伦理原则的真正落实 保护受试者及弱势群体的利益是所有生命科学研究的伦理前提。生物医学的高科技发展使医学对人的生命和健康的干预能力不断增强，研究者和受试者之间的信息不对称愈加悬殊，人体试验受试者在医学高科技面前的自主能力和主动权受到越来越多的限制，受试者承担的风险日益增大。为了切实保障受试者和弱势群体的利益，需要具有较高造诣的医学、伦理学、法学等专业背景和高度道德责任感的专家们从更深入、更专业的角度对研究方案和受试者知情同意书进行严格审查，从专业角度确认试验的科学性，把握试验的伦理正当性，确保不对受试者造成实质性的身体伤害和权益损害，对受试者的充分知情、自主同意、伤害补偿、隐私保密等正当权益给予有效保护，全面维护受试者的利益，切实保证人体试验的伦理原则得到真正落实。

2. 确保医学研究的伦理正当性及医学发展的正确方向，促进医学科研的健康发展 在当今时代，医药事业不仅具有维护人类健康的科学价值和伦理价值，而且提供了巨大的利益空间。经济利益的驱动，导致发展中国家不断地沦为发达国家的人体试验场；医学科研成果带给研究者的荣誉与利益也可能诱使研究者忽略受试者的利益而采取伤害性的实验手段去争取科学成果；甚至可能因为战争或军事的需要、个别利益集团的需要而进行医学研究……。因此，医学科研已经不仅是对健康和生命规律的探索，同时显示出巨大的经济、政治、军事利益的价值。在此背景下，医学研究的目的及其伦理正当性将受到挑战，医学研究的成果有可能被别有用心的人所利用。为了保证医学研究的正确目的和维护人类健康的正确方向，确保医学研究的伦理正当性，就必须对医学研究进行正直的、负责任的伦理审查，以利于推动生命科学及医学事业的健康发展。

3. 提高社会和研究者的伦理意识，推动社会文明的进步 在长期的生物医学模式影响下，医学科研人员的科学意识甚至是纯科学主义的思潮已经占据主导地位，而对人的重视和关爱日益淡化。特别是在医学科研领域，尊重受试者，对受试者负责的意识日趋淡漠，甚至将受试者当做纯粹的试验对象或工具，以至于出现了前文所列举的诸多损伤性人体试验，严重损害了受试者利益，侵犯了受试者权利，也背离了医学研究的宗旨和目的。通过医学伦理审查可以有效地提高医学科研人员对受试者、对人类负责的伦理意识，强化医学对人的生命和健康的责任意识，进一步体现以人为本，尊重人、关爱人的医学本质。同时通过严格执行受试者知情同意的过程，强化社会公众个人权利意识和自主意识的觉醒，强化整个社会对人和人的权益的关注，进而推动社会文明的进步，具有深远的社会意义。

二、医学科研伦理审查的重点内容

医学科研伦理审查的对象主要是涉及人的各类生物医学研究以及新的医疗器械和临床新技术应用的研究项目，审查重点是科学审查和伦理审查两个方面。审查的主要内容是研究方案和受试者知情同意书。伦理审查的重点与核心是保护受试者权益，包括受试者的生命健康利益（安全性、风险、医疗保护）；经济利益（实验费用、补偿、成果分享等）；长远利益（研究结果的应用）及人格尊严和权利等。科学审查是伦理审查的基础和前提。

我国卫生部《涉及人的生物医学研究伦理审查办法（试行）》第九条规定："机构伦理委员会的审查职责是：审查研究方案，维护和保护受试者的尊严和权益；确保研究不会将受试者暴露于不合理的危险之中；同时对已批准的研究进行监督和检查，及时处理受试者的投诉和不良事件"。国际《生物医学研究审查伦理委员会操作指南》特别提出了生物医学研究审查的要素："伦理委员会的主要任务在于审查研究方案和证实文件，应特别注意签署知情同意书的过程、文件、方案的适宜性和可行性"。提出应重点考虑的几个方面：研究的科学设计和实施（设计的合理性、预期受益和风险、应用对照组的理由、受试者提前退出的标准、暂停和终止整个研究的标准……）；招募受试者（……受试者的纳入标准、排除标准）；受试者的医疗和保护（因研究目的而撤销或不给予标准治疗的设计的理由；研究过程中和研究后的医疗保健；对受试者提供的医疗监督心理社会支持是否完备；受试者自愿退出时将采取的措施；延长、紧急使用和出于同情而使用研究产品的标准；……由于参与研究造成受试者的损伤、残疾、死亡的补偿或治疗的规定），以及受试者隐私的保护、知情同意的过程、社区的考虑等"。从中可见，科学审查的内容包括对研究者和临床操作者的资格、实验设计和临床操作中避免风险或使风险最低化的措施以及安全性监督措施的审查。科学审查的目的是保护受试者的安全和健康利益。生命和健康是受试者最根本的利益。保护受试者利益首先取决于试验的科学性，包括试验的科学依据、受试者的筛选标准以及试验方案的合理性，同时还取决于对试验的医学监护、救治条件及对不良反应正确、及时、妥善的处理。

伦理审查的主要责任是维护受试者的尊严和权益。审查内容主要包括：实验设计与临床操作对受试者或患者的风险和预期利益的权衡是否合理；知情同意的内容和程序是否充分、完整；受试者和患者筛选是否公平、准确；受试者和患者的各方面权益是否得到了充分的保障等。

涉及人的生物医学研究的伦理审查原则，核心是保护受试者权益，具体包括：尊重和保障受试者知情和自主决定同意或者不同意受试的权利，允许受试者在任何阶段退出受试；对受试者的安全、健康和权益的考虑必须高于对科学和社会利益的考虑，力求使受试者最大程度受益和尽可能避免伤害；减轻或者免除受试者在受试过程中因受益而承担的经济负担；尊重和保护受试者的隐私，不得将涉及受试者隐私的资料和情况向无关的第三者或者传播媒体透露；确保受试者因受试受到损伤时得到及时免费治疗并得到相应的赔偿；对于丧失或者缺乏能力维护自身权利和利益的受试者（弱势人群），包括儿童、孕妇、智力低下者、精神病人、囚犯以及经济条件差和文化程度很低者，应当予以特别保护。

伦理委员会对申请伦理审查的项目进行审查的具体内容包括：

（一）研究者的资格、经验是否符合试验要求；

（二）研究方案是否符合科学性和伦理原则的要求；

（三）受试者可能遭受的风险程度与研究预期的受益相比是否合适；

（四）在办理知情同意过程中，向受试者（或其家属、监护人、法定代理人）提供的有关信息资料是否完整易懂，获得知情同意的方法是否适当；

（五）对受试者的资料是否采取了保密措施；

（六）受试者入选和排除的标准是否合适和公平；

（七）是否向受试者明确告知他们应该享有的权益，包括在研究过程中可以随时退出而无须提出理由且不受歧视的权利；

（八）受试者是否因参加研究而获得合理补偿，如因参加研究而受到损害甚至死亡时，给予的治疗以及赔偿措施是否合适；

（九）研究人员中是否有专人负责处理知情同意和受试者安全的问题；

（十）对受试者在研究中可能承受的风险是否采取了保护措施；

（十一）研究人员与受试者之间有无利益冲突。

三、医学科研伦理审查的组织程序

（一）建立医学伦理审查委员会

关于设立医学伦理委员会并保持其独立性，国际国内诸多文件都有明确规定。《赫尔辛基宣言》中要求“试验方案应提交给一个特别任命的、独立于研究者和申办者、不受不适当影响的伦理审查委员会研究、评定、指导或批准。该委员会必须遵守试验所在国的法规”。2000年世界卫生组织发表的《生物医学研究审查伦理委员会操作指南》中提出：“伦理委员会的组成、运作和决定应不受政治、机构、职业和市场的影响”。2003年6月4日经国家食品药品监督管理局审议通过的《药物临床试验质量管理规范》第九条规定：“为确保临床试验中受试者的权益，须成立独立的伦理委员会，并向国家食品药品监督管理局备案。……伦理委员会的组成和工作不应受任何参与试验者的影响”。原卫生部2007年1月颁布的《涉及人的生物医学研究伦理审查办法（试行）》第六条规定，“开展涉及人的生物医学研究和相关技术应用活动的机构，包括医疗卫生机构、科研院所、疾病预防控制和妇幼保健机构等，设立机构伦理委员会”。第七条规定，开展涉及人的生物医学研究和相关技术应用活动的“机构伦理委员会的委员由设立该伦理委员会的部门或者机构在广泛征求意见的基础上，从生物医学领域和管理学、伦理学、法学、社会学等社会科学领域的专家中推举产生，人数不得少于5人，并且应当有不同性别的委员。少数民族地区应考虑少数民族委员”。第八条规定："机构伦理委员会委员任期 5 年，可以连任。伦理委员会设主任委员一人，副主任委员若干人，由伦理委员会委员协商推举产生，可以连任"。多学科人员参加委员会的工作有利于从不同的角度更全面地分析问题。

根据我国原卫生部《涉及人的生物医学研究伦理审查办法（试行）》规定，机构伦理委员会接受两方面的监督指导：一方面受"原卫生部和省级卫生行政部门设立的委员会"的监督指导，另一方面受省级卫生行政部门的监督指导。

（二）医学伦理委员的制度建设

制度建设是医学伦理委员会开展工作，履行职责，实现自身功能的基本保证。根据相关文件要求，医学伦理委员会应制定出切实可行的制度，以保证医学伦理委员会工作的正常开展。制度建设的内容主要包括：医学伦理委员会基本章程、工作制度、职责、组织制度、申报与审查制度、保密制度、档案管理制度、学习培训制度、行为规范等，特别是要建立医学伦理审查标准操作规程（SOP）。

（三）伦理审查的主要程序

1. 申请并提交材料　研究者向伦理委员会提出伦理审查申请并提交审查材料，主要包括：①伦理审查申请表；②研究或者相关技术应用方案；③受试者知情同意书等。

2. 会议审查　材料审查合格后伦理委员会将召开审查会议，研究者代表向会议报告项目研究方案及受试者知情同意书，并对委员的提问进行答辩；伦理委员会依据伦理原则做出决定，根据伦理委员会章程规定，一般决定应当得到与会伦理委员三分之二多数同意。对预期损害或不适的发生概率和程度小于最低风险的项目，可由伦理委员会主席指定委员进行快速审查。

3. 审查结果　审批结果的形式是：批准、作必要修改后批准、作必要修改后重审或者不批准的决定，对审批决定应当说明理由。申请项目未获得伦理委员会审查批准的，不得开展项目研究工作。

4. 审查的后续工作与要求　申请项目经伦理委员会审查批准后，在实施过程中进行修改的，应当报伦理委员会审查批准。在实施过程中发生严重不良反应或者不良事件的，应当及时向伦理委员会报告。伦理委员会将对项目的执行过程实行全程伦理监督，对严重违背伦理原则或对受试者造成严重伤害的项目，可以终止和暂停已批准的试验。对于一年以上的临床试验，需每年进行重新审查。

医学科研伦理审查是适应社会及医学发展需要的、具有强大生命力的科研监管形式，在医学发展中将发挥越来越重要的作用。

本章小结

本章在阐述医学科研的特点和伦理意义基础上说明了医学科研的伦理原则。重点论述了医学人体实验的类型和伦理原则。说明了人类胚胎干细胞研究、克隆技术应用以及动物实验的伦理规范。结合医学科研实践的要求，说明了医学科研伦理审查的意义、重点和组织程序。

案 例

案例 1：

萨默林（Summerlin W.）毕业于埃默里大学医学院，在做了几年实习医生后，于1971年投奔明尼苏达大学声名显赫的免疫学家古德（Robert Good）的实验室，并在古德的指导下进行移植免疫方面（抗移植排斥）的研究。1973年1月，古德被任命为著名的纽约斯隆凯特林癌症研究所（Memorial Sloan-Kettering Institute for Cancer Research）所长，并把萨默林一起带上，负责移植免疫实验室的研究工作。在明尼苏达时期，萨默林就开始了一项具有重大临床意义的研究。萨默林说，异体皮肤、组织和器官在体外培养几周后再进行异体移植，就可以避免移植排斥的发生，并宣称他已经用这个方法在兔子和小鼠的皮肤和角膜移植上获得了成功。

古德新官上任，急着要出成果。他对萨默林的工作寄予厚望，不断催促他尽快将研究结果发表。1973年3月，萨默林在美国癌症学会年会上宣布了他的研究成果，并在接受媒体采访时说："人的皮肤在经过4～6周的组织培养后，移植到任何人身上都不会发生免疫排斥"。第二天，《纽约时报》在"实验室发现可能有助于解决器官移植问题"的通栏标题下，报道了萨默林的研究成果，萨默林一夜成名。但是，此时危机已经开始出现。其他研究人员，包括其自己实验室的研究人员都不能重复他的结果。萨默林急于表白自己的结果是真实的，1974年3月26日上午，他将据称经过皮肤移植的白鼠送给古德过目。在此前他用黑色水笔将两只白鼠皮肤涂上几块色彩浓重的黑斑，称这就是移植存活的黑色小鼠的皮肤。古德看了很高兴。萨默林将小鼠送回饲养室，动物室的高级实验师马丁（Martin J.）将鼠笼放到原来的位置时发现，小鼠的黑色皮毛颜色异样，在用酒精擦洗后，这些黑色就被洗掉了。萨默林的作假行为立即暴露，后续的调查发现，他以前的多篇论文都有类似的作假行为。萨默林随后被开除，在学术界消失了。萨默林明目张胆的作假丑闻震惊了整个科学界，被称为"科学界的水门事件"。（资料来源于《医学与哲学》杂志2013年第5A期"科学不端行为是科学的一种本质特性"一文）。

案例 2：

2012年8月1日，美国著名生物科学杂志《美国临床营养学》发表了一篇题为"'黄金大米'和食用油中的β-胡萝卜素对儿童的维生素A补充同样有效"的论文。该论文报告了由美国塔夫茨大学的唐广文主持并获得美国国立卫生研究院和美国农业部资金支持的有关转基因"黄金大米"的科研成果。该研究在中国相关部门的协助下，应用了2005年被瑞士跨国农业科技企业"先正达"（Syngenta）公司研发的胡萝卜素含量达到普通大米的23倍的转基因大米，在湖南省衡阳市一所小学选取了72名6～8岁的健康儿童，让其中24名儿童在21天的时间里每日午餐进食60克"黄金大米"，并对其体内维生素A含量进行检测，得出的结论是—"黄金大米"与维生素A胶囊效果相当，且优于富含胡萝卜素的菠菜。此文一出，引起科学界的广泛关注。后续披露的信息显示，参与试验时，孩子及其家长并没有被告知是进行转基因食品试验，研究者声称只是进行普通的"营养餐"项目研究。于是，不明真相的儿童家长在当地有关部门的注视下签下了所谓的"意向书"。

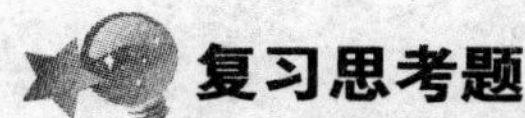

复习思考题

1. “黄金大米事件”引发关注和争议的焦点是什么？
2. 儿童是否应当成为人体试验的受试对象？该研究中知情同意的主体究竟是谁？
3. 如何从制度上更好地规范医学人体试验研究？
4. 为了医学科研成果的客观真实性，医学科研工作者应遵循哪些伦理原则？
5. 医学科研论理审查的意义和程序是什么？

（杨　阳　王丽宇）

第十三章

卫生事业管理伦理

本科学习目标

1. 掌握　卫生管理的伦理原则；卫生体制改革价值选择的内容；制定卫生政策的伦理原则；卫生资源分配的伦理原则；医院管理的伦理原则。
2. 熟悉　新医改的目标和内容；卫生资源分配的伦理问题；医院管理的伦理意义；医院伦理委员会的作用。
3. 了解　卫生管理的涵义和伦理特殊性；我国新改革面临的主要问题；卫生政策的涵义与伦理评价；卫生资源分配的涵义和类型；医院管理的含义与伦理实施途径；医院伦理委员会的性质和组织形式。

专科学习目标

1. 掌握　卫生管理的伦理原则；制定卫生政策的伦理原则；卫生资源分配的伦理原则；医院管理的伦理原则。
2. 熟悉　卫生资源分配的伦理问题；医院管理的伦理意义。
3. 了解　卫生管理的涵义和伦理特殊性；我国新改革面临的主要问题；卫生政策的涵义；卫生资源分配的涵义和类型；医院管理的含义与伦理实施途径。

卫生事业关系到人最基本的健康需求，是社会公平的直接体现。对卫生事业管理工作中的道德关系、道德现象进行深入剖析，成为医学伦理学研究的重要问题之一，目的在于明确医疗卫生事业管理的目的及任务，制定符合国情的卫生政策，公平合理分配医疗卫生资源，最大限度满足人们日益增长的卫生保健需求，保障卫生事业健康发展。

第一节　卫生事业管理伦理与医疗改革

一、卫生事业管理的伦理原则

（一）卫生事业管理的涵义

我国的卫生事业是指为增进人民健康所采取的组织体系、系统活动和社会措施的总和，是与公众根本利益密切相关的由政府实行一定福利政策的社会公益性事业。管理是指对人、物、事、信息等组成的系统进行有目的有意识地控制的行为。卫生事业管理是运用现代化管理科学理论和方法以及国家行政、经济和法律等手段，合理开发、利用、配置现有人力、物力、财力、信息等卫生资源的行为，简称卫生管理。

（二）卫生事业管理的特殊性

1. 医疗保健是公众所必需的社会保障体系　卫生事业是社会保障体系的重要组成部分。卫生事业的社会公益性质和内在发展规律要求政府主导，包括确定对卫生事业投入的基本比重，建立比较完善的公共卫生服务体系和医疗保健服务体系，以保证人人享有健康的社会公平目标。卫生事业不可能完全市场化。

2. 卫生事业管理的评价指标是综合的，不以营利为目标　在市场经济条件下，一般行业可以追求在市场机制下实现最大的经济效益。但卫生事业管理的目标是维护社会公众的健康利益，不是营利，因此不能单纯以经济指标、以赚钱多少为目的。卫生事业管理的评价指标应该以社会效益为主，经济指标为辅，而经济效益的提高是为了社会效益的发展。因此卫生事业的财务分析应有专门要求。

3. 卫生事业管理要统筹规划、从长计议　健康促进与维护、疾病防治具有长期性、社会性、复杂性和艰巨性，卫生事业管理要遵循健康促进与维护和疾病防治的规律，着眼于社会公众整体利益需求和长远利益需要，一定要在首先重视社会效益和长远效益的前提下考虑经济效益和当前效益，不能急功近利，本末倒置。

（三）卫生事业管理的内容与基本要求

1. 卫生事业管理的内容　卫生事业管理是公共管理学科的分支，其内容包括卫生事业计划管理、卫生事业行政管理、卫生事业业务管理。其中卫生事业计划管理是基础，规定管理活动的方向、目标及实现目标的途径和措施。卫生事业行政管理主要是制定卫生方针、政策、发展战略；进行资源开发、提出技术改进方案并组织实施；发布卫生信息、协调关系；制定和监督执行卫生法规等。卫生事业业务管理是为满足人们的健康需求，提供多种医疗服务产品，比如医学教育、医学科研、医政管理、药政管理、妇幼保健、预防医学等。卫生政策制定、卫生资源分配、区域卫生规划等与伦理学的关系尤为密切。

2. 卫生事业管理工作的基本要求　①必须保证国家卫生工作方针政策的贯彻执行；②必须为基层服务，保证各项卫生工作顺利进行；③必须坚持改革，提高管理效能；④必须严格执行有关法律法规条例等，实现依法管理；⑤必须加强管理者的自身道德修养，提高管理者的道德素质。

（四）卫生事业管理的伦理原则

1. 公益原则　生命安全、身体健康是人的第一需要，医疗卫生服务是政府应当为社会成员提供的一项基本社会服务，所以，医疗卫生事业作为一项公益事业，它应该让每个患者、每个有健康需求的人都能受益，它一般是通过卫生资源的合理分配和一系列卫生方针政策的制定与实施得以实现的。只有确保卫生事业的公益性，才能让全体人民共享医疗卫生事业发展的成果。

2. 公正原则　医疗卫生保健的公正性，是指每个社会成员在卫生保健权利上能得到公正的对待，享有参与卫生资源的分配和使用的权利，即每个人都能够得到他应该得到的医疗资源。在医疗实践中，公正原则不仅要求形式上的公正，即同样条件的人给予同样的待遇；也强调内容上的公正，即不同条件的人给予不同的待遇，以每个人的实际需要、能力和对社会的贡献为依据进行健康利益分配。从国情出发，我国应优先考虑基本公共卫生服务的均等化和初级卫生保健制度的落实。以最大限度体现公正的伦理价值。

3. 效益原则　管理的目的是获得最大、最优的效益。所谓效益原则，是指在一定条件下，管理系统的内部根据内外条件的相互作用，使系统的某个方面最大限度或最小限度地接近或适合某种客观标准，实现最优化效益。卫生事业管理的效益包括社会效益和经济效益、技术效益等。效益原则要求卫生事业管理必须从全局的角度考虑卫生事业的性质要求和可持续发展，对各种效益进行综合分析，优先考虑社会效益，不能片面追求经济效益。

二、卫生体制改革中的伦理问题

医疗卫生体制是促进国民健康的一项基本社会制度，是国家为实现国民健康目标，保障国民基本健康权益，在卫生筹资、卫生服务和卫生管理等方面建立的基本制度。

（一）我国卫生体制改革概述

经过坚持不懈的努力，中国卫生事业取得了显著成就，但与公众健康需求和经济社会协调发展不适应的矛盾还比较突出。特别是随着中国从计划经济体制向市场经济体制的转型，原有医疗保障体系发生很大变化，如何使广大公众享有更好、更健全的医疗卫生服务，成为当前面临的重大问题。

从20世纪70年代末开始，中国启动医疗卫生体制改革，并在2003年抗击非典取得重大胜利后加快推进。2009年3月，颁布了《关于深化医药卫生体制改革的意见》，全面启动新一轮医改。此次改革的基本理念，是把基本医疗卫生制度作为公共产品向全民提供，实现人人享有基本医疗卫生服务，从制度上保证每个居民不分地域、民族、年龄、性别、职业、收入水平，都能公平获得基本医疗卫生服务。

1. 我国的医疗卫生体制改革历程　从改革开放以来，我国的医疗卫生体制改革，大致经历了三个阶段：

第一阶段是20世纪70年代末期至90年代中期。

本阶段早期的改革主要针对十年浩劫对卫生系统的严重损害进行调整、建设；同时，也包括培养相关人员业务技术，加强卫生机构经济管理等内容。在加强对医院管理的同时，也开辟了医疗主体多元化的先河。

1979年，时任原卫生部长钱信忠提出“运用经济手段管理卫生事业”，同年，原卫生部等三部委联合发出了《关于加强医院经济管理试点工作的通知》。1981年3月，原卫生部下发了《医院经济管理暂行办法》和《关于加强卫生机构经济管理的意见》，开始扭转卫生机构不善于经营核算的局面。

1980年，原卫生部《关于允许个体开业行医问题的请示报告》得到国务院批准，这为转变国有、集体医疗机构一统天下，形成多种所有制形式并存的医疗服务机构奠定了基础。

本阶段中后期改革的核心思想是放权让利，扩大医院自主权。标志性事件主要有两个：一是1985年1月召开的全国卫生局厅长会议，部署全面开展城市卫生改革工作；二是同年4月，国务院批转原卫生部《关于卫生工作改革若干政策问题的报告》（国发［1985］62号文），由此拉开了医疗机构转型的序幕。

1989 年国务院批转了原卫生部、财政部、人事部、国家物价局、国家税务局《关于扩大医疗卫生服务有关问题的意见》（国发［1989］10 号文），这个文件进一步提出通过市场化来调动企业和相关人员积极性，从而拓宽卫生事业发展的道路。

1992 年 9 月，国务院下发《关于深化卫生改革的几点意见》，文件提出“建设靠国家，吃饭靠自己”的精神，这项卫生政策刺激了医院创收的积极性，同时，也影响了公立医疗机构公益性的发挥，带来“看病贵”等突出的、群众反映强烈的后患。

本阶段改革的重点是扩大卫生服务的供给，搞活卫生机构内部的运行机制和补偿机制。

第二阶段 20 世纪 90 年代中期至 2005 年。

1997 年 1 月，中共中央、国务院出台《关于卫生改革与发展的决定》，明确提出了卫生工作的奋斗目标和指导思想，提出了推进卫生改革的总要求，在医疗领域主要有改革城镇职工医疗保险制度、改革卫生管理体制、积极发展社区卫生服务、改革卫生机构运行机制等。这些指导思想成为这一轮改革的基调和依据。

作为贯彻中共中央国务院《关于卫生改革与发展的决定》的总体文件，国务院办公厅于 2000 年 2 月转发国务院体改办、原卫生部等 8 部委《关于城镇医药卫生体制改革的指导意见》。之后陆续出台了《关于卫生事业补助政策的意见》、《医院药品收支两条线管理暂行办法》、《关于开展区域卫生规划工作的指导意见》等 13 个配套政策。

2001 年 5 月 24 日国务院办公厅转发了国务院体改办等部门《关于农村卫生改革与发展的指导意见》；2002 年党中央、国务院又下发《关于进一步加强农村卫生工作的决定》，要求以农村为重点，加快农村卫生事业的发展。

本阶段改革解决的问题是体制、结构上的重大调整，主要包括卫生管理体制、卫生服务体系、卫生资源配置、医疗机构运行机制等一系列深层次的问题。

第三阶段 2005 年至今。

2005 年 7 月 28 日《中国青年报》刊登国务院发展研究中心负责的最新医改研究报告，该报告认为：目前中国的医疗卫生体制改革基本上不成功。引发了社会对医改的广泛关注，也让 2005 年成为新一轮医疗体制改革的起点。

2006 年 9 月，成立了由 11 个有关部委组成的医改协调小组，国家发改委主任和原卫生部部长共同出任组长，新一轮的医改正式启动。

2009 年 3 月，中国公布《关于深化医药卫生体制改革的意见》，标志新医改的正式实施。

为建立起覆盖城乡居民的基本医疗卫生制度，保障每个居民都能享有安全、有效、方便、价廉的基本医疗卫生服务，中国深入推进医药卫生体制改革，通过艰苦努力，中国的新一轮医改取得积极进展、取得了重要阶段性成效。

基本医疗保障制度覆盖城乡居民。截至 2011 年，城镇职工基本医疗保险、城镇居民基本医疗保险、新型农村合作医疗参保人数超过 13 亿，覆盖面从 2008 年的 87% 提高到 2011 年的 95% 以上，中国已构建起世界上规模最大的基本医疗保障网。

基本药物制度从无到有。初步形成了基本药物遴选、生产供应、使用和医疗保险报销的体系。

城乡基层医疗卫生服务体系进一步健全。加大政府投入，完善基层医疗卫生机构经费保障机制，2009～2011年，中央财政投资471.5亿元人民币支持基层医疗机构建设发展。

基本公共卫生服务均等化水平明显提高。国家免费向全体居民提供国家基本公共卫生服务包，共10类41项服务。

公立医院改革有序推进。从2010年起，开展公立医院改革试点，在完善服务体系、创新体制机制、加强内部管理、加快形成多元化办医格局等方面取得积极进展。2012年，全面启动县级公立医院综合改革试点工作。

2. 我国医疗卫生体制改革面临的主要问题　①医疗保障体系发展缓慢且不平衡；②医疗卫生资源配置不协调；③公立医疗卫生机构管理体制和运行机制不合理；④药品生产流通秩序混乱；⑤政府投入相对不足。

3. 目前我国卫生体制改革的指导思想　①着眼于实现人人享有基本医疗卫生服务的目标，着力解决人民群众最关心、最直接、最现实的利益问题；②坚持公共医疗卫生的公益性质；③坚持预防为主、以农村为重点、中西医并重的方针；④实行政事分开、管办分开、医药分开、营利性和非营利性分开；⑤强化政府责任和投入，完善国民健康政策，健全制度体系，加强监督管理，创新体制机制，鼓励社会参与；⑥建设覆盖城乡居民的基本医疗卫生制度。

4. 目前我国卫生体制改革的基本原则　改革的基本原则从总体上概况为保基本、强基层、建机制。具体讲有四点：①坚持以人为本，把维护人民健康权益放在第一位。②坚持立足国情，建立中国特色医药卫生体制。③坚持公平与效率统一，政府主导与发挥市场机制作用相结合。④坚持统筹兼顾，把解决当前突出问题与完善制度体系结合起来。

5. 我国新一轮卫生体制改革的目标　改革的总体目标分为两个阶段：第一阶段即到2011年底基本医疗保障制度全面覆盖城乡居民，基本药物制度初步建立，城乡基层医疗卫生服务体系进一步健全，基本公共卫生服务得到普及，公立医院改革试点取得突破，明显提高基本医疗卫生服务可及性，有效减轻居民就医费用负担，切实缓解“看病难、看病贵”问题。第二阶段即到2020年底覆盖城乡居民的基本医疗卫生制度基本建立。普遍建立比较完善的公共卫生服务体系和医疗服务体系，比较健全的医疗保障体系，比较规范的药品供应保障体系，比较科学的医疗卫生机构管理体制和运行机制，形成多元办医格局，人人享有基本医疗卫生服务，基本适应人民群众多层次的医疗卫生需求，人民群众健康水平进一步提高。

6. 目前我国卫生体制改革的内容

（1）完善医药卫生四大体系，建立覆盖城乡居民的基本医疗卫生制度，简称四梁：公共卫生服务体系、医疗服务体系、医疗保障体系、药品供应保障体系。

（2）完善体制机制，保障医药卫生体系有效规范运转，简称八柱：①建立协调统一的医药卫生管理体制；②建立高效规范的医药卫生机构运行机制；③建立政府主导的多元卫生投入机制；④建立科学合理的医药价格形成机制；⑤建立严格有效的医药卫生监管体制；⑥建立可持续发展的医药卫生科技创新机制和人才保障机制；⑦建立实用共享的医药卫生信息系统；⑧建立健全医药卫生法律制度。

（二）卫生体制改革价值选择

增进全体社会成员的健康是卫生事业的终极目的，而卫生事业作为社会事业，天然的具有公益性，满足最大多数人的保健需求和健康利益是卫生事业更具重要性的社会价值。所以，卫生事业管理不能把谋求经济效益作为主要价值目标。

回顾自20世纪70年代末进行的医疗卫生体制改革，到2005年学界给出的结论是基本不成功的。人们对医疗卫生服务的抱怨也愈来愈强烈，“看病难看病贵”的问题愈来愈突出，可以说第一次改革之后的中国医疗卫生服务既缺乏公平性，效率也不高，这种结果与改革中缺乏正确的伦理价值选择密不可分。正是因为片面强调“用经济手段管卫生”，导致政府公共卫生服务的职能萎缩、错位，利益驱动使卫生行业走向过度市场化。因此新一轮医疗卫生体制改革的路径只能从明确医改的价值目标着手，方能充分体现我国卫生事业服务大众健康的宗旨。

1. 质量伦理价值　这里的质量是指人口的健康状况和卫生系统的反应性两个目标的水平。

（1）着力改善人口健康状况：衡量人口健康状况的指标有生命统计资料、疾病统计资料、健康的不公平性等。从人口健康状况的重要指标看，中国居民的健康水平已处于发展中国家前列。2010年人均期望寿命达到74.8岁，其中男性72.4岁，女性77.4岁。孕产妇死亡率从2002年的51.3/10万下降到2011年的26.1/10万。婴儿死亡率从2002年的29.2‰下降到2011年的12.1‰，5岁以下儿童死亡率从2002年的34.9‰下降到2011年的15.6‰，提前实现联合国千年发展目标。提高社会成员的健康状况是医疗卫生体制改革的重要伦理价值目标之一。

（2）注重增强卫生系统的反应性：卫生系统的反应性是指医疗卫生机构对个体服务对象普遍合理期望的认知和适当的反应。卫生系统的反应性由七个方面组成，分为两个部分。第一部分为对个人的尊重，包括尊严、保密性和自主性三个方面；第二部分为以病人为中心，包括及时性、社会支持、基本设施质量和选择性四个方面。测量卫生系统反应性的重要性主要表现在四个方面：一是了解公众的合理期望是卫生系统管理的核心；二是反应性是基础，因为它涉及基本人权，反应性目标的核心就是保护和提高基本人权；三是卫生系统不需要大量的投入即可改善反应性的部分指标；四是在卫生系统的三个目标中，反应性的改善可能是最快捷的，因为他不需要大量投入，同时，干预措施的结果可立即显现，反应性的改善比健康的改善要快得多。

2. 公平伦理价值　公平即公正，不偏不倚。公为公正、合理，能获得广泛的支持；平指平等、平均。一般是指所有的参与者（人或者团体）的各项属性（包括投入、获得等）平均。公平一般是在理想状态实现的，没有绝对的公平。

卫生系统的公平是指人口的健康状况、卫生系统的反应性和筹资公平性三个目标的分布状况。

卫生筹资来源包括政府一般税收、社会医疗保险、商业健康保险和居民自费等多种渠道。2000年世界卫生组织对成员国卫生筹资与分配公平性的评估顺序中，中国列188位，在191个成员国家中倒数第4位；卫生总体绩效评估排序中，中国仅列144位。世界银行针对中国卫生问题的研究报告指出：改革开放以来，中国卫生总费用的格局并没有完全支持预防第一、人人健康这个业已宣布的全国政策目标。这些状况既与我国卫生总费用投入不高有关，也和政策设计缺陷密不可分，是伦理价值失当的必然结果。

实施新医改后情况大为改观。2011年，中国卫生总费用达24345.91亿元人民币，同期人均卫生总费用为1806.95元人民币，卫生总费用占国内生产总值的比重为5.1%。按可比价格计算，1978~2011年，中国卫生总费用年平均增长速度为11.32%。个人现金卫生支出由2002年的57.7%下降到2011年的34.8%，卫生筹资系统的风险保护水平和再分配作用不断提高。

3. 效率伦理价值

（1）卫生系统效率的含义：卫生系统的效率指人口的健康状况、卫生系统的反应性、筹资公平性以及它们的水平和分布五个指标的产出与卫生服务投入的比例状况，通过卫生服务的效率体现。

①卫生服务的效率：就是在提供卫生服务的过程中，卫生服务产出和卫生服务投入的比值，是卫生服务各项目的成果同花费的人力、物力、财力及时间之间的比较分析，是所有卫生服务相关制度与卫生服务各要素的适应程度。其根本原则同样是以最少的卫生服务投入取得最大的卫生服务产出，即在有限的卫生资源下，实现卫生服务系统产出的最优化。卫生服务的产出可概括为社会效益和经济效益两个方面。

②卫生服务的社会效益：是指预防和治疗疾病的效果和人群健康水平的改善，往往通过一定地区一定范围内的人民群众对医院服务项目、服务质量、服务价格等诸方面的认知综合评价来体现，这也是卫生工作的根本目的所在。

③卫生服务的经济效益：是以较少的资金投入，通过提供符合社会需要的医疗保健服务，获得较大的经济收益来评价。在经济投入相对稳定的情况下，经济效益往往表现为经济收益。卫生事业的性质决定了卫生服务机构和卫生服务人员不应以营利为目的，其效率的高低更主要地应反映在防治效果和居民健康水平的提高方面，经济收益只能作为其生存与发展的基础。离开或忽视社会效益而单纯讲究经济效益，往往会导致卫生资源的不合理利用和需方卫生费用负担加重。

（2）卫生服务效率的类型：医疗卫生服务效率具体包括制度效率、技术效率和配置效率。

①卫生服务的制度效率：是指在提供卫生服务的过程中，卫生服务产出和卫生服务制度成本的比值。卫生服务制度的优劣影响卫生系统的绩效，卫生服务制度包括内在制度和外在制度。医疗卫生内在制度由医疗服务机构、医生、患者等主体在长期的社会互动生活中逐步形成的医疗卫生习惯、内化规则、习俗和正式化的内在规则以及调节反馈机制构成；医疗卫生外在制度是政府对医疗卫生主体的行为实施强制约束的医疗卫生法律、法规和规章制度等，体现了医疗卫生制度的价值目标、实施方式、决策程序等。

②卫生服务的技术效率：是指在一定的资金条件下产出最大数量的符合消费者需要的卫生服务。卫生资源是有限的，应有效地利用卫生资源，使其能发挥最大的效益，可以通过比较单位卫生资源提供的卫生服务量来分析。

通常用卫生服务的技术效率来衡量每个决策单元投入与产出之间的关系。当得到相同数量的产出而生产投入最少或者使用相同的生产投入获得的产出最大时，决策单元达到了较好的技术效率。技术效率测量指标有：医生人均诊疗人次、医生人均负担住院床日、病床使用率等。

③卫生服务的配置效率：是指卫生资源在不同服务项目或地区之间的配置可能达到最大利益的程度，它要求卫生系统尽最大可能为其成员提供所需要的、一定数量和种类的卫生产品和服务。

配置效率可从以下几个方面进行测量：卫生总费用的流向，即卫生总费用在不同卫生服务项目之间的配置、卫生总费用在城乡之间的配置；公共卫生与医疗服务的比例、基本医疗和非基本医疗服务的比例；不同地区卫生资源配置（机构、医务人员配置）、城乡人均卫生费用比等。

目前，我国的卫生资源存在“不足”与“浪费”并存现象，配置效率欠佳。一方面，总体上卫生资源绝对短缺，基层卫生资源相对短缺，另一方面，大医院过度医疗、基层医疗机构资源闲置，医疗资源浪费现象严重。我国近年来80%的卫生总费用是投向医院的，而真正应该由政府负责的公共产品，包括公共卫生、妇幼保健、社区卫生服务的投入还不到20%，高素质的医务人员集中在大医院，社区人才匮乏。医疗服务的提供呈“倒三角”，与居民“正三角”的需求不相匹配，医疗资源的分配在城乡之间差距很大，卫生资源的效率很低。

（三）医药卫生体制改革中的政府责任

1. 卫生服务的政府基本责任

（1）制定卫生规划，实现卫生资源合理、有效与公平配置：政府要制定中长期卫生事业发展规划和短期实施计划，制定卫生资源配置标准和区域卫生发展规划，并用法律、经济、行政手段加强宏观卫生管理，调控卫生资源配置，建立完善的卫生事业管理制度。

（2）树立公共财政理念，强化公共卫生供给与管理：政府要按照公共财政要求，加强公共筹资，规范政府对卫生事业的补助范围和方式，调整卫生支出结构，加大公共卫生投入力度；以公共卫生总购买者角色，加大公共产品和福利产品的供给，如疾病控制、卫生监督、计划免疫、妇幼保健、健康教育、基本医疗服务等，实现公共卫生服务与基本医疗服务广泛的可及性与公平性；转变公共卫生管理模式，建立健全公共卫生信息网络与预警体系，加强公共卫生基础设施建设，推动公共卫生管理法制化、信息化。

（3）建立健全医疗保障制度：目前，我国虽然建立了全球覆盖面最广的医疗保障体系，弱势群体“因病致贫”、“因病返贫”的现象有所改善，但是不同层次、不同种类的医疗保障制度的保障程度普遍有待提高，以抵御个人和家庭难以承担的健康风险，落实政府在维护公众健康中的责任。

（4）强化政府服务职能，健全卫生服务市场体系：依据卫生市场规律，要强化政府市场的规范制定者地位，严格市场准入，强化市场监管，引导市场运行，规范市场秩序，披露市场信息，实现市场主体多元化，建立健全统一、开放、竞争、有序与公平的卫生服务市场体系。政府要退出营利性卫生服务领域，实现医院分类管理、医药分业经营，促进卫生服务市场的可持续发展。

（5）制定卫生经济政策，调控卫生经济发展：制定和实施各类卫生经济政策，确保公共卫生服务和弱势群体基本医疗服务的供给，确定政府卫生补贴的目标人群，实施卫生救助与扶贫；明确对不同类型卫生服务机构的补助政策、税收政策、价格政策、分配政策，激励卫生服务的低价有效供给。

2. 干预卫生服务市场

（1）政府干预卫生服务市场不同于计划型干预体制：强调政府干预绝不是回到计划经济体制下的政府完全包办医疗卫生事业模式。因为这种模式既不能实现卫生资源的高效利用，也不能实现卫生服务的公平分配。

适应新的经济体制，医药卫生体制改革的深化以及政府职能的转变，政府必须依据社会经济发展规律，运用卫生经济政策以及法律手段等适当干预卫生服务市场，弥补市场不足，引导卫生服务市场健康有序可持续发展。

政府干预卫生服务市场，主要体现在如下三个层次：

提供公共产品，激励卫生服务供给：一方面，政府要由既“办”又“管”转变为专“管”卫生服务，退出营利性卫生服务领域，逐步培育卫生服务市场体系，深化卫生管理体制改革，形成多层次、多形式、多渠道办医格局，激励和释放卫生服务供给能力；另一方面，政府要通过增加财政投入直接提供和补贴、建立基本医疗保险制度等各种途径，确保基本医疗服务和公共卫生产品广泛的可及性，实现公平与效率的兼顾。

改善卫生经济环境，创造和维护卫生服务市场环境：首先，政府必须依据经济社会卫生规律制定法律、政策、制度、规范等，维护卫生服务市场秩序，形成统一、开放、竞争、有序和高效的卫生服务市场体系。其次，政府的各项卫生经济政策以引导市场健康发展为己任，不能参与或干预卫生服务主体的市场经营决策，并承担其经营风险。第三，执行市场维护者、监督者和裁判者职能，采取经济的、法律的或必要的行政手段，遏制乃至消除卫生服务供给中的消极行为，如诱导需求、药品回扣、“大处方”等，确保市场的良好运行状态。

规划卫生服务市场，保护和利用卫生资源：由于市场机制存在自发性、盲目性、滞后性等缺陷，一方面，政府必须以区域卫生规划、卫生经济政策等来引导卫生服务市场，避免卫生资源配置的低效、混乱、短期行为以及结构性失衡；另一方面，市场配置卫生资源的基础性地位，不等于市场机制能发挥卫生资源的最大效益。不受政府干预的卫生服务市场往往会发生“不及”或“过当”的偏向。比如带来较小利益的服务内容常常供给不足，带来较好经济效益的项目则出现蜂拥而至的现象，进而导致无序竞争，造成资料的浪费，必须通过政府规划来调控。

（2）政府干预卫生服务市场也不同于国有经济其他部门中的政府作用：由于卫生服务市场的特殊性及卫生服务产品性质，政府对卫生服务市场调控的作用力度较大、范围较广。

具体表现在：①提供公共产品：卫生服务市场供给的产品部分属于公共产品或准公共产品，公共卫生产品理应由政府规划、组织、实施、供给或购买后供给。②规范供方市场：政府应当以经济的、行政的、法律的手段，规范供方市场行为，确保基本医疗服务广泛的可及性，实现社会卫生服务的公平性。③加强宏观管理：政府必须以区域卫生规划等手段，合理配置卫生资源，调整卫生服务结构，维护和建立卫生服务市场秩序和体系，实现社会卫生经济目标。④注重微观管理：通过制定相应的机制，激励卫生服务机构加强管理，降低成本，提供方便、价廉、优质的卫生服务，强化有效有序竞争，提高卫生服务效率。

三、卫生政策的伦理取向

卫生资源的有限性与卫生保健需求的无限增长是人类长期面临的矛盾，如何公正地分配有限的卫生资源，使其发挥最佳效果，取决于卫生政策的合宜性，而伦理价值取向对制定卫生政策起着至关重要的影响作用。

（一）卫生政策与卫生发展战略

1. 卫生政策的涵义　一个国家的卫生政策是控制医学知识和资源的社会使用以及使之最

优化的战略。世界卫生组织把卫生政策定义为："改善卫生状况的目标、目标的重点以及实现这些重点目标的主要方针"。从医学伦理学的角度看，卫生政策是一个国家对卫生资源的社会使用进行合理的控制，实现最优化的配置，从而使有限的卫生资源发挥其最大的功用，起到真正维护人类健康利益的战略决策。

2. 卫生发展战略　卫生发展战略是根据卫生政策的需要，对卫生事业在预定时间内可能达到的发展程度进行科学预测，据此确定卫生战略和战略目标。通俗地说卫生发展是指人民健康水平的提高，不是指卫生资源的发展与增长。比如说，医务人员数量、医疗机构数量、医院病床数量、医疗仪器设备数量及种类增加了，这只表明卫生资源丰富了，如果人们健康状况没有相应的改善，那就不能说是卫生发展。

战略是指实现政策目标而采取的主要行动路线。卫生发展战略不是卫生资源发展战略，也不是卫生服务发展战略，而是公众健康发展战略。因此，为了实现人们健康的发展战略，还需要统筹一切与人们健康有关的经济与社会活动，要注意健康教育与自我保健。这就是说，基本卫生保健是最重要、最根本、最基础的卫生保健。

3. 制定卫生政策的伦理原则　卫生政策是典型的公共政策，也是政府发展和管理卫生事业的重要手段。制定卫生政策必须坚持正确的价值取向、秉持相应的伦理原则，才能充分体现卫生事业的服务宗旨。

（1）公益原则：我国卫生事业的性质决定了公益性是制定卫生政策必须遵循的首要伦理原则，医疗卫生政策的公益是谋求大多数人健康利益的公正选择。

（2）公正原则：医疗卫生政策的公正性，是指每个社会成员在卫生保健权利上能得到公正的对待。

（3）效用原则：要求卫生政策的制定应当促使卫生资源产生最大的效益。我国卫生资源有限的情况下，应落实预防为主的方针、强化公共卫生服务的均等化、应区别基本医疗保健需要和非基本医疗保健需要，应尽量使每个公民享受公正的基本医疗保健，对非基本医疗保健需要则可根据个人的支付能力和其他情况确定。

（二）卫生政策制定的伦理学依据

制定卫生政策受到多重因素的影响，伦理价值取向是其中不可忽视的重要因素，关系到卫生资源的合理控制、社会成员的健康状况、筹资的公平性等问题。伦理学在制定卫生政策中的作用是发掘医疗卫生事业的内在规律、提供客观的分析、校正政策、择优取舍，以保障每一名社会成员生命健康权利的实现。

医学伦理不仅是卫生政策的重要基础，也为卫生政策的制定提供价值观指导。医学伦理的价值观指导作用主要体现在：第一，它用来指导价值定向，即价值定向的范围和层次，是指向全体公民还是部分公民，是均等地享受权利还是分等级、有差别地享受权利？第二，它可以在不同的决策之间进行选择，如优先发展基本卫生保健还是优先发展高新技术？对生育采取什么政策，是放任自流还是严加控制？这显然取决于不同的价值观念。

（三）卫生政策的伦理学评价

对卫生政策的伦理学评价通常进行四个方面的考察：

1. 合理性评价　对卫生政策是否符合社会经济发展的需要，是否与社会经济发展的总目标、总政策相一致，卫生政策与卫生目标是否体现了人民群众最根本的健康利益，卫生政策是否兼顾了国家、集体和个人三者的利益等进行伦理学评价。其目的是考察卫生政策的价值取向。

2. 情实性评价　对卫生政策是否符合国情、民情进行伦理分析。其目的是提高有限卫生资源的利用率，最大限度改善全体社会成员的健康状况。

3. 适宜性评价　分析人们对卫生政策的理解程度和承受能力。当合乎情理的政策未必不被人们接受时，政策就失去了现实意义。所以，制定卫生政策还要充分考虑人们的接受程度，不能过度超前。

4. 效用性评价　卫生政策的效用性评价就是考察其在符合伦理的条件下，所获取的利益大小，获利越大效用就越高，在伦理上就给予肯定。其目的是对卫生政策给人们带来的健康利益进行预测性评价。

四、卫生资源分配伦理原则

（一）卫生资源分配的含义及类型

1. 卫生资源的含义　卫生资源是指用于卫生服务的各类资源的总称，主要包括卫生人力、财力、物力、科技和信息等，又可统称卫生的财力资源。

2. 卫生资源分配的类型　卫生资源的分配有宏观分配和微观分配两种类型：

宏观分配是指国家从国民生产总值中拿出多大比例分配给卫生事业，而后由各级卫生行政部门将国家或地方拨给的卫生经费按一定比例分配给与人类健康有关的各级、各类机构及有关人群的卫生事业管理活动。卫生资源的宏观分配解决的问题是：第一，在一个国家的全部资源中，卫生保健应占多大的比重；第二，社会提供给卫生保健的资源如何在卫生事业内部进行分配。

要提高卫生资源的效率必须坚持以下三点：首先，应坚持治疗与预防相结合，以预防为主；其次，应坚持基础与应用相结合，以应用为主；再次，应坚持高技术与普通适宜技术相结合，以后者为主。

微观分配是指医务人员决定的特殊卫生资源分配，即把它分配给某个特定患者身上。

（二）卫生资源分配伦理问题

经过持续的医疗卫生体制改革我国的卫生资源长足增长，国家也制定政策加大基层医疗机构的投入。截至2011年底，全国医疗卫生机构达95.4万个（所），与2003年比较，医疗卫生机构增加14.8万个（所）。执业（助理）医师246.6万人，每千人口执业（助理）医师数由2002年的1.5人增加到1.8人。注册护士224.4万人，每千人口注册护士数由2002年的1人增加到1.7人。医疗卫生机构床位数516万张，每千人口医疗卫生机构床位数由2002年的2.5张提高到3.8张。2011年，全国基层医疗卫生机构达到91.8万个，包括社区卫生服务机构2.6万个、乡镇卫生院3.8万所、村卫生室66.3万个，床位123.4万张。

医疗卫生服务利用状况显著改善。2011年，全国医疗机构诊疗人次由2002年的21.5亿人次增加到62.7亿人次，住院人数由2002年的5991万人增加到1.5亿人。中国居民到医疗卫生机构年均就诊4.6次，每百居民住院11.3人，医院病床使用率为88.5%，医院出院者平均住院日为10.3天。居民看病就医更加方便，可及性显著提高。15分钟内可到达医疗机构住户比例，由2003年的80.7%提高到2011年的83.3%，其中农村地区为80.8%。

基本医疗保障制度覆盖城乡居民。截至2011年，城镇职工基本医疗保险、城镇居民基本医疗保险、新型农村合作医疗参保人数超过13亿，覆盖面从2008年的87%提高到2011年的95%以上，中国已构建起世界上规模最大的基本医疗保障网。筹资水平和报销比例不断提高，新型农村合作医疗政府补助标准从最初的人均20元人民币，提高到2011年的200元人民币，受益人次数从2008年的5.85亿人次提高到2011年的13.15亿人次，政策范围内住院费用报销比例提高到70%左右，保障范围由住院延伸到门诊。推行医药费用即时结算报销，居民就医结算更为便捷。

但是，尚存在如下问题：①优质卫生资源分布不均衡，大型医疗机构人满为患，一号难求现象仍未得到根本改善。②医疗保障制度不健全，保障水平较低且不同人群间差异较大。③高新医疗设备在区域配置和服务对象上的不公平性较突出。这些问题，需要在卫生事业管理中制定适宜政策的同时，做好区域卫生规划，更加科学合理地配置有限的卫生资源，实现公平和效率的双优化。

（三）卫生资源分配伦理原则

针对卫生资源分配中的种种问题，归结为一个核心就是如何体现卫生资源的公正合理分配。公正是社会最基本的伦理道德原则，也是医疗卫生资源分配的伦理学基础，只有公正分配才能从道义上保证人人健康的基本权利得以实现。公正分配意味着有比例地进行各个方面的卫生投资并正确把握卫生工作的发展方向；公正分配还意味着消除浪费，合理使用资源，提高使用效率。因此，要研究卫生服务和卫生需求的矛盾，解决卫生资源分配上的某些具体冲突，在卫生资源配置方面应当注重伦理问题的评价，并在坚持最基本的伦理原则前提下，体现多元的公正标准和原则。

1. 公益性原则　就是坚持从社会和人类的利益出发，公正合理地配置卫生资源和公正合理地解决医疗实践中出现的各种利益矛盾。这不仅要求有利于当代人的健康利益，使人人得以享受医疗卫生保健，还要求有利于后代，有利于人类生存环境的改善，有利于医学科学技术的发展。卫生事业是一项福利属性的社会公益性事业，选择和制定何种卫生政策都必须首先坚持公益性原则，这是合理地配置卫生资源最基本的道德要求，也是衡量一种卫生政策的道德尺度。依据公益性原则，我国的卫生资源分配应该高度重视以下几个问题：第一，要设法满足农村、边远地区和经济贫困地区居民的基本卫生保健需求。在当前大多数国家中，城市和富裕居民卫生保健得到满足的情况下，满足农村、边远经济贫困地区居民的保健要求，是实现人人享有卫生保健这一公益原则的迫切任务。第二，对社会特殊人群，如妇女、儿童、老人及其他特殊病人给予特殊照顾，这也是社会公益所要求的。第三，既要坚持以患群公益为出发点，又要兼顾医群公益、科研公益与社会公益，在强化卫生保健提供者的自主性和经济活力的同时，必须坚持社会公益第一的原则。第四，卫生政策既要为实现本代人最大的健康利益提供现实保障，又要为卫生的可持续发展及后代人的健康利益创造条件。

2. 公平性原则　就是坚持在具体的卫生资源分配过程中，做到根据不同情况，按照需要来处理分配，相同的人相同对待、相同的需要相同对待、不同的需要不同对待，既要综合平衡，又要保证重点。人们在享受基本卫生保健方面是人人平等的，但这并不意味着把卫生资源拿来进行绝对平均分配。在卫生资源的宏观和微观分配上要做到现实的公平，就应该允许一定的差等分配存在，不过，这种差等分配应当是使那些最需要帮助、最困难的人得到较大的好处和较大的补偿。依据公平原则，我国现阶段应根据不同的地区、不同的人群，开展分层次的医疗服务，最大限度地满足人民群众的卫生保健需要。

3. 效益分配原则　就是坚持最有效的、最合理地利用卫生资源，减少或杜绝资源浪费。这既是保健制度改革的经济要求，同时也是保健制度改革的道德要求。卫生事业的发展需要投入，更需要产出，产出就是向社会成员健康状况的改善及公平程度。目前，我国存在着卫生资源的紧缺，又同时存在着卫生资源的浪费，其原因就在于卫生经费的筹集、分配、使用缺乏有效的制度，在于过于宽容了某些社会成员的个人利益。要克服这种现象，坚持效益分配原则显得极为重要。

4. 价值性原则　价值性原则强调人的生命价值，关注生命质量和人口素质。生命价值论认为人的生命价值大小取决于人的生物学价值和社会学价值两个方面，判断生命价值不仅要重视生命的生物学价值，更应重视生命存在的社会意义。坚持价值性原则，体现在卫生资源的微观分配上，也应当对生命个体的生物学价值和社会学价值进行判断，据此来决定卫生资源的使用。一般而言，卫生资源应当对生命价值高的生命给予更多的支持和救助。

总之，卫生资源配置与卫生伦理有着密切的关系，要实现对卫生资源的公平合理配置，就需要对伦理问题以及基本伦理原则有合理地把握，只有这样才能使卫生事业符合增进人民健康的根本道德目的。

第二节　医院管理伦理

一、医院管理的伦理问题

（一）医院管理的含义与伦理意义

1. 医院管理的含义　医院管理包括对人、财、物和信息等要素的管理，其核心是通过协调人的各种关系，最大限度地调动人的积极性，进而实现医疗资源的最佳配置，实现诊疗工作的宗旨。

医院管理道德是在医院管理工作中，调整科室与科室、医务人员与病人、亲属以及医务人员、医院与社会之间各种利益关系的行为准则和规范的总和。它既伴随着医院管理工作的发展而逐步完善，又反过来推动着医院管理水平的不断提高。

2. 医院管理道德的意义

（1）建立良好的医疗人际关系：医院管理从某种意义上说，就是对医方和患方两个群体及其相互关系的管理和调整。医学发展使医学高度分化，医务人员的分工协作成为医疗服务的基本形式，他们之间的相互配合直接影响医疗服务的质量。建立协调、有序、相互信任的医际关系成为实现医院管理目标的基本保障，是医院管理的重要任务之一。

同时，医疗服务的对象也是具有不同个性、不同要求和特点的人或群体，为他们提供完善的医疗服务是医院管理最主要最直接的任务，而管理患者及其家属，调整医院、医护人员与患者之间关系也构成了医院管理中最现实、最具体、也是最复杂的任务之一。这些关系不可能单纯依靠规章制度和法律得到根本解决，其中大量的矛盾属于伦理学的范畴，只有依靠伦理规范以及被人们广泛接受的道德信念和相关人员的道德自律才能解决医疗人际关系中的矛盾，从而保障医疗秩序，创造良好的医疗环境。

（2）最大限度地调动和发挥人的积极性与主动性：人是医院管理中最积极、最活跃、最具有主动性的因素。在接受管理的过程中，人会产生各种各样的思想、情感，这些人文因素将直接影响人的工作状态和医院整体的工作效率，而这些人文因素很难用纯理性化、数量化的科学手段加以测量和计算。在医院管理中，只有通过强化对人的伦理教育，提升医务人员的道德水准，最大限度地调动人的积极性、主动性和创造性，发挥人的主观能动性，才能通过人来充分发挥现代医疗技术和设备的作用，推动医院的发展。

（3）确定公平的利益分配原则，保证利益的公平分配：医院面对患者、社会、医务人员等诸多利益主体，需要调整它们之间的关系，如患者的生命与健康利益、经济利益及心理需求之间的关系，医务人员的尊严、劳动价值及正当的物质利益之间的关系，社会的整体利益与人类的长远利益之间的关系等。协调各方面的利益关系，维护医院系统内部以及医院与社会系统之间的稳定与和谐，是医院管理的基本任务。实现这一目标就必须依据公平的伦理原则，合理地满足各方的正当利益。

（4）提高管理效率：任何规章制度，都会有一定的局限性和不足，道德能够克服规章制度的局限性，弥补其不足。同时规章制度的具体内容会随着形势和目标的变化而不断变化，要保证遵守这些规章制度和行为规范，就需要通过伦理的广泛渗透而形成道德舆论和氛围，从而调动群众的自觉性和主动性，道德是使规章制度能够有效运行的润滑剂。另外，道德可以降低管理成本，通过创造合作的效益来提高管理效率。

（二）医院管理的伦理原则

1. 以服务对象为中心

（1）要从以“疾病”为中心转变为以服务对象为中心：医院的服务对象包括病人、健康体检者等人群，病人是主体。在疾病诊断、治疗的过程中，医务人员应把病人当做一个独一无二的活生生的人，关注患者的个体经历与独特感受，进一步了解患者的思想与态度，如对自身患有疾病的看法，患者的内心感受，尤其是对疾病的担心与恐惧感，疾病对机体与身心功能的影响，对治疗方案、措施与态度的期望等。换言之，就是要充分尊重患者，重视与患者的有效沟通，让病人充分知情，积极参与。以服务对象为中心的医疗服务模式，可以让大部分服务对象对医疗服务的过程与结果比较满意，使医患关系处于良性运转状态。

（2）要从以“医院和医务人员”为中心转变为以服务对象为中心：1996 年，原卫生部提出了“以病人为中心”的医疗服务理念，之所以强调“以病人为中心”，首先在于以病人为中心，符合医疗卫生事业为人民服务的宗旨，符合医学服务于人，造福于人的目的。其次，病人是医院存在的前提，决定着医院的生存和发展。没有病人就没有医院存在的价值，就无法实现医务人员工作的价值，因而，“以服务对象为中心”，是医院一切工作的根本出发点和归宿。

2. 以人为本原则

（1）医院管理者应确立“管理服务”理念，热心为医务人员服务：管理服务，就是要求医院管理者从自身服务的组织出发，把管理客体中的人作为服务对象。广大医务人员是医院管理的主要客体，同时是医院工作的主体，没有医务人员的辛勤工作，搞好医院的各项工作将成为空谈。所以，医院管理者不能只看到自己与管理对象之间的管理与被管理的关系，还要认识到其间的服务与被服务之间的关系，单纯强调管理的一面，忽视其服务的一面，必然影响到管理工作的正常进行。

（2）医院管理者应尊重被管理者的价值和尊严：首先，医院管理者要认识到管理者作为医院主体的价值和尊严，明确管理者与被管理者彼此平等的地位，避免身心伤害，保证被管理者法律、社会、医院赋予的各项权利，倾听和采纳被管理者的意见和建议。其次，要关心爱护管理对象。只有如此，被管理者才会自愿接受管理者、接受管理；否则，只能引起被管理者的反感和抵触，造成人际关系的不和谐，降低工作效率。

（3）医院管理者为人的全面发展创造必要条件：管理的根本目的是为了人自身的全面发展，医院管理的目的也是如此。医院管理者贯彻以人为本原则，就是要关心被管理者的物质和精神需要，为职工创造良好的工作和生活环境，切实解决职工的工作和生活上的后顾之忧，采取一切可行的办法和措施，为他们知识技能的更新、职务升迁、生活质量的提高，使他们的潜能得以发挥，实现个人价值。

3. 义利统一的原则

（1）医院管理应该把社会效益放在首位："医乃仁术"，医学的天然伦理本性决定了它必须把救死扶伤的社会职责放在第一位，这是医学的宗旨和灵魂，也是医疗卫生事业发展的本质规律。医院制定各项具体政策时要体现这一原则的要求，坚持医疗服务的人道主义方向，把患者和社会的健康利益放在首位，把社会效益放在首位。例如人才培养与引进、设置服务项目、选购器材药品、规划技术发展方向、设计医院功能定位时，要充分考虑公众的健康需求和卫生资源的合理配置。

（2）医院管理注重适度经济收益：注重社会效益并不排除经济效益，树立经济效益观念是医院管理适应市场经济规则的一种意识进步，提高经济效益是医院管理的重要任务和直接目标之一。从发展的角度来说，经济效益是医院发展的物质基础，也是医院对社会和人群提供医疗服务的物质保障，经济效益在一定程度上决定了医院的发展水平，并由此决定了医院发挥社会效益的实力。

在医院管理中要正确处理社会效益和经济效益的辩证统一关系，义利并重，在履行医学救死扶伤义务的前提下，发展医院的经济效益，为实现医疗服务的社会效益提供更雄厚的基础，更好地发挥医院的社会功能。提高医院经济效益的根本目的是为了提高医院对患者和社会实行医疗服务的能力，满足社会和人群的健康需求，所以，经济效益只是实现社会效益的保障和手段，不能因片面追求经济效益而损害社会效益。

4. 公平与效率统一的原则

（1）医院管理要公平地调整各类利益关系：即坚持权利平等、机会平等、利益分配公平。

权利平等：权利平等是公平原则中最基本的内容。医院管理要使所有的职工都平等享有法律赋予的各种权利，例如工作的权利、参与竞争的权利、维护自己正当利益的权利。

机会平等：提供平等的机会是实行公平原则的前提条件，也是其实质内容。具体反映了对每一个人基本权利的尊重。平等的机会则是创造价值的条件，只有提供平等的机会才可能使医务人员站在平等的竞争起点上，通过个人的努力实现其价值，并获得个人应得的利益。

利益分配公平：是实施公平原则中最敏感和直接的内容。公平的分配应当是成就与回报的等值交换，使每个人得到应该属于他的那部分利益。在机会平等的前提下，按劳取酬是分配公平利益的基本原则，体现了对每个人劳动态度和劳动能力的尊重，有利于鼓励积极的劳动态度和创造新的高效率的劳动成果，进而调动广大医务人员和职工的劳动积极性，推进医院的建设。但是收入分配结果上的过大差距容易引起人际关系的不和谐，影响稳定，管理者要适度调控。

（2）医院管理要注重效率：效率是有效管理所追求的目标。医院管理的效率决定了医院的发展速度，甚至可能决定医院的生死存亡。在医院管理中讲求效率是对医务人员劳动能力和价值的尊重；是对个人劳动积极性和主动性的肯定；它有利于形成医院积极进取的伦理氛围，激励和鼓舞更多人的工作热情，促进医院的发展、同时有利于创造更丰富的物质条件，为实行更大范围、更高水平，更丰富内涵的公平提供坚实的基础。只有提高效率，才能促进医院的发展，才能为满足人民群众日益增长的健康需求提供必要的条件，才能为实行社会公平的医疗服务提供更丰富的物质基础，从而提高公平的基准，创造更充实的公平内涵。

（三）医院管理伦理的实施

1. 进行伦理评审　对医院职工进行独立的伦理评审是医院管理的有效方式，能够及时发现并纠正不合乎医学伦理的行为。伦理评审可以定期进行，也可以随机进行。经常性的伦理评审既是一种伦理监管，也是一种伦理教育途径。伦理评审的结果应该与职工的晋升、奖惩等挂钩，从而加大伦理评审的力度。同时伦理评审也应该具有精神的鼓励作用，对不符合伦理的行为要进行批评教育，对符合伦理的行为应该给以鼓励，让伦理观念深入人心，使伦理选择成为人们的自觉行为。

2. 加强伦理自评　自我伦理评价是医院及其医务人员伦理建设的重要内容。伦理评价标准对人们的行为具有直接的引导作用，评价标准是行为的导向。标准制定得不合理，比如单纯以物质成果来衡量人们的工作绩效，就可能引导人们片面追求物质成果，甚至为了取得物质结果而不择手段。过高的标准常常会迫使人们采用不适当的行为去完成规定的指标。管理实践中的经验提示我们，在制定评价标准的时候一定要包括物质、精神目标，在进行绩效评价时一定要包含伦理的内容。

3. 建立伦理咨询保护机制　伦理监管的目的是为了医务人员选择合乎伦理要求的诊疗行为。在监管的同时还应该提供适当的保护机制，使面临伦理困境的工作者可以及时得到指导和帮助。比如，社会的进步和科技的发展给医疗卫生事业提出了很多伦理难题，这些矛盾错综复杂，很多时候是种两难甚至多难选择，并且由于医疗环境的变化，医疗对象的变化，对这些伦理矛盾进行取舍是非常复杂的过程，医务人员仅仅依靠个人的能力难以进行正确权衡。在这种情况下，设立伦理咨询机构，对医务人员的困惑和复杂的伦理难题给以必要的伦理咨询是十分有益的。

4. 落实医院伦理委员会的职能　现在生物医学的高科技化和医院经营的市场化背景使医患矛盾、医学的多元价值矛盾日益尖锐，伦理矛盾日益突出，医院的伦理化管理成为迫在眉睫需要解决的问题。在此背景下，建立医院伦理委员会并落实其职能有利于保证医院的重大决策符合伦理要求，保证医学科研发展的正确方向，保护患者和人体受试者的利益，提高医院职工、患者及社区群众的伦理素养。医院伦理委员会可以通过伦理查房和常规的伦理评审对医疗实践进行伦理监管，及时发现医疗过程中的不道德现象，纠正不道德的行为，促进医院的医德医风建设，形成良好的伦理氛围和道德风尚。由此可见，医院伦理委员会是实施医院管理伦理的重要组织形式，在促进现代医院管理、推进现代医疗卫生事业的发展和现代医学科学的发展中发挥着特别重要的作用。

二、医院伦理委员会

医学伦理委员会是由医学、伦理学等相关专业多学科人员组成，依据一定的伦理学理论和原则，针对预防保健、医疗实践和医学科研中的医学道德建设和医学伦理问题，进行伦理教育、咨询、监督，在特定授权范围内具有伦理审查批准功能的组织。按照社会职责和隶属关系不同，医学伦理委员会可分为卫生管理部门的专家伦理委员会和机构伦理委员会。医院伦理委员会（Hospital Ethics Committee，HEC）是机构伦理委员会的一种形式。机构伦理委员会是卫生机构根据《赫尔辛基宣言》和相关部门的要求以及医疗、卫生、医学研究工作的需要而设立的具体单位的医学伦理组织。原卫生部《涉及人的生物医学研究伦理审查办法》要求“开展涉及人的生物医学研究和相关技术应用活动的机构，包括医疗卫生机构、科研院所、疾病预防控制和妇幼保健机构等，设立机构伦理委员会。机构伦理委员会主要承担伦理审查任务，对本机构或所属机构涉及人的生物医学研究和相关技术应用项目进行伦理审查和监督；也可根据社会需求，受理委托审查；同时组织开展相关伦理培训”。还可以根据需要承担本机构的医学伦理教育与管理以及临床与医学科研伦理咨询与监督，是具体执行和落实医学伦理原则的基本单位。

（一）医院伦理委员会的形成和发展

美国是医院伦理委员会产生最早的国家。1976 年美国新泽西州最高法院在一桩判决中首次提出“对于患者生命维持装置是否取下应该听取医院伦理委员会的意见”也因此开创了成立医院伦理委员会的先河。20 世纪 80 年代，美国的医院管理协会要求每个医院都成立这样的组织，到现在，美国绝大多数医院都成立了医院伦理委员会。

美国也是伦理审查委员会的发源地，自 1974 年建立，于 1991 年已形成较完备的管理体系，此后经不断地发展与完善，建立了监督科学研究的伦理准则，已经深刻影响到临床研究领域。

尽管我国医院伦理委员会的建设起步稍晚，但发展迅速。1987 年 11 月，全国第四届医学辩证法学术研讨会首次使用医院伦理委员会概念，1990 年中华医学会医学伦理学会法规委员会通过了《医院伦理委员会组织规则（草案）》，从此，我国部分医院开始组建医院伦理委员会。1994 年全国医学伦理学会法规委员会发出了《关于建立“医院伦理委员会”倡议书》，推动了我国医院伦理委员会的建立和发展。

在我国，大多数机构伦理委员会的职责分工并不十分明确。医院伦理委员会是一个具有综合职能的机构医学伦理组织，具有伦理管理、伦理咨询和教育职能。在机构党政组织的领导下履行伦理查房、协调医患关系、开展医学伦理培训、进行医学伦理咨询和医学伦理学术研究等职能。有些机构伦理委员会兼有审查、管理、咨询和教育等多项功能，也有部分伦理委员会由于是依据专业管理规范要求而建立的，因此专职履行特定领域的伦理审查批准权限，如器官移植伦理委员会、生殖伦理委员会、临床药理基地伦理委员会等。

医院伦理委员会的职责：一是进行医学伦理审查，对涉及人体受试者参加的生物医学研究项目、临床新的医疗技术应用项目，以及具有重大伦理意义的医疗技术，如辅助生殖技术、器官、组织、细胞移植等技术应用进行审查，审查通过后方可实施。二是对临床工作进行伦理监督，通过伦理查房，检查医生是否尊重患者的权利，监督医护人员的行为是否符合医学道德，以保护患者的隐私权等。三是进行伦理咨询，对医患双方在临床中两难或多难的伦理决策提供伦理帮助。四是对医务人员进行医学伦理学教育。

（二）医院伦理委员会的作用

医院伦理委员会能够为医院的发展、为解决医患之间的矛盾、为医务人员临床治疗和特殊技术应用等问题提供伦理咨询并对相关项目进行必要的审查。

1. 政策研究　诸如医院发展的机制与模式、高新技术配置的比例、利益分配原则、社会效益与经济效益的关系、医院人事制度、分配制度、科研方向等重大问题都需要伦理价值导向。医院伦理委员会将对医院发展的重要决策进行伦理咨询、确保医院的重要决策符合道德要求，符合医疗卫生事业的宗旨、保证医院发展的正确方向，进而完善本单位的伦理管理体系。

2. 医德教育　医院伦理委员会承担着对医学科研人员、临床医务人员、社区群众开展医学伦理教育和宣传的任务。同时还要对来自不同专业领域的伦理委员会成员加强伦理学原则和方法的教育培训。医院伦理委员会通过知识讲座、案例分析、道德评议、自我教育等方式不断提高相关人员的医学伦理素养，塑造其医学人文价值理念，为分析和解决现实的医学伦理难题提供伦理学方法的指导。

3. 咨询服务　医院伦理委员会的咨询服务包括两方面。一是对医患之间的伦理纠纷提供咨询服务。如医患交流中的误解、沟通不足、一般的服务态度问题、医患双方对治疗方案的不同意见等。医院伦理委员会在深入调查研究的基础上通过与双方的沟通交流对医患之间的矛盾提供伦理咨询意见。依据医学伦理原则调解医患关系。二是对临床治疗措施和特殊技术应用的伦理决策提供咨询服务。比如对临终病人维持或终止生命的方案选择、对极低质量生命的救治与放弃、对器官移植供需双方的利益风险的取舍、对辅助生殖技术适用范围的把握等。

4. 伦理审查　对所有涉及人的生物医学研究项目进行独立的伦理审查、监督和指导，以减小试验可能对受试者造成的损害。无论是药物临床试验还是生物医学研究人体试验，受试者都处于“弱势”地位。为了确保研究不会将受试者暴露于不合理的危险中，医学研究的伦理正当性就成为医院伦理委员会伦理审查和监督的重要内容。依照《赫尔辛基宣言》、《涉及人的生物医学研究国际伦理准则》、《涉及人体的生物医学研究伦理审查办法》、《药物临床试验质量管理规范》的原则规定，我国医院伦理委员会对研究方案的伦理审查主要是在以下方面：研究人员的资格；研究方案的科学性、合理性；受试者的风险、受益和医疗保护；研究目的和社会利益的考量；受试者的知情同意、隐私权等权益保护；公正、有利等伦理原则的贯彻执行等。为此，要求研究者向伦理审查委员会提供有关资金、主办单位、研究成员、其他潜在的利益冲突和对受试者激励的信息，以供审查。在研究方案实施的过程中，医院伦理委员会也要开展追踪审查，研究者有责任将监管的信息，尤其是一些不良事件提供给伦理委员会。

（三）医院伦理委员会的性质和组织形式

1. 医院伦理委员会的性质

（1）中立性：伦理委员会必须不受政治、机构、专业及市场的影响，而对受试者、社群的全部利益负责。这就是中立性，它体现了独立性的实质。

（2）民主性：医院伦理委员会的决策所体现的并不是一种个人性的决策行为，而是一种集体性的决策程序。它要求通过协商和讨论，对道德冲突的各种层面及因素进行周密的权衡，从而求得道德共识。

（3）顾问性：法律是强制性的，道德属非强制性。伦理委员会对临床试验的审查具有权威性。但对于其他伦理决策的咨询和建议并没有强制性的约束力。

（4）程序共识性：伦理委员会的决定是一种集体性的决策程序，是一个在理性论辩中对各种相关因素进行缜密权衡的过程。这样作出来的结论自然就明显优于社会公众中随意的、受情感左右的意见的堆积。通过程序共识保障了伦理委员会的中立、民主和公正。

2. 医院伦理委员会的组织形式 医院伦理委员会的成员应该包括医院管理者、有一定医学伦理学基础并具有丰富实践经验的医护人员、医学伦理学研究人员、社会工作者、社区代表和法律工作者，多学科人员参加委员会的工作有利于从不同的角度更全面地分析问题。人员数量可以根据需要确定，医院伦理委员会的成员应该有一定的任期并保持相对稳定。医院伦理委员会应制定自己的章程和工作细则，订立切实可行的工作制度和工作程序。委员会的活动可以采用定期与不定期结合的方式，根据需要召开医院伦理委员会的专科会议或全体会议。

本章小结

卫生事业管理涉及诸多层面，与伦理学有密切的关系，卫生管理、卫生政策制定、卫生资源分配、医院管理遵循何种伦理原则会影响卫生事业管理的质量和效率；医疗卫生体制改革的伦理价值取向会决定改革最终的成败。坚持公益、公正、效益的伦理原则和质量、公平、效率的价值取向，在医院管理中发挥医院伦理委员会的作用，可以促进医疗卫生事业的健康发展。

案例

广东省茂名高州市人民医院是全国百佳医院，是集医疗、教学、科研、保健、康复为一体的初具现代化规模的综合医院，是广东医学院高州临床学院、附属医院和硕士研究生培养基地。占地面积8.1万平方米建筑面积23万平方米，在岗职工1000多人，开放病床1420张，固定资产总值4.89亿元。先后荣获全国五一劳动奖状，全国卫生系统先进集体、全国职业道德建设先进单位、全国模范职工之家、广东省模范集体，广东省文明单位等省部级以上荣誉称号30项。2003年荣获广东省卫生系统唯一的“广东省文明示范窗口单位”。

高州医院由一个名不见经传的粤西山区医院发展成全国最大的县级医院，高州市人民医院的医疗改革被称为“高州模式”。所谓“高州模式”即“高州市人民医院运营模式”。其模式概括为，作为公立的医院，在没有向政府伸手拿补偿的前提下，高州市人民医院通过阳光采购、规范行医、日常暗访制、全方位接受监督等措施，打破了公立医院看病难、看病贵、以药养医、手术红包等陋习，并推行平价路线，大大降低了医疗费用，解决了很多低收入病人的就医需要，医患关系和谐。通过这些措施，高州市人民医院呈现出医疗费用低、服务好、医生收入高的良好公众印象，实现了消费者满意、医生受益、政府得益的“三赢”目标。

2013年01月11日，央视《焦点访谈》栏目播出了《药单背后的秘密》披露高州市人民医院各科室医生普遍存在收20%药品回扣的问题，医药代表透露医院还控制医生收回扣不得超过25%的内幕。高州市人民医院曾是全国公立医院改革的一面旗帜，其改革的突出成效是药费低、医生不收红包、政府投入少。但就是这样一面旗帜，却在回扣事件的舆论喧哗和社会关注中轰然倒地。

透过这种现象应当思考：一是在高度市场化的中国如何发展好公立医院，政府在这个市场中必须充当何种角色。二是在市场环境下公立医院如何体现对生命的尊重、对医护工作者的尊严的维护。

复习思考题

1. 如何理解卫生事业管理的伦理原则？
2. 如何评价中国的医药卫生体制改革？
3. 医药卫生体制改革中为什么要将质量、公平和效率作为其价值取向？
4. 如何发挥市场机制的作用和强化政府的责任？
5. 简述医院管理的伦理原则。
6. 简述医学伦理委员会的作用。

（郭慧莉）

第十四章

医学道德品质的养成

本科学习目标

1. 掌握　医学道德修养的途径，医学道德评价的要素分析。
2. 熟悉　医学道德修养的境界，医学道德评价的方式。
3. 了解　医学道德修养、医学道德评价的含义、作用。

专科学习目标

1. 掌握　医学道德修养的途径，医学道德评价的要素分析。
2. 熟悉　医学道德修养的境界，医学道德评价的方式。
3. 了解　医学道德修养、医学道德评价的含义、作用。

道德是一种实践精神，医学道德也不例外。有关医学道德的全部知识最终要由医务人员落实在每日的职业行为中。在这一从医学道德知识到医学道德行为的转化过程中，有一个中介性环节不可或缺，即医学道德品质；也就是说医学道德知识首先需要转化为医务人员的医学道德品质；在医学道德品质的指引下，医务人员才能做出相应的医学道德行为。所谓医学道德品质就是指医务人员在道德行为中所表现出来的、稳定的、一贯的特点和倾向。医学道德知识转化为医学道德品质的过程就被称为医学道德品质的养成。本章重点介绍医学道德品质养成的两种主要方式：医学道德修养、医学道德评价。

第一节　医学道德修养

一、医学道德修养的含义与意义

（一）医学道德修养的含义

道德修养历来为古今中外的伦理学家所重视。虽然他们的所处的时代不同、思考问题的出发点也各有差异，但对于道德修养在培养人的道德品质上的重要作用，几乎是一致肯定的。医学伦理学同样高度关注医学道德修养问题。所谓医学道德修养主要是指医务人员个体在长期的医务工作中根据医学道德原则和规范自觉、有意识地努力学习和践行医学道德，培养自身医学道德判断与实践能力，形成一定医学道德品质的过程。它是医务人员自觉地将医学道德要求和规范转变为个人内在的道德品质的过程，是完善自身道德人格的道德实践。与医学道德教育“要我”养成的特点不同，医学道德修养体现的是一种“我要”养成的自觉性。医学道德修养包括动态和静态两层含义：从动态角度上讲，医学道德修养是指医务人员自觉进行道德品质养成的动态过程；从静态角度上讲，医学道德修养是指经过这种动态的持续过程，在医务人员行为中所积淀的稳定的道德品质状态。

（二）医学道德修养的特征

医学道德修养具有如下特征：首先，医学道德修养是医务人员有意识的自律过程。医务人员，无论是谁，无论是否意识到，他都有着自己惯常运用的医学道德观念。这些医学道德观念大多是从漫长的学习、生活和工作实践中逐渐沉淀获得的。一般来说，这类医学道德观念往往具有较大的情境性、随意性，而相对缺乏系统性、稳定性，医务人员对它的应用也往往处于无意识的状态。与此相反的是，医学道德修养却是一个有意识的自律过程。它不是外来强制灌输的结果，而是内在自觉修炼的表现。其次，医学道德修养是医务人员内在精神世界与外在职业生活不断互动的过程。医学道德修养不仅是医务人员内在精神世界的修炼过程，而且也是与外在职业生活不断互动的过程。通过这种内外不断的互动，某些医学道德观念在医务人员的精神世界中不断砥砺、修正、完善、最后相互连接成为一个稳定的道德观念结构，积淀在医务人员的内心中，成为医务人员的医学道德品质。最后，医学道德修养是医务人员长期修炼、渐进扩展的过程。医学道德修养的形成不是一朝一夕的事情，须经过长期艰苦的磨练和坚持不懈的努力。医务人员的整个职业生涯都应该是一个“干到老、学到老”，不断进行医学道德修养的过程，其最终表现形态就是“从心所欲不逾矩”的道德自由。

（三）医学道德修养的意义

1. 医务人员的医学道德品质要通过医学道德修养才能形成　医学道德观念怎样才能成为医务人员的道德品质，医学道德修养就是一条重要的途径；因为归根结底医务人员的道德品质还是需要依靠医务人员在不断的自我教育、自我锻炼和自我改造中形成，这个过程就是医学道德修养。

2. 医务人员的道德评价能力要通过医学道德修养才能提高　医学道德修养与医学道德评价有着密切的关系，医学道德评价是医学道德品质中的重要表现。医学道德修养是通过医务人员的医学道德评价的方式来实现的。而道德修养的结果，直接表现为医务人员的道德评价能力的提高，它是推动医务人员实现更高的医学道德境界的动力。因此，重视医学道德修养对于提高医务人员的医学道德评价能力是十分重要的。

3. 医学道德修养对于建设文明社会具有重要作用　医学道德修养不仅对个人、对医院建设是必要的，对社会也有重要意义。医院是社会的一个窗口，它汇集着社会上从事各种职业的人，可以说，医务人员在医院肩负着双重任务，既是患者疾病的治疗者，给患者带来身体的健康，又是道德的传播者。医务人员的医学道德修养高，以严肃、认真、和蔼、热情的态度对待患者，这样人们就可以从医务人员身上感受到社会充满着人间的温暖，从而促进社会精神文明的建设。

二、医学道德修养的过程与方法

（一）医学道德修养的过程

医学道德修养的过程大体可以从内在精神层面、外在行为层面两个方面介绍。如下图所示，就内在精神层面而言，医学道德修养的过程可分为提高医学道德认知、培养医学道德情感、锻炼医学道德意志、树立医学道德信念四个环节。医学道德认知是指医务人员在理性上对有关医学道德知识的了解、掌握。提高医学道德认知是医学道德修养的第一步，如果医务人员对有关医学道德知识毫无所知或者毫无兴趣，医学道德修养就无从谈起。医学道德情感是指医务人员对有关医学职业生活中的各种医学道德现象所表现出来的态度体验。培养医学道德情感是医学道德修养的第二步。积极的情感反应会促进医务人员去主动学习、了解、掌握有关医学道德知识，并对获得的有关医学道德知识进行第一次的“筛选”。经此筛选，那些引起医务人员情感共鸣的医学道德观念才会从“认知”阶段发展到“认同”阶段。医学道德修养的第三个环节是锻炼医学道德意志。医学道德意志是指医务人员自觉克服在履行医学道德义务中所遇到的困难和障碍的心理状态。强大的医学道德意志是医学道德观念从医务人员的“认同”阶段发展到医务人员“行动”阶段的关键性心理因素。缺乏强大的医学道德意志，医学道德观念可能永远停留在内在精神层面，而无法被医务人员付诸行动。较高的医学道德认识、丰沛的医学道德情感、强大的医学道德意志，三者的和谐统一就会在医务人员精神世界中树立起医学道德信念。所谓医学道德信念就是医务人员医学道德认知、情感和意志的有机统一体，是医务人员在三者有机统一的基础上确立的对某种医学道德观念坚信不疑并身体力行的心理态度和精神状态。它是医务人员在内在精神层面长期坚持医学道德修养而形成的精神“结晶”。

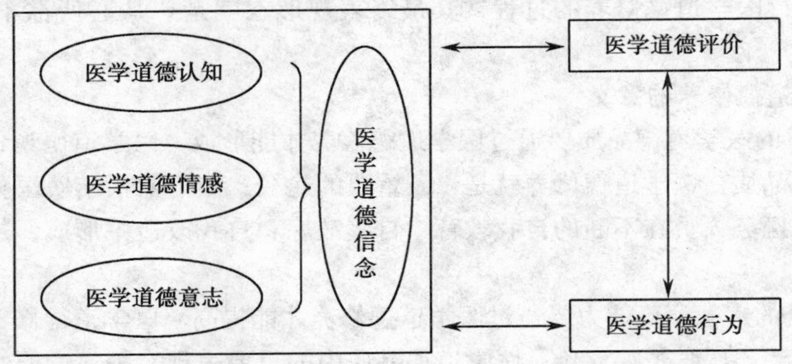

除了内在精神层面之外，医学道德修养还表现在外在行为层面。此处所谓的“行为”从广义来讲是指医务人员受某种医学道德观念支配而表现出来的外在活动，它主要包括医学道德评价、医学道德行为两种形式。两者一个是“说”、一个是“做”，医务人员如何“说”、如何“做”是受其内在的医学道德观念支配的。这种外在行为会对外界产生影响、诱发外界反馈，外界反馈会反过来对医务人员的内在精神层面产生影响，正反馈会鼓励医务人员坚守自己的医学道德观念，负反馈会抑制医务人员坚守自己的医学道德观念。同理，这些外界反馈也会诱发医务人员内在精神层面再次做出反馈。一个完整的医学道德修养过程就是这样内外互动，不断循环往复、永无休止的过程。

最后，经过长期不断、内外循环互动的医学道德修养，医务人员在自己的行为中积淀出某些稳定的、一贯的特点和倾向，这就是医学道德品质。

（二）医学道德修养的方法

1. 学习求知　苏格拉底说：知识即美德。没有一定知识作为前提，医务人员的道德修养是无法进行下去的。因此，要进行医学道德修养，首先应该自觉加强学习。这种学习求知包括三个方面：首先是自觉努力学习医学专业知识。表面上看，这种知识与医学道德修养没有关系。但是医学道德修养不是为修养而修养的。修养的目的最终还是为了更好地为患者提供优质的医学服务。这就需要医务人员具备高超的医学专业技能。没有这种专业知识储备，医学道德修养就成了无本之木。其次是自觉努力学习医学道德知识。医务人员要进行道德修养，首先要明白什么是善、什么是恶、为什么要进行道德修养以及如何进行道德修养等问题。而这些问题都需要通过对道德知识的了解掌握来获得答案。没有医学道德知识的储备，医学道德修养则变为无源之水。第三，是自觉学习身边楷模。孔子在《论语·述而》中说："三人行，必有我师焉：择其善者而从之，其不善者而改之"。医务人员在进行道德修养时应注重学习身边楷模，这样能大大促进自身进行道德修养的自觉性。

2. 内省自讼　自省自讼的方法在我国源远流长。《论语·里仁》就说："见贤思齐焉，见不贤而内自省也"。这种方法要求医务人员经常就自己的品行是否合乎医学道德的要求进行自我反省，通过自我反省随时了解、认识自己的思想、意识、情绪与态度。这实际上是一个对自身道德品行的进行自我检查、自我评价的过程。这一过程可能是在某种条件下的灵光一现，也可以是一个医务人员长期持之以恒的行为，而真正能够使医务人员个体道德修养得以提升，只能是后者。

3. 克己自律　克己的方法是指医务人员应尽量自觉克制自己不正当的欲念，时刻将自己的思想和行为置于道德规范容许的范围之内。《论语·颜渊》记载：颜渊问仁。子曰："克己复礼为仁。一日克己复礼，天下归仁焉。为仁由己，而由人乎哉?"颜渊曰："请问其目"。子曰："非礼勿视，非礼勿听，非礼勿言，非礼勿动"。颜渊曰："回虽不敏，请事斯语矣"。自律是德国著名思想家康德提出的。自律就是要求"人为自己立法"，自觉地遵守道德规范。克己是要求"不得违背"，自律是要求"自觉遵守"，两者从正反两方面说明了在医学道德修养过程中，医务人员面对医学道德的行为态度。

4. 注重慎独　慎独的方法是指医务人员在自己独处、无人监督的情况下，要求自己按照既定的医学道德要求行事。这是医务人员最难做到、同时也是最重要的道德修养方法，它需要医务人员完全凭借自我的道德克制力来对个人内心深处比较隐蔽的意识、情绪进行管理和自律。《中庸》中说："天命之谓性，率性之谓道，修道之谓教。道也者，不可须臾离者也；可离、非道也。是故君子戒慎乎其所不睹，恐惧乎其所不闻。莫见乎隐，莫显乎微，故君子慎其独也"。古希腊的德谟克里特也说过："要留心，即使当你独自一人时，也不要说坏话或做坏事，而要学得在你自己面前比在别人面前更加知耻"。注重慎独的方法在医学道德修养上尤其重要。医学领域的特殊性就在于医学行为的专业性使得外在监督难于有效实施。这时，医生的慎独修养就直接关系到医疗质量的高低了。

5. 积善为德　医学道德修养是一个漫长而艰苦的积淀过程。正是在这种逐步的积淀过程中，医务人员的道德品质才能完善起来。这时，医务人员应注意从实际出发，从细微处出发，大处着眼，小处着手，做到"勿以恶小而为之，勿以善小而不为"。医务工作有许多是每日重复、非常琐细的，但这些工作同样关系到患者的生命健康，细节的疏忽可能给患者造成巨大的损害。医务人员只有时时刻刻认真负责，从这些细节小事做起，积善为德，才能真正提高自身的道德修养。

第二节　医学道德评价

一、医学道德评价的含义与构成

（一）医学道德评价的含义

医学道德评价是医务人员在职业生活中普遍进行的一种重要道德实践活动，也是构成医学伦理学体系的重要组成部分。通过医学道德评价，医学道德规范与医学职业活动的互动得以展开。在这种互动中，医学道德规范从观念形态走向实践形态。医务人员个体的道德实践能力和医疗卫生行业整体的医学道德水平因此得到逐步提升。

医学道德评价是指人们依据一定的医学道德标准对医学职业活动及其现象所作的善恶判断。评价是一种非常普遍的社会现象，从广义上讲，主体对客体属性与主体需要之间的关系所做的一切反映和判断都可以称为评价。所以，我们通常把大小、黑白之类的都笼统地称为评价。但这类评价与道德评价是不一样的。道德评价是一种价值判断，而大小、黑白之类的评价是一种事实判断，两者之间存在显著的区别。例如，我们说："白求恩是一名医生"时，这是一个事实判断，不涉及我们对白求恩大夫的价值评价；但当我们说："白求恩大夫是一个毫不利己、专门利人的好医生"时，做出的却是一个价值判断，表明了我们对白求恩大夫的道德评价。清晰地区分事实判断和价值判断是我们进行道德评价的前提。

医学道德评价在医学职业活动中普遍存在。医学以救死扶伤为天职，关系到每个人的生命健康权益，是一种极富道德色彩的职业。医务人员及其社会公众会积极地对医学职业活动及其现象做出各种各样的医学道德评价。医疗卫生管理部门也会充分利用医学道德评价来加强行业行风管理，促进医疗卫生事业的发展。

医学道德评价与医疗卫生制度息息相关。恰当的医学道德评价离不开对医疗卫生制度的考察。医疗卫生制度构成了医学道德评价的制度背景。这个制度背景是影响医学职业活动的重要因素。不完善、不健全的医疗卫生制度可能诱发不良的医学职业活动。因此，医学道德评价不应脱离具体历史时期的医疗卫生制度。目前，我国的医疗卫生制度仍存缺陷，尚待完善，正在深化改革，以适应我国医疗卫生事业发展的需要。但制度缺陷不应成为个体职业活动败德的全部理由。医学道德评价应全面地、辩证地对待制度背景与个体职业行为之间的互动关系，在医务人员中倡导高尚的个体职业行为，推动医疗卫生制度的改革和完善。

（二）医学道德评价的作用

医学道德评价的作用，主要表现为对医务人员的道德激励和道德谴责两个方面，具体来说：

1. 对医疗行为有道德裁决作用　道德评价是普遍存在于医务人员和社会公众内心中的"道德法庭"。医学道德评价依据医学道德标准，明确各种医学职业行为道德与否的界限，做出正确的评判，能促使医务人员扬善避恶，维护医学道德的权威。

2. 对医务人员有道德教育作用　医学道德评价可以具体明确医学道德责任及其限度，说明衡量行为善恶的标准，展示作为善恶根据的动机、效果及其相互关系，使医务人员从医学道德评价中明辨是非，正确选择道德行为，有助于医学道德修养的提高和医学道德品质的完善。

3. 对医疗卫生事业有调节促进作用　随着现代社会的发展和医学科技的进步，医疗卫生领域中的一些行为和现象可能会与传统的社会道德观念发生矛盾，从而带来许多道德难题，比如器官移植、人体实验、维持技术、安乐死等。如何判断它们的道德价值，解决其中的道德冲突，将直接关系到新技术的应用和医疗卫生事业的发展。如能对这些道德难题展开深入分析，做出正确的医学道德评价，无疑将大大推动我国医疗卫生事业的发展。

（三）医学道德评价的构成

从构成要素上分析，医学道德评价可分为评价主体、评价标准、评价对象、评价依据四大要素，其基本结构见下图：

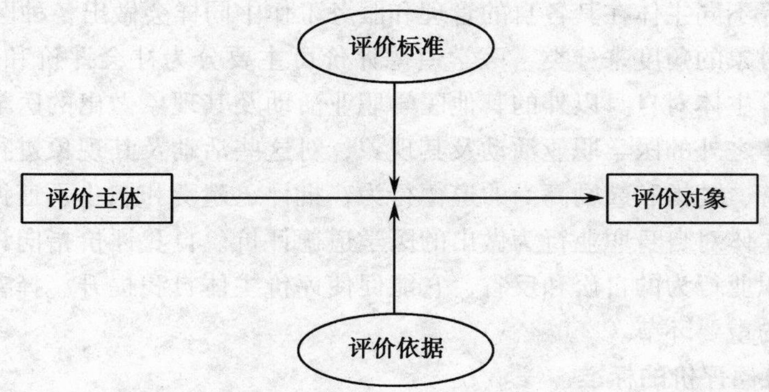

一个具体的医学道德评价就是某个评价主体根据评价标准，依据评价对象身上的评价依据对评价对象作出评价结论的过程。其中，评价主体和评价对象是医学道德评价中的基本要素，构成了医学道德评价的基本结构。医学道德评价的评价主体是指依据一定的医学道德标准对医学职业活动及其现象做出医学道德评价的人或社会组织。没有评价主体就不可能有医学道德评价的出现。同时，医学道德评价也离不开评价对象，否则评价就是无的放矢。评价对象非常广泛，比如某种规章制度、某个新闻事件、某医务人员的职业行为等。这些对象大多离不开相关当事人的行为，因此可大体上将评价对象归为医务人员的职业行为。

评价标准和评价依据是医学道德评价中的重要要素。评价标准是指评价主体在对评价对象做出医学道德评价时所根据的医学道德规范。评价依据是指评价对象中供评价主体作出医学道德评价的主要因素。以现象学的观点来讲，每一个评价对象都是一个无限的现象集合。评价主体在评价这个对象时不可能穷尽其中所有的信息，而是会从中选择主要因素来作为自己进行医学道德评价的依据。一般来讲，评价依据主要有两对因素：一是动机与效果；二是目的与手段。评价标准来自于评价主体，评价依据来自于评价对象，两者都是医学道德评价中不可或缺的重要要素。

二、医学道德评价的要素分析

（一）医学道德评价的主体

医学道德评价的评价主体是指依据一定的医学道德标准对医学职业活动及其现象做出医

学道德评价的人或社会组织。医学道德评价的评价主体是多样的，从广义上讲一切人和社会组织都可能成为医学道德评价的评价主体。不同评价主体从自身境遇和医学道德认识出发做出不同的医学道德评价，构成了丰富多彩的医学道德现象。

从不同评价主体的角度来分类，医学道德评价可主要分为社会公众的医学道德评价、医务人员的医学道德评价、医学组织的医学道德评价和卫生管理部门的医学道德评价等类别。社会公众虽然不是医务人员，但医疗卫生工作与每个社会公众的生命健康密切相关，这使得社会公众对医学职业活动及其现象非常关切，经常会通过各种途径做出医学道德评价。这种社会公众的医学道德评价甚至会在一定时期形成带有倾向性的社会舆论，医务人员应予高度重视。医务人员身处医疗卫生工作第一线，他们对医学职业活动中的各种行为及其现象有着切身体会，他们做出的医学道德评价生动地展现了医学职业活动。卫生管理部门、医学专业组织、医疗机构等不同主体在其各自的管理和服务工作中同样会做出各种医学道德评价。

从不同评价对象的角度来分类，医学道德评价可主要分为社会评价和自我评价两大类。社会评价是指评价主体对自身以外的其他医学职业活动及其现象做出的医学道德评价。社会评价指向评价主体之外的医学职业活动及其现象，对这些活动及其现象进行善恶判断，表明倾向性态度，支持、赞扬和鼓励高尚的道德行为，批评、谴责和制止不道德的职业行为。自我评价是指评价主体对自身职业行为做出的医学道德评价。自我评价指向评价主体自身，是评价主体对自身职业行为的自讼和反省，它能促使评价主体自我提升、择善而行，是评价主体医学道德修养的重要环节。

（二）医学道德评价的标准

医学道德评价的评价标准是指评价主体在对评价对象做出医学道德评价时所根据的医学道德规范。作为调整医学职业活动的准则，医学道德既没有专门的执行机构，也不依靠法律的强制，而主要是通过社会舆论、内心信念、传统习俗等方式来实现的。要做到这点，就必须依据一定的道德标准来展开医学道德评价。

评价标准来自于评价主体。在医学道德评价中，所有的评价主体都必然有一定的评价标准，不存在无评价标准的评价主体。不同评价主体之间的区别在于评价标准的观念清晰程度和具体内容可能是存在差异的，因而评价标准存在一定的多样性。在日益开放的现代社会，我们应该宽容不同的评价主体依据不同的评价标准对医学职业活动及其现象做出自己的医学道德评价。但这种宽容不能陷入道德相对主义的泥沼，以为做出什么样的医学道德评价都是同样正确的。对于历史悠久的医学职业来说，医学道德仍然有着其相对稳定、客观的标准。任何评价主体做出医学道德评价都不应违背这些医学道德标准，否则我们只能说该评价主体可能做出了一个违背医学道德要求的“医学道德评价”。

具体来讲，医学道德评价的评价标准可包括：

1. 医学职业行为应符合严格的医学技术要求　医学是一门最为严肃的科学，它以救死扶伤为天职。医学来不得半点马虎、半点浮夸。医务人员一个细小的失误很可能导致患者及其家庭的终生痛苦。因此，所有医学职业行为都必须建立在严格的医学技术要求之上。那些违背医学技术要求以实现自身利益的医学职业行为应该受到医学道德的严厉谴责。

2. 医学职业行为应促进患者疾病的缓解和根除　防病治病、维护患者的身心健康是医学职业活动的根本目的之一，是医务人员最基本的医学道德义务和责任，也是评价衡量医务人员医学职业行为是否符合道德以及道德水平高低的主要标志。如果医务人员采取某些可以意识到的，对患者疾病的环节和根除不利的治疗措施，无论主客观原因如何，都是违背医学道德的行为，得不到医学道德的辩护。

3. 医学职业行为应推动医学科技的发展　医学是维护人类生命和增进人类健康的科学。面对现代科技和医学科技发展的挑战，医务人员要认真进行科学研究，不断解释生命运动的本质规律，探索战胜疾病、增进人类健康的途径和方法。因此，那些促进医学科技发展的医学职业行为符合医学道德的要求；反之，因循守旧、不思进取，或者弄虚作假的医学职业行为不符合医学道德要求。

4. 医学职业行为应利于人类生存环境的保护和改善　医疗卫生事业的目的不仅仅是临床治疗，而且要做好预防保健工作，防止疾病的蔓延、恶化，提高社会人口素质和整个人群的健康水平，保护和改善人类生存环境。那些不考虑环境成本、不考虑代际公正的医学职业行为不能得到医学道德的辩护。

（三）医学道德评价的对象

医学道德评价的评价对象是指评价主体做出的医学道德评价所指向的医学职业活动及其现象。在医疗卫生工作中，医学道德评价的对象广泛存在，甚至可以说一切医学职业活动及其现象均属于医学道德评价的对象。其原因在于医学职业活动本身是一种极富道德色彩的工作，它的任何一个环节都渗透着道德因素，因而成为医学道德评价的对象。具体来讲，医学职业活动的道德内涵在于：

1. 医学职业活动服务于生命。生命及其健康是每个人最基本、最珍视的价值。它是每个人人生的基础。一个人的人生由生命和生活两个层面构成；不同的个体人生又构成了整个社会生活。从这个意义上讲，生命也是全部社会生活的基础。医学则直接服务于这个基础，因而也就富有了浓厚的道德色彩。人们会以一种更加敏感的道德感受力和判断力来关注各种医学职业活动及其现象。这就是为什么医学长期以来笼罩在道德光环之下、成为道德评价对象的根本原因。这会给医务人员带来更大的道德压力，但也会成为推动医务人员不断改善自身服务的道德动力。

2. 医学职业活动致力于解除痛苦。医学服务于患者，医患关系是医学职业活动中的基本社会关系。患者通常疾病在身、痛苦不已，医务人员则以帮助者甚至拯救者的形象出现在痛苦的患者面前，帮助患者解除痛苦、恢复健康。诚如卡斯蒂格略尼在《世界医学史》中说的："医学是随着人类痛苦的最初表达和减轻这痛苦的最初愿望而起生；由于最初需要解释人体发生的各种现象和以人类心灵为主题进行最初的辛勤探索而成为科学"。有趣的是，人类发展道德的最初动力恰恰也在于减少和消除人类的痛苦。这一动力至今仍在源源不断地推动人类发展道德思想。从这个意义上讲，医学与道德具有天然的亲近关系。更为重要的是，痛苦总是与道德成正比例的相关关系；痛苦越多的领域，道德色彩就越浓厚，医学职业活动正是这样的领域。在医院中，医患关系的这种特性使得医务人员的医学职业活动充满道德色彩。患者越是痛苦，疾病越是严重，这种道德色彩就越得到凸显。

3. 医学职业活动处在一个复杂的人际关系网络中。现代医学以发达的自然科学为基础，但医学与自然科学在根本目的、成功标准和活动原则方面存在显著的差异。总体而言，医学更加强调实践，其目的具有明确的社会指向，即挽救生命、促进健康。要实现这个目的，医学就需要广泛地、直接地服务于个人或人群。这样，医学职业活动就处在了一个复杂的人际关系网络中，它需要妥善处理大量的人与人、人与社会之间的关系，而这需要医学道德的介入。

（四）医学道德评价的依据

医学道德评价的评价依据是指评价对象中供评价主体做出医学道德评价的主要因素。医学道德评价中的评价对象可简单归约为行为。行为可划分为行为者、行为过程和行为结果三个环节。从这三个环节中，我们可以归纳出两对医学道德评价的评价依据：动机与效果、目的与手段。其中动机、目的属于行为者的主观因素，手段体现在行为过程中，效果则是行为的结果。

1. 动机与效果　动机是指引起人们行为趋向的具有一定目的的主观愿望和意向。效果是指人们按照一定的动机去行动所产生的客观后果。它们都是评价主体做出医学道德评价的重要依据。怎样看待动机与效果在医学道德评价中的地位和作用，这是医学道德评价中一个极为重要的问题。在医学伦理学界曾经围绕这个问题进行过长期的争论，形成动机论和效果论两种对立的观点。动机论者认为：动机是评价医学职业行为善恶的唯一依据。只要是出于善良动机的行为，无论其效果如何，都是合乎道德的。与此相反，效果论者则片面强调医学职业行为的效果在医学道德评价中的作用，完全否定动机的作用，认为效果的好坏是判定医学职业行为善恶的唯一依据。只要效果是好的，不管其动机如何，这个医学职业行为都是善的；只要效果是坏的，这个医学职业行为就是恶的。实际上，单纯的动机论或效果论都是片面的。将它们推向逻辑的极端都会产生许多有悖医学道德常识的结论。在医学道德评价中，我们应当坚持坚持动机与效果的辩证统一。

对于这种辩证统一关系，我们可以从逻辑上做如下简单分析。首先，建立一个动机与效果的简单逻辑模型，如下图：

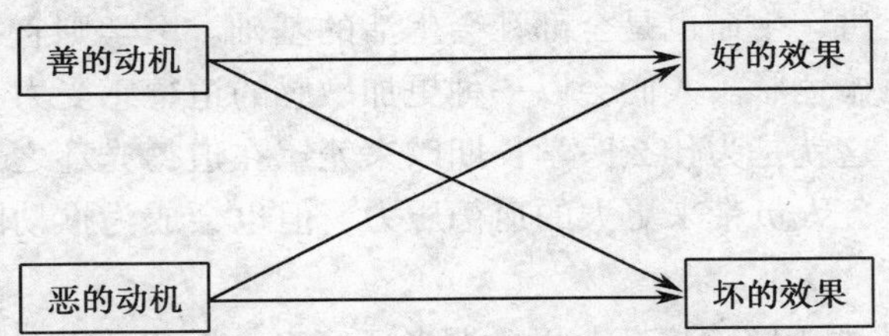

在这个逻辑模型中，我们把动机分为善、恶，效果分为好、坏，交叉组合。这样，我们就能得出四种可能的医学职业行为类型：①出于善的动机并获得好的效果的医学职业行为；②出于善的动机却出现坏的效果的医学职业行为；③出于恶的动机却出现好的效果的医学职业行为；④出于恶的动机也获得坏的效果的医学职业行为。针对这四种逻辑类型的医学职业行为，对照医学道德评价的评价标准，我们可以得出评价结论：出于善良动机并达到好的效果的医学职业行为是能得到医学道德高度评价的；对于出于善良动机但出现坏的效果的医学职业行为，做出医学道德评价时需要具体分析坏的效果出现的原因；如果医学职业行为本身没有差错则可以得到医学道德辩护；对于出于恶的动机的医学职业行为，无论结果如何，都不可能获得正面的医学道德评价。

但这只是一种非常简要的逻辑分析。现实中的医学职业行为比这种简要的逻辑类型复杂的多。比如，在动机问题上，医务人员在做出某个医学职业行为时，其行为动机往往隐藏在内心中，一般不会清晰表露；而且往往具有复杂的多重动机而不是一个单纯的动机。因此，没有深入的考察，评价主体很难了解到行为者的真实动机，更不可能轻易地判断出动机的善恶。在效果问题上，由于医学职业行为大多是在一种双方甚至多方的社会关系中进行的，并可能同时产生多个效果，这些效果对于不同的当事人也可能具有不同的好坏意义，比如，有些效果对医患双方都是好的；但有一些可能对医院是好的效果，对患者就可能是坏的；反之亦可能。因此我们也就不能一概而论地认定某种行为效果的好与坏。这些复杂的现实情况都提示我们医学道德评价是一种非常复杂的医学道德实践活动，需要评价主体考量不同的因素，以便做出尽可能准确的判断。评价主体应该避免随意地对某个医务人员的医学职业活动做出不审慎的医学道德评价。

2. 目的与手段　目的是指医务人员在医学职业活动中经过自己的努力所期望达到的目标，手段是指医务人员为实现某种目标所采取的措施、方法和途径。目的与手段、动机与效果是密切相连而又有所区别的评价依据。医学职业行为的动机要转化为效果，必须经过目的与手段的中间环节。目的与手段的辩证统一保证了动机与效果的辩证统一。

在进行医学道德评价时，评价主体需要对医学行为的目的与手段都展开详尽的道德评估：一方面，不能以目的证明手段，认为只要目的合乎医学道德，就可以不择手段；另一方面，也不能以手段证明目的，认为手段合乎医学道德就可以用来实现任何目的。不管是目的还是手段，任何一个方面违背医学道德，都会影响到对该医学职业行为的整体道德评价。

目的与手段是相互联系、相互制约的辩证统一关系。目的决定手段，手段对目的具有反作用。医务人员在选择手段时应遵循以下原则：①有效原则：即选择的医学手段应该是经过实践证明行之有效的。那些未经严格的临床实验证明为有效的手段都不能采用，应把医学实验研究与临床医学严格区别开来。②最佳原则：即选择的医学手段应该是效果最好、最为安全、痛苦最少、耗费最少的手段。③一致原则：即选择的医学手段应该与病情的发展程度相一致。医务人员应从患者的实际需要出发，根据病程发展各个阶段的特点给予与病情发展相应的有效医学措施。任何小病大治、大病小治的行为都是有悖医学道德的。④社会原则：即选择的医学手段应该考虑到可能的社会后果，不得危害他人和社会的正当权益。

三、医学道德评价的方式与实施

（一）医学道德评价的方式

1. 社会舆论　医学道德评价的方式是指医学道德评价的表现形式和载体。通常，医学道德评价的方式有三种：社会舆论、内心信念和传统习俗。

社会舆论是指社会及公众针对某一现象和问题形成的共同倾向性看法或意见。社会舆论是社会意识形态的特殊表现形式，往往反映一定阶级、阶层、社会集团的利益、愿望和要求。其精神内核是群体意识，其现象外观是议论形态。社会舆论形成的因素有：①存在某个涉及人们共同利益的问题或事件；②有许多个人对这个问题或事件发表意见；③在这些意见中，形成一种具有共同倾向性的意见；④这种共同的意见会直接地或间接地对舆论对象产生影响。其形成可来自公众自发行为；也可能来自国家或社会组织有目的地引导；或来自两者相互作用。

在医疗卫生工作中，社会舆论是医学道德评价的重要方式。由于事关每个人的生命健康，医疗卫生工作更加容易诱发社会舆论。在互联网发达的今天，这种情况尤其明显。这种社会舆论具有广泛的公众基础，能快速广泛地传播，在很短的时间内形成强大的舆论压力和精神力量，造成某种浓厚的道德氛围。如果医务人员的医学职业行为是高尚的，就会受到社会舆论的赞扬。反之，不良的医学职业行为就会受到舆论的谴责。这样，社会舆论就成为医学道德评价的重要尺度，可以督促医务人员反省、约束自身的职业言论和职业行为。

社会舆论不等于街头巷议。街头巷议属于人际传播，社会舆论则属于大众传播。人际传播是个人与个人之间直接的面对面的信息沟通和情感交流活动。医务人员的医学职业行为会口口相传，成为街头巷议的医学道德评价对象。但这种街头巷议大多不会形成强大的舆论压力。大众传播是大众媒体采用现代传播技术，通过大批复制并迅速地传播信息，从而影响庞杂受众的过程。医学职业活动及其现象一旦经由大众传播，通过媒体会迅速形成社会舆论，从而影响、引导医学职业活动的开展。需要指出的是，现代网络技术的发展和普及大大加快了信息发布、传播、更新的速度，社会舆论得以更快形成。医学职业活动及其现象很容易成为网络传播的医学道德评价对象。对此，医务人员及医疗卫生管理部门应予高度重视。

社会舆论不一定是正确的道德评价。健康的社会舆论及其造成的道德氛围能确立、巩固医学道德，激励和鼓舞医务人员在医学职业活动中的事业进取心和道德责任感，同时也为医务人员充分履行职业使命提供了良好的社会环境。相反，不健康的社会舆论及其造成道德氛围则会动摇医学道德，抑制医务人员的工作积极性，保护错误和落后的医学道德观念和职业行为。所以，面对社会舆论，医务人员应冷静和理智地加以区别，明辨是非，坚持真理，纠正错误，改进工作。

2. 内心信念　信念是人类特有的一种精神现象，是认知、情感和意志的有机统一体。信念是指人们在一定认识的基础上确立的对某种思想坚信不疑并身体力行的心理和精神状态。在医学职业活动中，内心信念是医学道德评价的一种重要方式。它是医务人员发自内心地对医学道德及其理想的正确性和崇高性的笃信，以及由此而产生实现相应医学道德义务的强烈责任感。它是医务人员进行医学道德选择的内在动机和医学道德品质构成的内在要素。

内心信念的特点：①深刻性：医务人员内心信念的形成并非朝夕可成，而是经过长期的医学实践、医学道德教育和医学道德修养的结果。②稳定性：医务人员内心信念一旦形成，就不会轻易改变，并在相当长的时期内支配和影响医务人员的医学职业活动。③监督性：医务人员内心信念会自我监督、约束对医务人员的医学职业活动，不断自我评价自身言行，以符合医学道德的要求。

内心信念的集中体现就是良心。良心是医务人员对自身职业行为道德属性的充分自觉和深刻体验。它会在医务人员内心中时刻“注视”医务人员的医学职业活动，对其作出医学道德评价。当医务人员履行了符合自己道德信念的道德义务、竭尽全力为患者服务时，就会对自己合乎医学道德的行为感到心安理得、内心无愧，得到一种精神上的满足，形成一种信念和力量，并将在今后继续坚持这种行为。而当自己在医学工作中出现了某些差错、给患者带来一定痛苦或损失时，即使未被他人察觉，不曾受到社会舆论的谴责，也会受到良心的责备，从而感到羞愧不安、自我批评，并在今后尽力避免再发生类似的行为。

在医学道德评价的方式中，社会舆论主要体现为社会及公众对医学职业活动及其现象的医学道德评价。内心信念则主要体现了医务人员自身对自身职业活动的医学道德评价。两者相互作用，可能一致，也可能出现偏差，甚至是矛盾。一个内心信念强大的医务人员应该正确对待社会舆论的医学道德评价，严格遵循医学道德；坚决拒绝不良社会风气的影响。

3. 传统习俗　传统习俗是指人们在社会生活中长期形成的一种稳定的、习以为常的行为倾向和行为规范。在医疗卫生工作中，传统习俗反映了医学道德经过漫长历史发展，逐步积累、世代相传而形成的稳定的道德意识和行为方式。它用“合俗”与“不合俗”来评价医务人员的行为，判断医务人员行为的善恶。

作为一种既存的道德环境，传统习俗会广泛地影响医务人员的医学职业活动。比如，知情同意权是患者的一项重要权利，这种权利既受到法律的保护，也得到医学道德的辩护，明文规定在我国众多的卫生法规中。但在我国各级医疗机构的日常工作中，患者知情同意权已在很大程度上“家属化”，成为“家属”的权利。社会公众和医务人员对此都习以为常，如果医务人员非要征求身处病痛中的患者本人的意见，家属甚至会认为该医务人员没有“人情味”。这种现象的产生在很大程度上要归因于我国重视家庭和集体价值的儒家文化传统。

传统习俗大体可有精华与糟粕、进步与落后、积极与消极之分。进步的、积极的传统习俗对医务人员的医学职业活动有着促进作用，如我国传统医学道德中“赤诚济世”、“一心赴救”等观念。落后的、消极的传统习俗会对医务人员的医学职业活动产生不良影响，如“男尊女卑”、“多子多福”的传统习俗。医务人员要提高医学道德认知，在医学道德评价时对传统习俗展开具体的、历史的分析，继承发扬医学道德传统中的精华，扬弃其糟粕。

（二）医学道德评价的实施

1. 系统学习，明辨道德是非　学习和把握正确的医学道德理论是进行医学道德评价的重要前提。医务人员应理论联系实际，系统地学习医学道德理论，提高认知水平，努力把医学道德认知转化为医学道德行为。

2、倡导慎独，坚持自我评价　慎独是一种医学道德境界。由于医患双方信息的不对称和医疗卫生工作的高度专业性，医务人员大量的职业行为虽然是发生在一个复杂的人际网络中，但实际在一定程度上都处于某种自我监督的独处境地。因此，我们有必要在医务人员中广泛倡导慎独，自觉地开展自我评价和道德反省。

3、突出重点，分析服务质量　医疗服务质量和医务人员的医学道德密切相关。医学道德高尚的医务人员对患者极端负责，作风严谨，技术精湛，一般极少发生差错，质量上乘。反之，事故差错不断、服务质量低劣。因此，医学道德评价须联系医疗服务质量的评估，认真检查，全面考察，从各个环节服务质量的指标上来衡量医务人员道德责任感的强弱。

4. 树立典型，健全激励机制　榜样的力量是无穷的。医学道德高尚的典型案例凝结着医务人员丰富的医学道德思想和内容。它生动具体、真切感人、给人以强大的精神感召力量。剖析反面案例则可催人猛醒，增强是非观念，吸取经验教训，启发医务人员主动调整医学职业行为。我们进行医学道德评价时须正确运动典型，赏善罚恶，才能鼓励先进、警戒后进，端正医德医风，提高医学服务质量。

5. 着眼群体，完善道德环境　医务人员职业行为的医学道德水准，往往反映了所在医疗单位的医德医风现状。所以，医学道德评价在考察医务人员在医学职业活动中所表现的技术素质、道德修养时，更需要重视群体水准、单位的道德风尚、管理体系上的道德问题、各级领导和管理人员履行道德规范的情况。我们应把医学道德评价的中心从医务人员个体转移到群体医学道德环境的营造和制度建设上。较高的群体医学道德水准，有利于形成良好的医学道德氛围；良好的医学道德环境有利于提高医务人员的医学道德意识，全心全意为患者健康服务。

本章小结

本章的主要内容是医学道德品质的养成。医学道德品质是医学道德知识转化为医学道德行为的中介性环节。经由医学道德品质的养成，医学道德知识转化为医务人员内在的医学道德品质，进而转化为医学道德行为。在这个过程中，医学道德修养与医学道德评价是医务人员养成医学道德品质的两种主要方式。

案例

案例1：有一对老年夫妇，一双儿女都在国外工作。一天，老先生略感到身体不适去医院看病。经过体检和CT检查，发现老先生左肾上有一肿瘤，医生当即建议手术治疗。可就在手术前夕，老太太听了医生告示的手术可能会发生的种种危险时，颤抖的手无论如何也签不下自己的名字，就这样耽误了手术治疗的最佳时间。几个月后，老先生病情急转而下，待从国外叫回儿女再签字同意手术时，癌细胞已扩散，不久便命归黄泉。老太太也因伤心过度和后悔不迭而最终精神崩溃。

手术前，告知患者或家属手术的种种风险，并必须得到患者或家属知情同意的签字，方可实施手术治疗，在国内所有医院里已经延续了几十年。但是，大多数患者根本不懂医学知识，手术前的签字往往是被动的，盲目的。一旦发生医疗事故，也弄不清楚是医生的责任，还是不可预料的意外。所以，有许多法学、伦理学学者都对手术前签字的行为批评很多，认为其不能完全保护患者的合法权益，甚至是对患者的不公平。那么，应该用怎样的更加公平的方法，来保护患者手术治疗的知情同意权呢？

案例2：某市某地段医院的陈医生，从1997年至今，她孑然一身，独自调查搜集证据，举报医疗问题。2003年6月起，她用“一个有良心的医生”的网名，在网络上发表了一系列揭露医疗黑幕的文章。为了揭黑打假，她甚至亲自使用她认为有害的医疗仪器，使自己成为一名受害者。她的行为引起了社会的广泛关注，同时也引起了不少同行的反感，有的人称她为“打假英雄”，有的称她为“医生叛徒”。您如何看待这种评价上的巨大反差？

复习思考题

1. 请详述医学道德修养的过程。
2. 请详述医学道德评价的要素。
3. 在医学道德修养过程中，如果外界出现负反馈，医务人员该如何处理？

（杨卫华）

参考文献

1. 刘俊荣．医患冲突的沟通与解决．广州：广东高等教育出版社，2004
2. ［美］沃林斯基．健康社会学．北京：社会科学文献出版社，1999
3. 丘祥兴，孙福川．医学伦理学．北京：人民卫生出版社，2008
4. 刘运喜，焦雨梅．医学伦理学．武汉：华中科技大学出版社，2010
5. 冯泽永．医学伦理学．北京：科学出版社，2011
6. 邬沧萍，谢楠．1980—2010：中国人口政策三十年回顾与展望．甘肃社会科学，2011，1：1
7. 杜本峰，戚晶晶．中国计划生育政策的回顾与展望——基于公共政策周期理论视角分析．西北人口，2011，3：3-5
8. American Medical Association，Council on Ethical and Judicial Affairs：Strategies for Cadaveric Organs Procurement：Mandated Choice and Presume Consent，JAMA 1994，272（10）：809-812
9. Bernat，J. A Defense of the Whole Brain Concept of Death，Hastings Center Report 1998，28（2）：14-23
10. Caplan，A. No Sales：Markets，Organs and Tissues，in Am I My Brother's Keeper? The Ethical Frontiers of Biomedicine，Bloomington：Indiana University Press，1997
11. Fishman J. A. Infection in Xenotransplantation BMJ 2000，321：717-718
12. Munson，R. Intervention and Reflection：Basic Issues in Medical Ethics，Chapter 10 sixth edition，Belmont，CA：Wadsworth，2000
13. Nuffield Council on Bioethics：1996，Animal-to-Human Transplants：the Ethics of Xenotransplantation
14. Paradis K，Langford G，Long Z，et al. Search for cross species transmission of porcine endogenous retrovirus in patients treated with living pig tissue. Science 1999，285：1236-1241
15. 邱仁宗．利用死刑犯处决后的器官移植在伦理学上能否得到辩护．医学与哲学，1999，（3）：2-25
16. 邱仁宗．高新生命技术的伦理问题．医学与哲学，2000，21（11）：21-26
17. 孙慕义．医学伦理学．北京：高等教育出版社，2004
18. 张树峰．医学伦理学．北京：人民军医出版社，2009
19. 丘祥兴，孙福川．医学伦理学，第3版．北京：人民卫生出版社，2012

20. 张金钟，王晓燕．医学伦理学．第2版．北京：北京大学医学出版社，2010
21. 吴素香．医学伦理学．第3版．广州：广东高等教育出版社，2009
22. 裴雪涛．干细胞技术．北京：中国化学工业出版社，2002
23. 刘学礼．生命科学的伦理困惑．上海：上海科技出版社，2001
24. 沃尔特·博德墨尔（Walter. Bodmer），罗宾·麦凯（Robin. Mckie）．人之书———人类基因组计划透视．顾明敏译．上海：上海科技教育出版社，2002
25. 黄丁全．医疗法律与生命伦理．北京：法律出版社，2004
26. 倪慧芳，刘次全．21世纪100个科学难题．长春：吉林人民出版社，1998
27. 邱仁宗，翟晓梅．生命伦理学概论．北京：中国协和医科大学出版社，2003
28. 丹瑞欧·康波斯塔．道德哲学与社会伦理．李磊，刘玮译．哈尔滨：黑龙江人民出版社，2005
29. 刘俊龙．基因专利保护的伦理审视．医学与哲学，2005，6：30
30. G. Kenneth Smith. Denise M. Ketrelbcrger Patents and the Human Genome ProjectAIPLA Q. J. Vol. 1998，22（1）：66-57
31. 刘长秋，刘迎春．基因技术法研究．上海：上海法学文库，法律出版社，2005
32. 赵震江，刘银良．类基因组计划的法律间题研究．中外法学，2001，（4）：434
33. 张清奎．试论我国对生物技术的专利权保护．知识产权．2001，6：20
34. 崔国斌．基因技术的专利保护与利益分享．知识产权文丛，郑成思，北京：中国政法大学出版社，2000年版
35. 张涛，唐宁．护理伦理学．南京：东南大学出版社．2005
36. 丛亚丽．护理伦理学北京：北京大学医学出版社．2002
37. 曹永福．“柳叶刀”的伦理．南京：东南大学出版社，2012
38. 曹永福．中国医药卫生体制改革：价值取向及其实现机制．南京：东南大学出版社，2011
39. 陈晓阳，曹永福．医学伦理学．北京：人民卫生出版社，2010
40. 孙慕义．医学伦理学．北京：高等教育出版社，2008
41. 伍天章．医学伦理学．北京：高等教育出版社，2008
42. 陈晓阳，曹永福．医学伦理学．济南：山东大学出版社，2006
43. 丘祥兴，孙福川．医学伦理学．北京：人民卫生出版社，2008
44. 曹永福，杨同卫．隔离、自由的限制与歧视——SARS防治的医学伦理思考．医学与哲学，2003，24（9）：43-45
45. 曹永福．论医学伦理难题及其解决之道．中国医学伦理学，2001，14（4）：10-12
46. 曹永福，陈晓阳．医药卫生体制改革中的伦理难题．山东社会科学，2010（7）：150-153
47. 李荣林．我国的医疗卫生体制改革述评——改革开放三十年：从历史走向未来．北京：人民出版社，2008
48. 顾昕．中国医疗体制改革的方向和选择．2009年中国社会形势分析与预测．社会科学文献出版社，2008
49. 王明旭．医学伦理学．北京：人民卫生出版社，2010
50. 杜治政，许志伟．医学伦理学辞典．郑州：郑州大学出版社，2003

51. 陈亚新．当代医学伦理学．北京：科学出版社，2002
52. 冯泽永．医学伦理学．北京：科学出版社，2006
53. 史蒂文·卢坡尔．伦理学导论．陈燕译．北京：中国人民大学出版社，2005
54. 伍天章．现代医学伦理学．广州：广东高等教育出版社，1994
55. 郭照江．医学伦理学．西安：第四军医大学出版社，2004
56. 邱祥兴．医学伦理学．北京：人民卫生出版社，2011
57. 王明旭．医学伦理学．北京：人民卫生出版社，2010

附　录

大医精诚论

[唐] 孙思邈

(581—682 年)

学者必须博极医源，精勤不倦，不得道听途说，而言医道已了。深自误哉！凡大医治病，必当安神定志，无欲无求，先发大慈恻隐之心，誓愿普救含灵之苦。若有疾厄来求救者，不得问其贵贱贫富，长幼妍媸怨亲善友，华夷愚智，普同一等，皆如至亲之想；亦不得瞻前顾后，自虑吉凶，护惜身命。见彼苦恼，若已有之，深心凄怆，勿避险，昼夜寒暑、饥渴疲劳，一心赴救，无作功夫形迹之心，如此可为苍生大医；反此则是含灵巨贼（关于反对杀生，杀生求生，去生更结的一段，略）。其有患疮痍、下痢，臭秽不可瞻视，人所恶见者，但发惭愧凄怜忧恤之意，不得起一念芥蒂之心，是吾之志也。夫人医之体，欲得澄神内望，望之俨然，宽欲汪汪，不皎不昧。省病诊疾，至意深心；详察形候，纤毫勿失，处判针药，无得参差。虽曰病宜速救，要须临事不惑，唯当审谛覃思；不得于性命之上，率尔自逞俊快，邀射名誉，甚不仁矣！又到病家，纵绮罗满目，勿左右顾盼，丝竹凑耳，无得似有所娱；珍馐迭荐，食如无味，醽兼陈，看有若无。……夫为医之法，不得多语调笑，谈谑喧哗，道说是非，议论人物。炫耀声名，訾毁诸医，自矜已德；偶然治瘥一病，则昂头戴面，而有自许之貌，谓天下无双。此医人之膏肓也（关于“阴阳报施”一段，略）。医人不得恃已所长，专心经略财物，但作救苦之心。

希波拉底誓言

约前 460—377 年

仰赖医神阿波罗，埃斯克雷彼斯及天地诸神为证，鄙人敬谨宣誓，愿以自身能力及判断所及，遵守此约。凡授我艺者敬之父母，作为终身同世伴侣，彼有急需我接济之。视彼儿女，犹我弟兄，如欲授业，当免费并不条件传授之。凡多知无论口授书传俱传之吾子，吾师之子孙及其发誓遵守此约之生徒，此外不传与他人。

我愿尽余之能力及判断力所及，遵守为病家谋利益之信条，并检束一切堕落及害人行为，我不得将危害药品给与他人，并不作此项之指导，虽然人请求亦必不与人，尤不为妇人施堕胎手术。我愿以此纯洁与神圣之精神终身执行我职务。凡患结石者，我不施手术，此则有待与专家为之。

无论至何处，遇男或女，贵人及奴婢，我之唯一目的，为病家谋幸福，并检点吾身，不作各种害人及恶劣行为，尤不作诱奸之事。凡我所见所闻，无论有无业务关系，我认为应受秘密者，我愿保守秘密。倘使我严守上述誓言时，请求神祇让我生命与医术能得无上光荣，我苟违誓，天地鬼神共殛之。

注：希波克拉底（Hippocorates,，约前460—377年），古希腊医生，西方医学的奠基人。著名的“希波克拉底誓言”是西方医生必须恪守的格言。直到现在，许多医学院的毕业生宣誓时仍以此作为誓词。

迈蒙尼提斯祷文

（1135—1208年）

永生之上天既命予善顾世人与生命之康健，惟愿予爱护医道之心策予前进，无时或已。毋令贪欲、吝念、虚荣、名利侵扰予怀，盖此种种胥属真理与慈善之敌，足以使予受其诱惑而忘却为人类谋幸福之高尚目标。

愿吾视病人如受难之同胞。

愿天赐予以精力、时间与机会，俾得学业日进，见闻日广，盖知也无崖，涓涓日积，方成江河。且世间医术日新，觉今是而昨非，至明日又悟今日之非矣。

神乎，汝既命予善视世人之生死，则予谨以此身许职。于今为予之职业祷告上天：

事功艰且巨，愿神全我功。
若无神佑助，人力每有穷。
启我爱医术，复爱世间人。
存心好名利，真理日沉沦。
愿绝名利心，服务一念诚。
神清求体健，尽力医病人。
无分爱与憎，不问富与贫。
凡诸疾病者，一视如同仁。

医德十二箴

胡佛兰德（1762—1836年）

1. 医生活着不是为了自己，而是为了别人，这是职业的性质所决定的。不要追求名誉和个人利益，而要用忘我的工作来救活别人，救死扶伤，治病救人，不应怀有别的个人目的。

2. 在病人面前，该考虑的仅仅是他的病情，而不是病人的地位和钱财。应该掂量一下有钱人的一撮金钱和穷人感激的泪水，你要的是哪一个？

3. 在医疗实践中应当时刻记住病人是你服务的靶子，并不是你所摆弄的弓和箭，绝不能去玩弄他们。思想里不要有偏见，医疗中切勿眼光狭窄地去考虑问题。

4. 把你那博学和时兴的东西搁在一边。学习任何通过你的言语和行动来赢得病人的信任。而这些并不是表面的、偶然的或是虚伪的。切不可口若悬河，故弄玄虚。

5. 在晚上应当想一想白天所发生的一切事情，把你一天所得的经验和观察到的东西记录下来，这样做有利于病人，有益于社会。

6. 一次慎重仔细的检查与查房比频繁而粗疏的检查好得多。不要怕降低你的威信而拒绝病人经常的邀请。

7. 即使病人膏肓无药求治时，你还应该维持他的生命，解除当时的痛苦来尽你的义务。如果放弃就意味着不人道。当你不能救他时也应该去安慰他，要争取延长他的生命，哪怕是很短的时间，这是作为一个医生的应有表现。不要告诉病人他的病情已处于无望的情况。要通过你谨慎的言语和态度，来避免他对真实病情的猜测。

8. 应尽可能地减少病人的医疗费用。当你救他生命的同时，而又拿走了他维持生活的费用，那有什么意义呢？

9. 医生需要获得公众的好评。无论你有多大学问、多光彩的行为，除非你得到人民的信任，否则就不能获得大众有利的好评。你必须了解人和人们的心理状态，一个对生命感到兴趣的你，就应当听取朴质的真理。就应当承认丢面子的过失，这需要高贵的品质和善良的性格。避免闲扯，沉默更为好些。不需要再告诉你了，你应该反对热衷赌博、酗酒、纵欲和为名誉而焦虑。

10. 尊重和爱护你的同行。如不可能，最低限度也应该忍让，不要谈论别人，宣扬别人的不足是聪明人的耻辱。只言片语地谈论别人的缺点和小小的过失可能使别人名誉造成永久性损害，应当考虑到这种后果。

11. 一次会诊不要请很多人，最多三名，要选合适的人参加，讨论中应该考虑的是病人的安全，不必作其他的争论。

12. 当一个病人离开他的经治医生来和你商量时，你不要欺瞒他。应叫他听原来医生的话，只有发现那医生违背原则并确在某方面的治疗有错误时，再去评论他，这才是公平的，特别在涉及对他的行为和素质的评论时更应如此。

纽伦堡法典

（1946 年）

（这是审判纳粹战争罪犯的纽伦堡军事法庭决议中的一部分，这个牵涉到人体实验的十点声明，称为《纽伦堡法典》，它制定了关于人体实验的基本原则有二：一是必须利于社会，二是应该符合伦理道德和法律观点。这个文件精神在某种程度上被赫尔辛基宣言所接受，成为人体实验的指导方针）。

1. 受试者的自愿同意绝对必要。这意味着接受试验的合法权利，应该处于有选择自由的地位，不受任何势力的干涉、欺瞒、蒙蔽、挟持、哄骗或者其他某种隐蔽形式的压制或强迫；对于试验的项目有充分的知识和理解，足以作出肯定决定之前，必须让他知道试验的性质、期限和目的；试验方法及采取的手段；可以预料到的不便和危险；对其健康或可能参与实验的人的影响。

2. 确保同意的质量的义务和责任，落在每个发起、指导和从事这个实验的个人身上，这只是一种个人的义务和责任，并不是代表别人，自己却可以逍遥法外。

3. 实验应该收到对社会有利的富有成效的结果。

4. 在对疾病的自然历史和别的问题有所了解的基础上，经过研究，参加实验的结果将证实原来的实验是正确的。

5. 实验进行必须力求避免在肉体和精神上的痛苦和创伤。

6. 事先就有理由相信会发生死亡或残废的实验一律不得进行，除了实验的医生自己也成为受试者的实验不在此限。

7. 实验的危险性，不能超过实验所解决问题的人道主义的重要性。

8. 必须作好充分准备和有足够能力保护受试者排除哪怕是微之又微的创伤、残废和死亡的可能性。

9. 实验只能由在学科上合格的人进行。进行实验的人员，在实验的每一阶段都需要有极高技术和管理。

10. 当受试者在实验过程中，已经到达这样的肉体与精神的状态，即继续进行已经不可能的时候，完全有停止实验的自由。

11. 在实验过程中，主持实验的科学工作者，如果他有几分理由相信即使操作是诚心诚意的，技术也是高超的，判断是审慎的，但是实验继续进行，受试者照样还在出现创伤、残废和死亡的时候，必须随时中断实验。

日内瓦宣言

1948 年，世界医协大会对这个誓言加以修改，定名为《日内瓦宣言》。

准许我进入医业时：
我郑重地保证自己要奉献一切为人类服务。
我将要给我的师长应有的崇敬及感激；
我将要凭我的良心和尊严从事医业；
病人的健康应为我的首要的顾念；
我将要尊重所寄托给我的秘密；
我将要尽我的力量维护医业的荣誉和高尚的传统；
我的同业应视为我的手足；
我将不容许有任何宗教，国籍，种族，政见或地位的考虑
介于我的职责和病人间；
我将要尽可能地维护人的生命，自从受胎时起；
即使在威胁之下，我将不运用我的医学知识去违反人道。
我郑重地，自主地并且以我的人格宣誓以上的约定。

《国际医德守则》

1949 年 10 月在伦敦世界医学会第三次会议通过的

（1）医师的一般职责：

医师必须维持本职最高标准的道德。医师执行本职工作不受牟利动机的影响。下列事项被认为是不道德的；①任何自我宣扬，除非本国医疗道德法规明文许可者。②任何方式的医疗协作，而其中的医师无独立行使医疗工作的能力。③接受病人正当医疗费用以外的财物，即使只有病人是知情者。

此外还规定只要在与病人利害关系的场合下能使用可能减弱身心抵抗力的行为或忠告。在透露疾病情况或采用新技术或新疗法时，应该审慎从事。病人必须经过亲自检验才能发给诊断证明或作证。

（2）医师对病人的职责：①医师必须经常把保持病人生命的责任铭记在心。②医师对病人要履行忠诚和献出所有的医学技术。无论何时检验和治疗超出自己能力所及时，应召请有专长的医师进行会诊。③医师应随时对病人作出人道主义的紧急处理，除非确信他人能够作出这种处理。

（3）医师相互之间的责任：①医师对同道要态度良好，同样也会受到同道的良好态度。②不得怂恿或诱使病人诋毁他人的声誉。③遵守世界医学会批准的《日内瓦宣言》的原则。医师在处理病人时采取非常谨慎的态度，不可批评或诋毁其他医师的技术能力，对诊断和治疗有不同见解是合法的，但不能采取破坏病人对医师信任的手段。

赫尔辛基宣言

涉及人类受试者的医学研究伦理原则

编者按：2008 年 10 月第 59 届世界医学大会通过了《赫尔辛基宣言》修正版，这是宣言自 1964 年首次发布以来的第八次修正（2002 年和 2004 年分别对第 29 条和 30 条进行了补充)，修正版扩展了宣言的适用对象，重申并进一步澄清了基本原则和内容，加强了对受试者的权利保护，同时还增加了临床试验数据注册和使用人体组织时的同意等新内容，提高了人体医学研究的伦理标准。现将《赫尔辛基宣言》（2008 修正版）全文刊登

A. 前言

1. 世界医学会（WMA）制定《赫尔辛基宣言》，是作为关于涉及人类受试者的医学研究，包括对可确定的人体材料和数据的研究，有关伦理原则的一项声明。《宣言》应整体阅读，其每一段落应在顾及所有其他相关段落的情况下方可运用。

2. 尽管《宣言》主要针对医生，世界医学会鼓励涉及人类受试者的医学研究的其他参与者接受这些原则。

3. 促进和保护患者的健康，包括那些参与医学研究的患者，是医生的责任。医生的知识和良心奉献于实现这一责任。

4. 世界医学会的《日内瓦宣言》用下列词语约束医生："我患者的健康为我最首先要考虑的"。国际医学伦理准则宣告："医生在提供医护时应从患者的最佳利益出发"。

5. 医学进步是以最终必须包括涉及人类受试者的研究为基础的。应为那些在医学研究没有涉及到的人口提供机会，使他们参与到研究之中。

6. 在涉及人类受试者的医学研究中，个体受试者的福祉必须高于所有其他利益。

7. 涉及人类受试者的医学研究的基本目的，是了解疾病起因、发展和影响，并改进预防、诊断和治疗干预措施（方法、操作和治疗）。即使对当前最佳干预措施也必须不断通过研究，对其安全、效力、功效、可及性和质量给予评估。

8. 在医学实践和医学研究中，大多干预措施具有危险，会造成负担。

9. 医学研究要符合促进尊重所有人类受试者、保护他们健康和权利的伦理标准。一些研究涉及的人尤其脆弱，需要特别保护。这包括那些自己不能给予或拒绝同意意见的人和那些有可能被强迫或受到不正当影响的人。

10. 医生在开展涉及人类受试者的研究时应不仅考虑本国的伦理的、法律的和规定的规范和标准，也要考虑适用的国际规范和标准。国家的伦理的、法律的和规定的要求不应减少或排除本《宣言》制定的对研究受试者的任何保护条款。

B. 所有医学研究适用的原则

11. 参与医学研究的医生有责任保护研究受试者的生命、健康、尊严、公正、自我决定的权利、隐私和个人信息的保密。

12. 涉及人类受试者的医学研究应符合普遍认可的科学原则，以对科学文献、其他适宜信息、足够实验信息和适宜动物试验信息的充分了解为基础。试验用动物的福利应给予尊重。

13. 开展有可能损害环境的试验时应适当谨慎。

14. 每个涉及人类受试者的研究项目的设计和操作，应在研究规程中有明确的描述。研究规程应包括一项关于伦理考虑的表达，应表明本《宣言》中原则是如何得到体现的。研究规程应包括有关资金来源、赞助者、组织隶属单位、其他潜在利益冲突、对研究受试者的激励措施，以及参与研究造成伤害的治疗和/或补偿条款等。研究规程应描述研究项目结束后研究受试者可以得到有利于研究受试者的干预措施安排，或可以得到其他适宜医护或好处的安排。

15. 在研究开始前，研究规程必须提交给研究伦理委员会，供其考虑、评论、指导和同意。该委员会必须独立于研究人员、赞助者和任何不正当影响之外。该委员会必须考虑到研究项目开展国家或各国的法律和规定，以及适用的国际规范和标准，但是这些决不允许减少或消除本《宣言》为研究受试者制定的保护条款。该委员会必须有权监督研究的开展。研究人员必须向该委员会提供监督的信息，特别是关于严重负面事件的信息。未经该委员会的考虑和批准，不可对研究规程进行修改。

16. 涉及人类受试者的医学研究必须仅限受过适当科学培训和具备资格的人员来开展。对患者或健康志愿者的研究要求由胜任的、符合资格的医生负责监督管理。保护研究受试者的责任必须始终归属于这名医生或其他卫生保健专业人员，而不能归于研究受试者，即使他们同意。

17. 涉及弱势或脆弱人口或社区的医学研究，只有在研究是有关这类人员或社区的健康需要、是他们的优先项目时，以及有理由相信这类人员或社区可能从该研究结果中获得益处时，方可开展。

18. 每个涉及人类受试者的医学研究项目在开展前，必须对其可预见的对参与研究的个人和社区造成的危险和负担，做出谨慎的评估，与可预见的对他们或其他受研究影响的个人或社区的好处进行对比。

19. 每次临床试验在征用第一个研究对象前，必须在公众可及的数据库登记。

20. 医生不可参与涉及人类受试者的医学研究，除非他们有信心相信对可能造成的危险已做过足够的评估，并可以得到令人满意的管理。当医生发现一项研究的危险会大于潜在益处，或当已得到研究的正面和有益结论性证明后，必须立即停止该项研究。

21. 涉及人类受试者的医学研究仅可以在目的重要性高于对研究受试者的内在危险和负担的情况下才能开展。

22. 合格的个人作为受试者参与医学研究必须是自愿的，他们与家人或社区负责人商议是适当的。但是即使是合格的个人，除非他/她自由表达同意，否则，也不可被招募用于研究项目。

23. 必须采取一切措施保护研究受试者的隐私和为个人信息保密，并使研究最低限度对他们的身体、精神和社会地位造成影响。

24. 涉及合格的人类受试者的医学研究，每位潜在受试者必须得到足够的有关研究目的、方法、资金来源、任何可能的利益冲突、研究人员的组织隶属、研究期望的好处和潜在危险、研究可能造成的不适，以及任何其他相关方面的信息。潜在研究受试者必须被告知其可以拒绝参加研究的权利，或在研究过程中任何时间撤回同意意见而退出并不会被报复的权利。特别应注意为潜在研究受试者个人提供他们所需的具体信息，以及使其了解提供信息的方法。在确保潜在研究受试者理解了信息后，医生或其他一位适当的有资格的人必须寻求潜在研究受试者自由表达的知情同意，最好为书面形式。如果同意的意见不能用书面表达，非书面同意意见应被正式记录并有证人目击。

25. 对于使用可识别的人体材料或数据的医学研究，医生通常必须获得对采集、分析、存放和再使用这些人体材料或数据的同意意见。为研究得到同意意见可能会有不可能、不现实或对研究的有效性造成威胁的情况。在这些情况下，只有经过研究伦理委员会的考虑和同意后，研究方可进行。

26. 在寻求参与研究项目的知情同意时，如果潜在受试者与医生有依赖关系，或可能会被迫表示同意，医生应特别谨慎。在这些情况下，应该由一个适当的有资格且完全独立于这种关系之外的人来寻求知情同意。

27. 如果潜在研究受试者不具备能力，医生必须寻求法律上被授权的代表的知情同意。这些不具备能力的潜在研究受试者决不能被介入到对他们没有益处可能的研究中，除非研究项目的目的是促进该潜在受试者所代表的人员的健康，而且研究又缺少具备能力人员的参与，而且研究只会使潜在受试者承受最低限度的危险和最小的负担。

28. 当一个被认为不具备能力的潜在研究受试者实际有能力做出同意参与研究的决定时，医生应除寻求法律上被授权的代表的同意外，还必须寻求研究受试者的同意。潜在受试者做出的不同意的意见应予尊重。

29. 研究涉及那些身体上或精神上不具备做出同意意见能力的人时，比如无意识的患者，应只有在阻碍给予知情同意意见的身体或精神状况正是被研究人员的一个必要特点时才可以开展。在这种情况下，医生应寻求法律上被授权的代表的知情同意。如果缺少此类代表，而且研究不能延误，研究项目没有知情同意可以开展，如果参与研究的受试者处在无法给予知情同意的状况下这些具体理由已在研究规程中陈述，该研究已得到研究伦理委员会的批准。同意继续参与研究的意见应尽早从研究受试者或法律上被授权的代表那里获得。

30. 作者、编辑和出版者对于出版研究成果都有伦理义务。作者有责任公开他们涉及人类受试者的研究成果并对其报告的完整和准确性负责。他们应遵守已被接受的伦理报告指导方针。负面和非结论性结果应同正面的结果一样被发表，或通过其他途径使公众可以得到。资金来源、机构隶属以及利益冲突等应在出版物上宣布。不遵守本《宣言》原则的研究报告不应被接受发表。

C. 有关与医护相结合的医学研究的其他原则

31. 只有当研究潜在的预防、诊断或治疗的价值足以说明研究的必要性，而且医生有充分理由相信参与研究不会对作为研究受试者的患者的健康带来负面影响时，医生才可以把医学研究与医护相结合。

32. 一种新干预措施的益处、危险、负担、有效性等，必须与当前被证明最佳干预措施进行对照试验，除非在下列情况下：

一在当前没有被证明有效的干预措施情况下，研究中使用安慰剂，或无治疗处理，是可以接受的。

一在有紧迫和科学上得当方法方面的理由相信，使用安慰剂是必要的，以便确定一种干预措施的功效或安全性，而且使用安慰剂或无治疗处理的患者不会受到任何严重或不可逆转伤害的危险的情况下。对这种选择必须极其谨慎以避免滥用。

33. 在研究项目结束时，参与研究的患者有权得知研究的结果并分享由此产生的任何益处，比如有权接受研究中确认有效的干预措施或其他适当的医护或益处。

34. 医生必须向患者全面通报医护的哪些方面与研究项目有关。患者拒绝参与研究或决定退出研究，绝不能妨碍患者~医生关系。

35. 在治疗一名患者时，如果没有被证明有效的干预措施，或有被证明无效的干预措施，医生在寻求专家意见后，并得到患者或法律上被授权代表的知情同意后，可以使用未被证明有效的干预措施，如果根据医生的判断，这个干预措施有希望挽救生命、重建健康或减少痛苦。在可能情况下，这个干预措施应作为研究的目的，设计成可评估它的安全性和有效性。在所有情况下，新信息应被记录，并在适当时公布于众。

南丁格尔誓约

余谨于上帝及公众前宣誓，愿吾一生纯洁忠诚服务，勿为有损无益之事，勿取服或故用有害之药，当尽力增高吾职业之程度，凡服务时所知所闻之个人私事及一切家务均当谨守秘密，予将以忠诚勉助医生行事，并专心致志以注意授予护理者之幸福。

护士伦理学国际法

（1953 年 7 月国际护士会议采纳。1965 年 6 月
德国法兰克福大议会会议修订并采纳）

护士护理病人，担负着建立有助于康复的物理的、社会的和精神的环境，并着重用教授和示范的方法预防疾病，促进健康。他们为个人、家庭和居民提供保健服务并与其他保健行业协作。

为人类服务是护士的首要职能，也是护士职业存在的理由。护理服务的需要是全人类性的。职业性护理服务以人类的需要为基础，所以不受对国籍、种族、信仰、肤色、政治和社会状况的考虑的限制。

本法典固有的基本概念是：护士相信人类的本质的自由和人类生命的保存，全体护士均应明了红十字原则及 1949 年日内瓦协议条款中的权利和义务。

本行业认为国际法规并不包括护士活动和关系中的一切细节。有些人将受到个人哲学和信仰的影响。

1. 护士的基本职责包括三方面：保存生命、减轻病痛和促进康复。
2. 护士应始终保持高标准的护理和职业实践。
3. 护士不仅应该有良好的操作而且应把知识和技巧维持在恒定的高水平。
4. 病人的宗教信仰应受到尊重。
5. 护士应对信托他们的个人情况保守秘密。
6. 护士不仅要认识到职责，而且要认识到他们职业功能的限制。若无医嘱，不予推荐或给予医疗处理，除非在紧急情况下并将这些行动尽快地报告给医生。
7. 护士有理智地、忠实地执行医嘱的义务并应拒绝参与非道德的行动。
8. 护士受到保健小组中的医生和其他成员的信任，同事中的不适当的和不道德的行为应仅向主管当局揭发。
9. 护士接受正当的薪金和接受例如契约的实际的或包含的供应补贴。
10. 护士不允许将他们的名字用于商品广告中或作其他形式的自我广告。
11. 护士与其他职业的成员和同行合作并维持和睦的关系。
12. 护士坚持个人道德标准，这反映了对职业的信誉。
13. 在个人行为方面，护士不应有意识地轻视在她所居住和工作居民中所接受的行为方式。
14. 护士应参与并与其他公民和其他卫生行业分担责任，以促进满足公共卫生需要。

国际护理学会护士守则

（1973）

护士的基本任务有四方面：增进健康，预防疾病，恢复健康和减轻痛苦。

全人类都需要护理工作。护理从本质上说就是尊重人的生命，尊重人的尊严和尊重人的

权利。

不论国籍、种族、信仰、肤色、年龄、性别、政治或社会地位，一律不受限制。

护士对个人、家庭和社会提供卫生服务，并与有关的群体进行协作。

护士与人：护士的主要任务是向那些要求护理的人负责。

护士作护理时，要尊重个人的信仰、价值观和风俗习惯。

护士掌握由于病人对她信任而提供的情况，要注意保密。

护士与临床实践：护士个人执行的任务就是护理实践，必须坚持学习，做一个称职的护士。

护士要在特殊情况下仍保持高标准护理。

护士在接受或代行一项任务时，必须对自己的资格作出判断。

护士在作为一种职业力量起作用时，个人行动必须时刻保持能反映职业荣誉的标准。

护士与社会：护士们要和其他公民一起分担任务，发起并支持满足公众的卫生和社会需要的行动。

护士与其共事的成员：护士在护理及其他方面，应与共事的成员保持合作共事关系。

当护理工作受到共事成员或任何其他人威胁的时候，护士要采取适当措施保卫个人。

护士与职业：在护理工作与护理教育中心，在决定或补充某些理想的标准时，护士起主要作用。

在培养职业知识核心方面，护士起积极作用。

护士通过职业社团，参与建立和保持护理工作中公平的社会和经济方面的工作条件。

中华人民共和国国务院令

第 517 号

《护士条例》已经 2008 年 1 月 23 日国务院第 206 次常务会议通过，现予公布，自 2008 年 5 月 12 日起施行。

总理　温家宝

二〇〇八年一月三十一日

护 士 条 例

第一章　总　　则

第一条　为了维护护士的合法权益，规范护理行为，促进护理事业发展，保障医疗安全和人体健康，制定本条例。

第二条　本条例所称护士，是指经执业注册取得护士执业证书，依照本条例规定从事护理活动，履行保护生命、减轻痛苦、增进健康职责的卫生技术人员。

第三条　护士人格尊严、人身安全不受侵犯。护士依法履行职责，受法律保护。

全社会应当尊重护士。

第四条　国务院有关部门、县级以上地方人民政府及其有关部门以及乡（镇）人民政府应当采取措施，改善护士的工作条件，保障护士待遇，加强护士队伍建设，促进护理事业健康发展。

国务院有关部门和县级以上地方人民政府应当采取措施，鼓励护士到农村、基层医疗卫生机构工作。

第五条　国务院卫生主管部门负责全国的护士监督管理工作。

县级以上地方人民政府卫生主管部门负责本行政区域的护士监督管理工作。

第六条　国务院有关部门对在护理工作中做出杰出贡献的护士，应当授予全国卫生系统先进工作者荣誉称号或者颁发白求恩奖章，受到表彰、奖励的护士享受省部级劳动模范、先进工作者待遇；对长期从事护理工作的护士应当颁发荣誉证书。具体办法由国务院有关部门制定。

县级以上地方人民政府及其有关部门对本行政区域内做出突出贡献的护士，按照省、自治区、直辖市人民政府的有关规定给予表彰、奖励。

第二章　执业注册

第七条　护士执业，应当经执业注册取得护士执业证书。

申请护士执业注册，应当具备下列条件：

（一）具有完全民事行为能力；

（二）在中等职业学校、高等学校完成国务院教育主管部门和国务院卫生主管部门规定的普通全日制3年以上的护理、助产专业课程学习，包括在教学、综合医院完成8个月以上护理临床实习，并取得相应学历证书；

（三）通过国务院卫生主管部门组织的护士执业资格考试；

（四）符合国务院卫生主管部门规定的健康标准。

护士执业注册申请，应当自通过护士执业资格考试之日起3年内提出；逾期提出申请的，除应当具备前款第（一）项、第（二）项和第（四）项规定条件外，还应当在符合国务院卫生主管部门规定条件的医疗卫生机构接受3个月临床护理培训并考核合格。

护士执业资格考试办法由国务院卫生主管部门会同国务院人事部门制定。

第八条　申请护士执业注册的，应当向拟执业地省、自治区、直辖市人民政府卫生主管部门提出申请。收到申请的卫生主管部门应当自收到申请之日起20个工作日内做出决定，对具备本条例规定条件的，准予注册，并发给护士执业证书；对不具备本条例规定条件的，不予注册，并书面说明理由。

护士执业注册有效期为5年。

第九条　护士在其执业注册有效期内变更执业地点的，应当向拟执业地省、自治区、直辖市人民政府卫生主管部门报告。收到报告的卫生主管部门应当自收到报告之日起7个工作日内为其办理变更手续。护士跨省、自治区、直辖市变更执业地点的，收到报告的卫生主管部门还应当向其原执业地省、自治区、直辖市人民政府卫生主管部门通报。

第十条　护士执业注册有效期届满需要继续执业的，应当在护士执业注册有效期届满前30日向执业地省、自治区、直辖市人民政府卫生主管部门申请延续注册。收到申请的卫生主管部门对具备本条例规定条件的，准予延续，延续执业注册有效期为5年；对不具备本条例规定条件的，不予延续，并书面说明理由。

护士有行政许可法规定的应当予以注销执业注册情形的，原注册部门应当依照行政许可法的规定注销其执业注册。

第十一条 县级以上地方人民政府卫生主管部门应当建立本行政区域的护士执业良好记录和不良记录，并将该记录记入护士执业信息系统。

护士执业良好记录包括护士受到的表彰、奖励以及完成政府指令性任务的情况等内容。护士执业不良记录包括护士因违反本条例以及其他卫生管理法律、法规、规章或者诊疗技术规范的规定受到行政处罚、处分的情况等内容。

美国医院联合会《病人权利法案》

（这个文件是该会1973年通过的，在世界各地同类文献中有一定影响）

美国医院联合会提出《病人权利法案》。希望实现这些权利将对病人的护理更有成效，并使病人、医生和医院三方更为满意。此外，本会提出这些权利，是希望为了病人，支持他们的权力视为治疗过程的不可缺少的组成部分。众所周知，医生和病人的个人关系，在医疗护理上事关重大，当护理已经成为有组织的行动时，传统的医患关系就表现出达到新的深度和广度。医疗单位同样也对病人负有责任，这已经有立法可援。因此保障病人权利的一切要素已经得到确认。

第一、病人有权受到周到和殷勤的护理。

第二、病人有权从他的医生按病人企望懂得的语言，获悉有关他的诊断、治疗和预后的全部最新消息。如果从医疗上看最好不要把这些消息告知病人时，可以告诉代表病人的适当人士。病人有权知道经治医生的名字。

第三、病人有权在任何手术和（或）治疗开始之前，获得关于知情同意所必需的信息，限于特殊的手术和（或）治疗，应包括医疗重大危险，以及不能工作的可能期限，而不必局限于某一特定的手术（或）治疗。一旦在护理或医疗需要作出重要抉择之时，或者病人要求获悉有关医疗抉择的信息时，病人有权获得这种信息。病人同时有权知道主持这一手术和（或）治疗的医生的名字。

第四、病人有权在法律允许的范围内拒绝治疗，并且有权获悉他的行动引起的医疗后果。

第五、病人有权保守关于本人治疗方案的每一秘密。病案讨论、会诊、体验和治疗都是机密，必须小心谨慎进行。一切和护理无直接关系的事，必须得到病人允许才能透露。

第六、病人有权希望：有关其护理的一切信息和记录，要作密件处理。

第七、病人有权希望：在医院力所能及的范围内，对病人要求提供的服务，作出合理反应。医院必须根据病情的轻重缓急，提供对疾病的评价、服务和安排。当医疗上允许病人转院时，病人必须先行得到有关转院的需要和选择的全部资料和解释，接收病人转院的医疗单位，必须是事先同意的单位。

第八、病人有权在有关护理的范围内，获得医院和其他卫生单位和教育单位相互关系的资料。

第九、病人有权对治疗各个人的任何职业关系，逐个按名字获得资料。

第十、病人有权希望护理能合理地继续进行。他有权知道日后医生预约的时间和地点，病人有权希望医院能提供一个机构，在病人出院以后，由医生或医生代表通知病人到哪里去继续进行保健处理。

第十一、病人有权查对结帐清单，并听取解释，不论付款的来源如何。

第十二、病人有权知道适用于病人的一切医院规章制度。

没有什么关于权利的一纸空文能为病人保证他希望有权获得这种待遇。医院要发挥许多作用，包括疾病防治、医务人员和病人双方的教育，以及临床科研等。所有这些活动，必须以对病人的压倒一切的关心为指导，而且作为最高准则。必须承认人类尊严高于一切，成功地实现这种认识就确实保证了成功地保护病人的权利。

东京宣言

（关于对拘留和囚犯给予折磨、虐待、非人道的对待和惩罚时，医师的行为准则。）

（本宣言为第29届世界医学大会1975年10月东京会议所采纳。）

序　言

实行人道主义而行医，一视同仁地保护和恢复躯体和精神的健康，祛除病人的痛苦是医师的特有权利，即使在受到威胁的情况下也对人的生命给予最大的尊重，并决不应用医学知识作相反于人道法律的事。

本宣言认为折磨定义为精心策划的、有系统的或肆意的给以躯体的或精神的刑罚，无论是个人或多人施行的或根据任何权势施行的强迫他人供出情报的坦白供认等行为。

宣　言

1. 不论受害者受到什么嫌疑、指控或认什么罪，也不论受害者的信仰或动机如何，医师在任何情况下不赞助、容忍或参与折磨、虐待或非人道的行为，包括引起军事冲突和内战。

2. 医师决不提供允诺、器械、物资或知识帮助折磨行为或其他虐待、非人道的对待或降低受害者的能力去抵抗这些对待。

3. 医师决不参与任何折磨、虐待、非人道的对待应用或威胁。

4. 医师对其医疗的病人，有医疗的责任。在作治疗决定时是完全自主的。医师的基本任务是减轻他的病人的痛苦并不得有任何个人的、集体的政治动机反对这一崇高的目的。

5. 当囚犯绝食时，医生认为可能形成伤害和作出后果的合理判断时，不得给予人工饲喂。囚犯能够作出决定的能力需要有至少两位医生作出独立的证实性的判断，医师应向囚犯作绝食后果的解释。

6. 世界医学会将支持、鼓励国际组织、各国医学会和医师。并当这些医师和其家属面临威胁或因拒绝折磨或其他形式的虐待、非人道的对待而面临报复时支持他们。

夏威夷宣言

（1977 年在夏威夷召开的第六届世界精神病学大会上一致通过）

人类社会自有文化以来，道德一直是医疗技术的重要组成部分。在现实生活中，医生持有不同的观念，医生与病人间的关系复杂。由于可能用精神病学知识、技术作出违反人道原则的事情，今天比以往更有必要为精神科医生订出一套高尚的道德标准。

精神科医生作为一个医务工作者和社会成员，应探讨精神病学的特殊道德含义，提出对自己的道德要求，明确自己的社会责任。

为了制订本专业的道德内容，以指导和帮助各精神科医生树立应有的道德标准，特作如下规定：

1. 精神病学的宗旨是促进精神健康，恢复病人处理生活的能力。精神科医生应遵循公认的科学、道德和社会公益原则，尽最大努力为病人的切身利益服务。为此目的，需要对保健人员、病人及广大公众进行不断的宣传教育工作。

2. 每个病人应得到可能好的治疗，治疗中要尊重病人的人格，维护其对生命和健康的自主权利。精神科医生应对病人的医疗负责，并有责任对病人进行合乎标准的管理和教育。必要时，或病人提出的合理要求难以满足，精神科医生即应向更富有经验的医生征求意见或请会诊，以免贻误病情。

3. 病人与精神科　医生的治疗关系应建立在彼此同意的基础上。这就要求做到相互信任，开诚布公，合作及彼此负责。病重者若不能建立这种关系，也应象给儿童进行治疗那样，同病人的亲属或为病人所能接受的人进行联系。如果病人和医生关系的建立并非出于治疗目的，例如在司法精神病业务中所遇到的，则应向所涉及到的人员如实说明此种关系性质。

4. 精神科医生应把病情的性质、拟作出的诊断、治疗措施，包括可能的变化以及预后告知病人。告知时应全面考虑，使病人有机会作出适当的选择。

5. 不能对病人进行违反其本人意愿的治疗，除非病人因病重不能表达自己的意愿，或对旁人构成严重威胁。在此情况下，可以也应该施以强迫治疗，但必须考虑病人的切身利益，且在一段适当的时间后，再取得其同意；只要可能，就应取得病人或亲属的同意。

6. 当上述促使强迫治疗势在必行的情况不再存在时，就应释放病人，除非病人自愿继续治疗。在执行强迫治疗和隔离期间，应由独立或中立的法律团体，允许病人通过代理人向该团体提出申诉，不受医院工作人员或其他任何病人的阻挠。

7. 精神科医生绝不能利用职权对任何个人或集体滥施治疗。也绝不允许不适当的私人欲望、感情或偏见来影响治疗。精神科医生不应对没有精神病的人采用强迫的精神病治疗。如病人或第三者的要求违反科学或道德原则，精神科医生应如实告知病人。

8. 精神科　医生从病人那里获悉的谈话内容，在检查或治疗过程中得到的资料均予以保密，不得公布，要公布得征求病人同意，或因别人的普遍理解的重要原因，公布后随即通知病人有关泄密内容。

9. 为了增长精神病知识和传授技术，有时需要病人参与其事，在病人服务于教学，将其病例公布时，应先征得同意，并应采取措施，不公布姓名，保护病人的名誉。在临床研究和治疗中，每个病人都应得到尽可能好的照料，把治疗的目的、过程、危险性及不利之处全部都告诉病人后，接受与否，应根据自愿。对治疗中的危险及不利之处与研究的可能收获，应作适度的估计。儿童或其他不能表态的病人，应征得其亲属同意。

10. 每个病人或研究对象在自愿参加的任何治疗、教学和项目中，可因任何理由在任何时候自由退出。此种退出或拒绝，不应影响精神科医生继续对此病人进行帮助。

凡违反本宣言原则的治疗、教学或科研计划，精神科医生应拒绝执行。

中华人民共和国医务人员医德规范

（1988 年 12 月 15 日中华人民共和国原卫生部颁布）

（一）救死扶伤，实行社会主义的人道主义，时刻为病人着想，千方百计为病人解除病痛。

（二）尊重病人的人格与权利，对待病人不分民族、性别、职业、地位、财产状况，都一视同仁。

（三）文明礼貌服务，举止端庄，语言文明，态度和蔼，同情、关心和体贴病人。

（四）廉洁奉公，自觉遵纪守法，不以医谋私。

（五）为病人保守医密，实行保护性医疗，不泄露病人隐私与秘密。

（六）互学互尊，团结协作，正确处理同行同事间的关系。

（七）严谨求实，奋发进取，钻研医术，精益求精，不断更新知识，提高技术水平。

医学生医德誓言

（1991 年）

健康所系，性命相托。

当我步入神圣医学学府的时刻，谨庄严宣誓：

我志愿献身医学，热爱祖国，忠于人民，恪守医德，尊师守纪，刻苦钻研，孜孜不倦，精益求精，全面发展。

我决心竭尽全力除人类之病痛，助健康之完美，维护医术的圣洁和荣誉。救死扶伤，不辞艰辛，执着追求，为祖国医药卫生事业的发展和人类身心健康奋斗终生。

新世纪的医师职业精神——医师宣言（中文版）

（《新世纪的医师职业精神———医师宣言》是由美国内科学基金、ACP 基金和欧洲内科医学联盟共同发起和倡议，首次发表于 2002 年《美国内科医学年刊》和《柳叶刀》杂志。到目前为止，已有包括美国、英国、法国、德国、加拿大等国在内的 36 个国家和地区的 120 个国际医学组织认可和签署了该宣言。中国医师协会于 2005 年正式签署该宣言，加入推行《医师宣言》的活动。）

前　言

医师职业精神是医学与社会达成承诺的基础。它要求将患者的利益置于医师的利益之上，要求制定并维护关于能力和正直的标准，还要求就健康问题向社会提供专业意见。医学界和社会必须清楚了解医师职业精神的这些原则和责任。医学与社会达成承诺的本质是公众对医师的信任，这种信任是建立在医师个人以及全行业的正直基础上。

目前，医学界面临着科技爆炸、市场力量介入医疗体系、医疗卫生实施中存在的问题、生物恐怖主义以及全球化所带来的压力。结果，医师发现越来越难以承担他们对患者和社会所肩负的责任。在这种情况下，重申医师职业精神根本的、普遍的原则和价值——即所有医师追求的理想，变得尤为重要。

医学虽然植根于不同的文化和民族传统之中，但是医学工作者扮演的都是治病救人的角色，它的根源可以追溯到希波克拉底。实际上，医学界必须和错综复杂的政治力量、法律力量以及市场力量相抗争。而且，医疗的实施与实践具有很大的差异，任何普遍性的原则都可以因这些差异而表现出各种复杂而微妙的形式。尽管有这些差异存在，共同的宗旨仍然凸显出来并形成这一宣言的基础，它表现为3项基本原则以及一系列明确的职业责任。

基本原则

将患者利益放在首位的原则。

这一原则是建立在为患者利益服的基础上。信任是医患关系的核心，而利他主义是这种信任的基础。市场力量、社会压力以及管理的迫切需要都绝不能影响这一原则。

患者自主的原则。

医师必须尊重患者的自主权。医师必须诚实地对待患者并使患者在了解病情的基础上有权对将要接受的治疗做出决定。只要这些决定和伦理规范相符合，并且不会导致要求给予不恰当的治疗，那么患者的这种决定就极为重要。

社会公平原则。

医学界必须在医疗卫生体系中促进公平，包括医疗卫生资源的公平分配。医师应该努力去消除医疗卫生中的歧视，无论这种歧视是以民族、性别、社会经济条件、种族、宗教还是其他的社会分类为基础。

职业责任

（一）提高业务能力的责任。

医师必须终生学习并且有责任不断更新保证医疗质量所必需的医学知识、临床技巧和团队精神。更宽泛地说，医学界作为一个集体，必需努力保证每一位成员都富有能力，而且有恰当的机制使医师能够达到这一目标。

（二）对患者诚实的责任

医师必须保证在患者同意治疗之前以及治疗之后将病情完整而诚实地告诉他们。这一期望并非意味着患者应该参与到非常具体的医疗方案中去，而是指他们必须有权利对治疗做出决定。同时，医师也应该承认由于医疗而受到伤害时，应该立即将情况告知患者，因为不这样做将严重危害患者和社会对医师的信任。报告和分析医疗差错，为制定恰当的预防措施和改进措施提供了基础，并且也为受到伤害的患者提供恰当的补偿提供了基础。

（三）为患者保密的责任

为了赢得患者的信任和信心，当提及患者的有关情况时需要有恰当的保密措施。当不可能获得患者自己的同意时，这一责任可以通过和代表患者的有关人员进行商谈来解决。由于汇集患者资料的电子信息系统的广泛应用以及遗传信息越来越容易获得，现在履行保密的责任比以往都更为迫切。但是，医师也认识到他们为患者保密的责任偶尔也必须服从于公众利益的更高需要（比如当患者危及其他人时）。

（四）和患者保持适当关系的责任

由于患者固有的弱势和依赖性，医师和患者之间的某些关系必须避免。特别值得强调的是，医师绝不应该利用患者获取任何方面的利益，包括个人经济利益或其它的个人目的。

（五）提高医疗质量的责任

医师必须为不断提高医疗卫生质量而努力奉献。这一责任不仅要求医师保持他们的临床技能，而且要求医师和其他专业人员通过合作减少医疗差错，提高患者的安全性，减少医疗卫生资源的过度使用以及优化医疗结果。医师必须积极参与建立更好的医疗质量衡量办法，并应用这些办法去常规评价所有参与医疗卫生实践的个人、机构和体系的工作。医师个人或他们的专业组织必须对帮助建立并实施这一机制负有责任，其目的是为了医疗质量的进一步提高。

（六）促进享有医疗的责任

医师职业精神要求所有医疗卫生体系的目标是提供统一的、充分的医疗标准。作为个人以及作为整体，医师必须努力减少阻碍公平的医疗保健的障碍。在各种体系中，医师应该努力去消除那些基于教育、法律、财务、地域以及社会歧视的障碍。对公平负有责任而不考虑医师或行业的私利，不仅使公共卫生和预防医学得以提高，而且每个医师也因此而得到公众的拥护。

（七）对有限的资源进行公平分配的责任

当满足患者个人的需要时，医师必须明智而有效地利用有限的临床资源为患者提供卫生保健。他们有责任和其他医师、医院以及医疗保健的付费方共同制定高效低耗的医疗保健指南。医师对合理分配资源所负有的职业责任要求他们谨慎小心地避免多余的检查和操作。提供不必要的服务不仅使患者可能受到本可避免的伤害，增加患者不必要的费用，而且减少了其他患者可以获得的资源。

（八）对科学知识负有责任

医学与社会之间的关系绝大部分是以完整而合理地应用科学知识与技术为基础的。医师有义务赞同科学的标准、促进研究、创新知识并保证知识的合理应用。医学界对知识的完整性负有责任，而这种完整性则是以科学证据和医师经验为基础的。

（九）通过解决利益冲突而维护信任的责任

医学工作者和他们的组织有许多机会因追求私利或个人的好处而危害他们的职业责任。当追求与营利性的产业相关时，包括医疗设备生产厂商、保险公司和医药公司，这种危害尤其严重。医师有责任认识、向大众揭发并处理责任范围内或工作中产生的利益冲突。产业和专业领导之间的关系应该予以公开，尤其当后者为制定临床试验标准、撰写社论或治疗指南者，或担任科学杂志的编辑。

（十）对职责负有责任

作为医师职业的成员，医师应该为最大限度地提高医疗水平而通力合作、互相尊重并参与自律，这包括对没有达到职业标准的成员给予纠正并为此制定标准。无论作为个人还是作为集体，医师有义务参加这些活动。这些义务活动包括参与内部评审并从专业工作的各个方面接受外界的检查。

总　结

在所有文化和社会中，现代医学实践都面临着前所未有的挑战。改变医疗卫生体系与兼顾患者的需求，以及达到这些需求所需的有限资源都越来越多地依赖于市场的作用，其中以放弃将患者利益放在首位与传统职业责任之间的挑战最为突出。在这个经济迅猛发展的年代，为了维护医学对社会的承诺，我们认为有必要对医师重申医师职业精神的原则，并唤起他们的积极参与。这不仅要求医师个人对患者负责，而且要求他们作为集体去为社会的利益而努力，进而促进医疗卫生体系的改进。医师职业精神宣言的目的在于鼓励医师参与这项活动，并促进医学界制定一个统一的行动计划来达成这些责任。